Casos Clínicos
em Gastroenterologia
Pediátrica

Diagnóstico e Terapia

Série Atualizações Pediátricas

- Situações clínicas em neonatologia – bases para o diagnóstico e conduta *(2023)*
- Oftalmologia pediátrica e os desafios mais frequentes *(2022)*
- Nutrição na consulta pediátrica – como conduzir *(2022)*
- Hematologia e hemoterapia pediátrica - um guia prático *(2022)*
- Aleitamento materno na era moderna – vencendo desafios *(2021)*
- O dia a dia do pediatra *(2021)*
- Cuidados paliativos na prática pediátrica *(2019)*
- Dermatologia pediátrica no consultório *(2019)*
- Infectologia nas emergências pediátricas *(2019)*
- Medicina do sono *(2019)*
- Pneumologia pediátrica no consultório *(2019)*
- Puericultura passo a passo *(2019)*
- Da queixa clínica à reumatologia pediátrica *(2019)*
- Adolescência e sexualidade – visão atual *(2016)*
- Atualização em alergia e imunologia pediátrica: da evidência à prática *(2016)*
- Do pediatra ao endocrinologista pediátrico: quando encaminhar *(2016)*
- Pediatria ambulatorial: da teoria à prática *(2016)*
- A saúde mental na atenção à criança e ao adolescente: os desafios da prática pediátrica *(2016)*
- Atualizações em terapia intensiva pediátrica – 2ª edição *(2014)*
- Doenças pulmonares em pediatria: atualização clínica e terapêutica *(2014)*
- Hematologia e hemoterapia pediátrica *(2013)*
- Obesidade no paciente pediátrico: da prevenção ao tratamento *(2013)*
- Otorrinolaringologia para o pediatra – 2ª edição *(2013)*
- Odontopediatria para o pediatra *(2013)*
- Imunizações em pediatria *(2013)*
- Oncologia para o pediatra *(2012)*
- Gastroenterologia e hepatologia na prática pediátrica – 2ª edição *(2012)*
- O recém-nascido de muito baixo peso – 2ª edição *(2010)*
- Oftalmologia para o pediatra *(2010)*
- Emergências pediátricas – 2ª edição – revisada e ampliada *(2010)*
- Atualidades em doenças infecciosas – manejo e prevenção *(2009)*

O presente livro passou por criterioso processo de revisão científica e gramatical pelos coordenadores, editores e produtores. No entanto, ainda assim, está sujeito a erros. Caso o leitor tenha alguma dúvida, solicitamos que entre em contato com a Sociedade de Pediatria de São Paulo (SPSP).

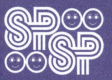

Sociedade de Pediatria de São Paulo
Departamento Científico de Gastroenterologia

Série Atualizações Pediátricas

Casos Clínicos em Gastroenterologia Pediátrica

Diagnóstico e Terapia

Coordenadora

Vera Lucia Sdepanian

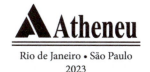

Rio de Janeiro • São Paulo
2023

Sociedade de Pediatria de São Paulo
– Diretoria de Publicações –

Diretora: Cléa Rodrigues Leone

Membros: Antonio Carlos Pastorino, Antonio de Azevedo Barros Filho, Celso Moura Rebello, Cléa Rodrigues Leone, Fabio Carmona, Gil Guerra Junior, Luis Eduardo Procopio Calliari, Marina Carvalho de Moraes Barros, Mário Cícero Falcão, Paulo Henrique Manso, Ruth Guinsburg, Sonia Regina Testa da Silva Ramos, Tamara Beres Lederer Goldberg, Tulio Konstantyner

Coordenadora Editorial: Paloma Ferraz

EDITORA ATHENEU

São Paulo — Rua Maria Paula, 123 – 18º andar
Tel.: (11) 2858-8750
E-mail: atheneu@atheneu.com.br

Rio de Janeiro — Rua Bambina, 74
Tel.: (21) 3094-1295
E-mail: atheneu@atheneu.com.br

Produção Editorial: *Know-How Desenvolvimento Editorial*
Capa: *Equipe Atheneu*

CIP-BRASIL. CATALOGAÇÃO NA PUBLICAÇÃO
SINDICATO NACIONAL DOS EDITORES DE LIVROS, RJ

C334

Casos clínicos em gastroenterologia pediátrica : diagnóstico e terapia / coordenação Vera Lucia Sdepanian. - 1. ed. - Rio de Janeiro : Atheneu, 2023.
: il. ; 24 cm. (Atualizações pediátricas)

Inclui bibliografia e índice
ISBN 978-65-5586-657-5

1. Gastroenterologia pediátrica. I. Sdepanian, Vera Lucia. II. Série.

23-81972   CDD: 618.9233
                CDU: 616.3-053.2

Gabriela Faray Ferreira Lopes - Bibliotecária - CRB-7/6643
13/01/2023   17/01/2023

SDEPANIAN, V. L.
Casos Clínicos em Gastroenterologia Pediátrica – Diagnóstico e Terapia – *SPSP*.

© Direitos reservados à EDITORA ATHENEU – Rio de Janeiro, São Paulo, 2023.

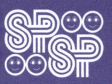

Sociedade de Pediatria de São Paulo
Departamento Científico de Gastroenterologia

Diretoria Executiva 2022-2025
Presidente: Renata Dejtiar Waksman
1º Vice-presidente: Sulim Abramovici
2º Vice-presidente: Claudio Barsanti
Secretária-geral: Maria Fernanda Branco de Almeida
1º Secretário: Lilian dos Santos Rodrigues Sadeck
2º Secretário: Ana Cristina Ribeiro Zollner
1º Tesoureiro: Aderbal Tadeu Mariotti
2º Tesoureiro: Paulo Tadeu Falanghe

Diretoria de Publicações
Diretora: Cléa Rodrigues Leone
Membros: Antonio Carlos Pastorino, Antonio de Azevedo Barros Filho, Celso Moura Rebello, Cléa Rodrigues Leone, Fabio Carmona, Gil Guerra Junior, Luis Eduardo Procopio Calliari, Marina Carvalho de Moraes Barros, Mário Cícero Falcão, Paulo Henrique Manso, Ruth Guinsburg, Sonia Regina Testa da Silva Ramos, Tamara Beres Lederer Goldberg, Tulio Konstantyner

Coordenadora Editorial
Paloma Ferraz

Coordenadora

Vera Lucia Sdepanian
Professora Adjunta e Chefe da Disciplina de Gastroenterologia Pediátrica da Escola Paulista de Medicina da Universidade Federal de São Paulo (EPM-Unifesp). Pós-Doutorado no Departamento de Gastroenterologia Pediátrica da Universidade de Maryland, Baltimore, Estados Unidos. Doutora e Mestre em Medicina pela EPM-Unifesp. Mestre em Gastroenterologia Pediátrica e Nutrição pela Universidade Internacional de Andaluzia, Espanha. Responsável pelo Ambulatório de Doença Celíaca e Doença Inflamatória Intestinal da Disciplina de Gastroenterologia Pediátrica da EPM-Unifesp. Supervisora do Programa de Residência Médica em Gastroenterologia Pediátrica da EPM-Unifesp. Orientadora do Programa de Pós-Graduação em Pediatria e Ciências Aplicadas à Pediatria da EPM-Unifesp. Presidente do Departamento Científico de Gastroenterologia da Sociedade de Pediatria de São Paulo (SPSP).

Colaboradores

Adriana Maria Alves De Tommaso
Doutora em Saúde da Criança e do Adolescente pela Faculdade de Ciências Médicas da Universidade Estadual de Campinas (FCM-Unicamp). Médica Assistente do Serviço de Gastroenterologia, Hepatologia e Nutrição da FCM-Unicamp e do Serviço de Transplante Hepático do Gastrocentro/Unicamp. Presidente do Departamento Científico de Hepatologia da Sociedade de Pediatria de São Paulo (SPSP).

Adriana Nogueira da Silva Catapani
Graduada em Medicina e Residência Médica em Pediatria pela Faculdade de Medicina do ABC (FMABC). Mestre e Especialista em Gastropediatria pela Universidade Federal de São Paulo (Unifesp). Gastropediatra do Núcleo de Doença Inflamatória Intestinal do Hospital Brasil Rede D'Or, do Ambulatório de Especialidades. Hospital de Urgência de São Bernardo do Campo da Fundação ABC em São Bernardo do Campo, da Clínica Santa Tereza. Voluntária no Ambulatório de DII de Gastroenterologia da FMABC. Preceptora dos Residentes de Pediatria do Sistema Único de Saúde (SUS) de São Bernardo do Campo. Médica Responsável pelo Centro de Infusão da Clínica Santa Tereza. Membro de Departamento Científico de Gastroenterologia da Sociedade de Pediatria de São Paulo (SPSP). Membro da Comissão de Gastropediatria da Organização Brasileira de Doença de Crohn e Colite (GEDIIB).

Ana Cristina Fontenele Soares
Médica Assistente de Gastroenterologia Pediátrica da Escola Paulista de Medicina da Universidade Federal de São Paulo (EPM-Unifesp). Mestre e Doutora em Pediatria e Ciências Aplicadas à Pediatria pela EPM-Unifesp. Médica Responsável pelo Ambulatório de Gastroenterologia Pediátrica e pela Manometria Esofágica da EPM-Unifesp. Membro do Departamento Científico de Gastroenterologia da Sociedade de Pediatria de São Paulo (SPSP).

Antônio Fernando Ribeiro
Professor Titular do Departamento de Pediatria da Faculdade de Ciências Médicas da Universidade Estadual de Campinas (FCM-Unicamp). Coordenador do Centro de Referência em Fibrose Cística do Hospital das Clínicas da FCM-Unicamp. Presidente do Grupo Brasileiro de Estudos de Fibrose Cística (GBEFC). Membro dos Departamentos de Gastroenterologia, Hepatologia e Nutrição da Sociedade de Pediatria de São Paulo (SPSP).

CAROLINA SANCHEZ ARANDA LAGO
Mestre e Doutora em Pediatria e Ciências Aplicadas à Pediatria pela Escola Paulista de Medicina da Universidade Federal de São Paulo (EPM-Unifesp). Professora Adjunta de Alergia, Imunologia Clínica e Reumatologia do Departamento de Pediatria da EPM-Unifesp. Responsável pelo Ambulatório de Imunologia Clínica da EPM-Unifesp.

CERES CONCILIO ROMALDINI
Doutora em Medicina pelo Departamento de Pediatria da Faculdade de Medicina da Universidade de São Paulo (FMUSP). Especialista em Pediatria em Gastroenterologia Pediátrica e Nutrologia pela Sociedade Brasileira de Pediatria (SBP). Secretária da Associação Paulista Pediátrica de Gastroenterologia, Hepatologia e Nutrição (APPGHN). Membro dos Departamentos de Gastroenterologia e Nutrição da Sociedade de Pediatria de São Paulo (SPSP).

CIRO JOÃO BERTOLI
Especialista em Pediatria (Nutrologia) pela Sociedade Brasileira de Pediatria (SBP) e Associação Médica Brasileira (AMB). Doutor em Pediatria pela Faculdade de Medicina da Universidade de São Paulo (FMUSP). Professor Doutor Aposentado de Puericultura/Pediatria/Adolescência da Universidade de Taubaté (Unitau). Consultor do Serviço de Pediatria do Hospital Universitário Municipal de Taubaté (HUMUT). Presidente da Regional de Pediatria do Vale do Paraíba da Sociedade de Pediatria de São Paulo (SPSP).

CLARICE BLAJ NEUFELD
Médica Assistente de Gastroenterologia Pediátrica do Departamento de Pediatria da Irmandade da Santa Casa de Misericórdia de São Paulo (ISCMSP). Mestre em Pediatria pela Faculdade de Ciências Médicas da Santa Casa de São Paulo (FCMSCSP).

DANIELE RAGUZA
Doutorada em Pediatria e Ciências Aplicadas à Pediatria pela Escola Paulista de Medicina da Universidade Federal de São Paulo (EPM-Unifesp). Especialista em Gastroenterologia Pediátrica pela Sociedade Brasileira de Pediatria (SBP). Professora Assistente de Pediatria e Responsável pela Gastroenterologia Pediátrica da Pontifícia Universidade Católica de Sorocaba (PUC-Sorocaba).

ELIZETE APARECIDA LOMAZI
Graduada em Medicina pela Universidade Estadual de Campinas (Unicamp). Mestrado em Ciências Médicas pela Unicamp. Doutorado em Saúde da Criança e do Adolescente pela Unicamp. Professora Livre-Docente da Unicamp. Pesquisadora em Motilidade Gastrointestinal em Clínica Pediátrica. Vice-presidente do Departamento Científico de Gastroenterologia da Sociedade de Pediatria de São Paulo (SPSP).

FRANCISCO DE AGOSTINHO JÚNIOR
Professor Doutor de Gastroenterologia Pediátrica do Departamento de Pediatria da Universidade de Marília, São Paulo.

Gabriel Hessel
Professor Titular de Pediatria da Faculdade de Ciências Médicas da Universidade Estadual de Campinas (FCM-Unicamp). Coordenador do Ambulatório de Hepatologia Pediátrica do Hospital das Clínicas da FCM-Unicamp.

Gilda Porta
Professora Livre-Docente em Pediatria pela Faculdade de Medicina da Universidade de São Paulo (FMUSP). Médica do Grupo de Hepatologia e Transplante Hepático Pediátrico dos hospitais Sírio-Libanês e Hospital Infantil Menino Jesus. Presidente do Departamento de Hepatologia da Sociedade Brasileira de Pediatria (SBP).

Irene Kazue Miura
Doutora em Pediatria pela Faculdade de Medicina da Universidade de São Paulo (FMUSP). Médica do Grupo de Hepatologia e Transplante Hepático dos hospitais Sírio-Libanês, AC Camargo e Hospital Infantil Menino Jesus.

Jane Oba
Graduada em Medicina pela Faculdade de Medicina de Ribeirão Preto da Universidade de São Paulo (FMRPUSP). Mestrado e Doutorado em Pediatria pela Faculdade de Medicina da Universidade de São Paulo (FMUSP). Pós-Doutoranda do Departamento de Pediatria da FMUSP. Fellow em Gastroenterologia e Endoscopia pelo Departamento de Gastroenterologia da University of Osaka, Japão. Estágio em Gastroenterologia Pediátrica no Texas Children's Hospital e Baylor College of Medicine, Texas, Houston, Estados Unidos. Pós-Graduada em Gastroenterologia Pediátrica em Harvard Medical School, Boston Children's Hospital. Médica Gastroenterologista Pediátrica do Hospital Israelita Albert Einstein. Membro do Núcleo de Doenças Inflamatórias Intestinais (DII) do Hospital Sírio-Libanês. Membro do Departamento Científico de Pediatria da Organização Brasileira de Doença de Crohn e Colite (GEDIIB). Membro da Associação Paulista Pediátrica de Gastroenterologia, Hepatologia e Nutrição (APPGHN).

Jayme Murahovschi
Professor Livre-Docente em Pediatria Clínica na Faculdade de Ciências Médicas de Santos (Fundação Lusíada). Especialista em Gastroenterologia Pediátrica.

Jôbert Kaiky da Silva Neves
Médico pela Universidade Federal do Espírito Santo (UFES). Residência Médica em Pediatria pela Irmandade da Santa Casa de Misericórdia de São Paulo (ISCMSP). Especialista em Gastroenterologia Pediátrica pela ISCMSP. Membro do Grupo Young da Sociedad Latinoamericana de Gastroenterología, Hepatología y Nutrición Pediátrica (LASPGHAN).

Juliana Tiemi Saito Komati
Mestre e Doutora em Medicina pela Escola Paulista de Medicina da Universidade Federal de São Paulo (EPM-Unifesp). Preceptora do Ambulatório de Doença Celíaca e Doença Inflamatória Intestinal de Gastroenterologia Pediátrica da EPM-Unifesp.

Leticia Helena Caldas Lopes
Mestre e Doutora em Medicina pela Escola Paulista de Medicina da Universidade Federal de São Paulo (EPM-Unifesp). Médica Assistente de Gastroenterologia Pediátrica na EPM-Unifesp. Responsável pelo Ambulatório de Hepatologia de Gastroenterologia Pediátrica da EPM-Unifesp. Preceptora do Ambulatório de Doença Celíaca e Doença Inflamatória Intestinal de Gastroenterologia Pediátrica da EPM-Unifesp.

Lucas Rocha Alvarenga
Graduado em Medicina pela Pontifícia Universidade Católica de Goiás. Pós-Graduação em Doenças Funcionais do Aparelho Digestivo e Manometria Anorretal pelo Hospital Israelita Albert Einstein. Pediatra pelo Hospital das Clínicas da Universidade Federal de Goiás (HC-UFG). Gastroenterologista e Hepatologista Pediátrico pela Universidade Estadual de Campinas (Unicamp). Mestre em Saúde da Criança e do Adolescente pela Unicamp. Fundador do Journal Club GastroPed Talks – Unicamp. Membro da Associação Paulista Pediátrica de Gastroenterologia, Hepatologia e Nutrição (APPGHN). Membro da Sociedade Latino-Americana de Gastroenterologia, Hepatologia e Nutrição Pediátrica (LASPGHAN). Professor do Departamento de Medicina do Centro Universitário de Anápolis – UniEvangélica e da UFG.

Luiz Henrique Hercowitz
Doutor em Pediatria pela Faculdade de Medicina da Universidade de São Paulo (FMUSP). Especialista em Pediatria e em Gastroenterologia Pediátrica pela Sociedade Brasileira de Pediatria (SBP) e Associação Médica Brasileira (AMB). Membro do Departamento Científico de Gastroenterologia da Sociedade de Pediatria de São Paulo (SPSP). Médico Responsável pelo Setor de Gastroenterologia Pediátrica do Programa Einstein na Comunidade de Paraisópolis do Hospital Israelita Albert Einstein.

Lygia de Souza Lima Lauand
Graduada em Medicina pela Faculdade de Ciências Médicas da Santa Casa de São Paulo (FCMSCSP). Médica Assistente da FCMSCSP. Professora de Pediatria na Instituição Afya Educacional. Membro do Departamento Científico de Gastroenterologia da Sociedade de Pediatria de São Paulo (SPSP).

Maissara Obara Venturieri
Mestre em Medicina pela Escola Paulista de Medicina da Universidade Federal de São Paulo (EPM-Unifesp). Preceptora do Ambulatório de Doença Celíaca e Doença Inflamatória Intestinal de Gastroenterologia Pediátrica da EPM-Unifesp.

Maraci Rodrigues
Doutora em Ciências pela Universidade de São Paulo. Ex-Fellow em Gastroenterologia Pediátrica do Departamento Científico de Gastroenterologia da Universidade da Califórnia (UCLA), Estados Unidos. Assistente do Departamento de Gastroenterologia do Hospital das Clínicas da Faculdade de Medicina da Universidade de São Paulo (HC-FMUSP). Gastroenterologista Pediátrica do Hospital Israelita Albert Einstein. Responsável pelo Ambulatório de Transição do HC-FMUSP.

Marcela Duarte de Sillos
Professora de Gastroenterologia Pediátrica da Escola Paulista de Medicina da Universidade Federal de São Paulo (EPM-Unifesp). Mestrado em Ciências em Pediatria e Ciências Aplicadas à Pediatria pela EPM-Unifesp. Membro do Departamento Científico de Gastroenterologia da Sociedade de Pediatria de São Paulo (SPSP) e do Grupo Brasileiro de Estudos de Fibrose Cística (GBEFC).

Maria Angela Bellomo Brandão
Mestre, Doutora e Livre-Docente em Pediatria pela Universidade Estadual de Campinas (Unicamp). Especialista em Pediatria, Gastroenterologia e Hepatologia Pediátrica, Endoscopia Pediátrica e Gastroenterologia Pediátrica e Nutrição pela Sociedade Brasileira de Pediatria (SBP) e Federação Brasileira de Gastroenterologia (FBG). Professora de Gastroenterologia Pediátrica da Faculdade de Ciências Médicas da Universidade Estadual de Campinas (FCM-Unicamp). Professora Plena da Pós-Graduação em Saúde da Criança e do Adolescente da FCM-Unicamp. Membro da Sociedade Latino-Americana de Gastroenterologia, Hepatologia e Nutrição Pediátrica (LASPGHAN).

Maria Inez Machado Fernandes
Professora Associada do Departamento de Puericultura e Pediatria da Faculdade de Medicina de Ribeirão Preto da Universidade de São Paulo (FMRPUSP). Coordenadora do Centro de Referência de Diagnóstico e Tratamento de Fibrose Cística do Hospital das Clínicas da FMRPUSP. Especialista em Gastroenterologia, Hepatologia e Nutrição pela Sociedade Brasileira de Pediatria (SBP). Membro dos Departamentos de Gastroenterologia, Hepatologia e Nutrição da Sociedade de Pediatria de São Paulo (SPSP) e do Grupo Brasileiro de Estudos de Fibrose Cística (GBEFC).

Mariana Nogueira de Paula
Mestre em Saúde da Criança e do Adolescente pela Faculdade de Ciências Médicas da Universidade Estadual de Campinas (FCM-Unicamp). Gastroenterologista Pediátrica pela Sociedade Brasileira de Pediatria (SBP)/Federação Brasileira de Gastroenterologia (FBG). Médica Pediatra e Médica Assistente de Gastroenterologia Pediátrica da Irmandade da Santa Casa de Misericórdia de São Paulo (ISCMSP).

Marisa Laranjeira
Professora Assistente do Departamento de Pediatria da Faculdade de Medicina do ABC. Mestre em Ciências em Pediatria e Ciências Aplicadas à Pediatria da Escola Paulista de Medicina da Universidade Federal de São Paulo (EPM-Unifesp). Secretária do Departamento Científico de Gastroenterologia da Sociedade de Pediatria de São Paulo (SPSP).

Mary de Assis Carvalho
Professora Doutora do Departamento de Pediatria da Faculdade de Medicina de Botucatu, Universidade Estadual Paulista (Unesp) de Gastroenterologia, Hepatologia e Nutrição Pediátrica.

Mauro Batista de Morais
Professor Titular e Livre-Docente de Gastroenterologia Pediátrica da Escola Paulista de Medicina da Universidade Federal de São Paulo (EPM-Unifesp). Orientador dos Programas de Pós-Graduação em Pediatria e Ciências Aplicadas à Pediatria e em Nutrição da EPM-Unifesp. Pós-Doutorado no Baylor College of Medicine – Houston, Texas, com Apoio do Conselho Nacional de Desenvolvimento Científico e Tecnológico (CNPq). Membro do Departamento Científico de Gastroenterologia da Sociedade de Pediatria de São Paulo (SPSP) e da Sociedade Brasileira de Pediatria (SBP).

Mauro Sérgio Toporovski
Professor do Departamento de Pediatria da Faculdade de Ciências Médicas da Santa Casa de São Paulo (FCMSCSP). Responsável pela Disciplina de Gastroenterologia Pediátrica da FCMSCSP. Membro do Departamento Científico de Gastroenterologia da Sociedade de Pediatria de São Paulo (SPSP).

Nancy Therezinha Barbagallo Cordovani
Médica Assistente e Professora Aposentada do Departamento de Pediatria e Puericultura de Gastroenterologia e Hepatologia Pediátrica, do Programa de Transplante de Órgãos da Santa Casa de São Paulo e da Faculdade de Ciências Médicas da Santa Casa de São Paulo (FCMSCSP). Pediatra Especialista em Gastroenterologia Pediátrica pela Sociedade Brasileira de Pediatria (SBP). Secretária do Departamento Científico de Hepatologia da Sociedade de Pediatria de São Paulo (SPSP).

Natascha Silva Sandy
Médica Pediatra pela Faculdade de Medicina da Universidade de São Paulo (FMUSP). Residência Médica em Gastroenterologia Pediátrica pela Universidade Estadual de Campinas (Unicamp). Especialização (Fellow Clínico) no Hospital for Sick Children da Universidade de Toronto. Médica Hepatologista Pediátrica do Instituto da Criança da FMUSP. Médica da Equipe de Reabilitação Intestinal do Hospital Infantil Sabará. Médica Gastroenterologista Pediátrica no Hospital Israelita Albert Einstein. Membro do Comitê de Investigación e do Working Group de Insuficiência Intestinal da Sociedade Latino-Americana de Gastroenterologia, Hepatologia e Nutrição Pediátrica (LASPGHAN).

Regina Sawamura
Professora Doutora do Departamento de Puericultura e Pediatria da Faculdade de Medicina de Ribeirão Preto da Universidade de São Paulo (FMRPUSP), Divisão de Gastroenterologia e Hepatologia Pediátrica. Vice-presidente do Departamento Científico de Hepatologia da Sociedade de Pediatria de São Paulo (SPSP).

Roberta Vacari de Alcantara
Mestre e Doutora em Saúde da Criança e do Adolescente pela Faculdade de Ciências Médicas da Universidade Estadual de Campinas (FCM-Unicamp). Gastroenterologista Pediátrica pela Sociedade Brasileira de Pediatria (SBP)/Federação Brasileira de Gastroenterologia (FBG). Médica Pediatra. Professora do Departamento de Pediatria da FCM-Unicamp.

Rodrigo Strehl Machado
Graduado em Medicina pela Fundação Universidade Federal de Ciências da Saúde de Porto Alegre. Mestre e Doutor em Pediatria e Ciências Aplicadas à Pediatria pela Escola Paulista de Medicina da Universidade Federal de São Paulo (EPM-Unifesp). Médico Assistente de Gastroenterologia Pediátrica do Departamento de Pediatria da EPM-Unifesp.

Silvio Kazuo Ogata
Professor Adjunto de Gastroenterologia Pediátrica da Escola Paulista de Medicina da Universidade Federal de São Paulo (EPM-Unifesp). Graduado em Medicina pela Faculdade de Medicina de Sorocaba – Pontifícia Universidade Católica de São Paulo (PUC-SP). Residência Médica em Pediatria pela PUC-SP. Especialista em Gastroenterologia Pediátrica e em Endoscopia Digestiva pela EPM-Unifesp. Mestrado em Pediatria e Doutorado em Saúde pela EPM-Unifesp. Médico Endoscopista do Hospital São Paulo – Unifesp, do Hospital Infantil Sabará e do Hospital Infantil Cândido Fontoura.

Soraia Tahan
Professora Adjunta de Gastroenterologia Pediátrica do Departamento de Pediatria da Escola Paulista de Medicina da Universidade Federal de São Paulo (EPM-Unifesp). Chefe do Departamento de Pediatria da EPM-Unifesp. Mestrado e Doutorado pela EPM-Unifesp. Médica Responsável pelo Ambulatório de Motilidade e pela Manometria Anorretal de Gastroenterologia Pediátrica da EPM-Unifesp. Médica Assessora em Gastroenterologia do Grupo Fleury. Membro do Departamento Científico de Gastroenterologia da Sociedade de Pediatria de São Paulo (SPSP).

Agradecimentos

Agradeço imensamente à Sociedade de Pediatria de São Paulo (SPSP) pela oportunidade de coordenar este livro. Meus agradecimentos sinceros, em especial, ao presidente Dr. Sulim Abramovici e à diretora de publicações Dra. Cléa Rodrigues Leone por terem consentido, sem restrição alguma, todas as propostas que sugeri desde o objetivo e formato de cada capítulo, até todos os temas e seus respectivos autores.

Agradeço imensamente a todos meus amigos da Gastroenterologia Pediátrica do estado de São Paulo que, atualmente, compõem o Departamento Científico de Gastroenterologia da SPSP, que prontamente aceitaram o convite, comprometeram-se com seus respectivos temas, e redigiram cada capítulo com plena dedicação.

Agradeço imensamente a todos meus mestres da pediatria e da gastroenterologia pediátrica, cujos ensinamentos com respeito à assistência das crianças e adolescentes, ao ensino, e à pesquisa me estimulam diariamente.

Agradeço imensamente a todos os pacientes pediátricos que são energia pura e vital para incentivar a continuidade do trabalho dos pediatras brasileiros.

Vera Lucia Sdepanian
Coordenadora

Prefácio

Os pediatras brasileiros já dispõem de tratados clássicos de pediatria e até de gastroenterologia pediátrica. Eles são importantes na formação do estudante e do especialista e ficam para sempre guardados em sua biblioteca e no consultório.

Mas os tempos mudaram e hoje é prático sanar as dúvidas e procurar orientação nos recursos eletrônicos disponíveis.

É um recurso útil e eficaz.

Mas seria suficiente para o diagnóstico e para o tratamento?

Não, eles dão informações sumárias, frequentemente fragmentadas e às vezes insuficientes.

Daí a necessidade e a vantagem de ainda dispor de um livro, desde que seja como este, atualizado, didático e inovador. Ele foge do comum por sua forma objetiva e suscinta ao associar base científica sólida, experiência prática consolidada e apresentação de casos clínicos que expressam os problemas tais como eles são encaminhados ao médico pediatra.

É o caso deste livro *Casos Clínicos em Gastroenterologia Pediátrica* – Diagnóstico e Terapia.

Questões objetivas e respostas prontas.

É um exemplo não comum de como tecnologia, experiência e didática podem ser reunidas em benefício do desempenho dos pediatras atuantes.

Mérito do Departamento Científico de Gastroenterologia da Sociedade de Pediatria de São Paulo (SPSP), de seus organizadores e colaboradores.

Pediatra, seja bem-vindo e aproveite para benefício de seus pacientes!

*****Jayme Murahovski*****
Professor Livre-docente em Pediatria Clínica
na Faculdade de Ciências Médicas de Santos
(Fundação Lusíada).

Apresentação da Presidência

A Sociedade de Pediatria de São Paulo (SPSP) tem publicado a Série Atualizações Pediátricas desde 2001, e este volume que está sendo lançado agora, *Casos clínicos em gastroenterologia pediátrica*: diagnóstico e terapia, é o 39º da coleção.

Desenvolvido pelos Departamentos Científicos de Gastroenterologia e de Hepatologia da SPSP, com a coordenação da Dra. Vera Lucia Sdepanian, é destinado ao pediatra ou especialista e concentra-se nas doenças do sistema digestório, discutidas com base em casos clínicos.

Apresenta, de forma prática e atualizada, as principais doenças, sintomas e sinais sob a forma de situações clínicas, com sua evolução, diagnóstico e terapia, seus desfechos e considerações finais, correlacionados com o raciocínio clínico e embasados em evidências científicas atuais.

Temas estratégicos como alergia à proteína do leite de vaca (APLV), intolerância à lactose, cólica, dor abdominal, diarreias, constipação, dispepsia, doença celíaca, doenças inflamatórias intestinais, refluxo gastroesofágico (RGE) e doença do refluxo gastroesofágico (DRGE), dentre outros, foram abordados com o principal objetivo de transmitir conhecimentos científicos atualizados, por meio da experiência de especialistas em disciplinas que compõem os departamentos científicos da SPSP e que atuam em instituições renomadas do nosso país.

Acredito que, por meio de publicações como esta, de forma atualizada, didática e inovadora, é possível incentivar e desenvolver ainda mais o conhecimento e divulgá-lo a todos os interessados no diagnóstico e na terapia em Gastroenterologia Pediátrica.

Boa leitura!

Renata D. Waksman
Presidente da Sociedade de Pediatria de São Paulo (SPSP)

Apresentação da Diretoria de Publicações

A atenção ao paciente pediátrico, em decorrência da evolução contínua do conhecimento, tem levado à necessidade de atualização constante dos pediatras responsáveis por esse atendimento.

A Diretoria de Publicações da SPSP, por meio da Série Atualizações Pediátricas, tem procurado disponibilizar as informações científicas "mais atuais" da forma mais direta possível e próxima à prática diária do pediatra, analisando as queixas clínicas frequentes e indicando as melhores práticas para um diagnóstico e uma terapia mais precisos.

No livro *Casos clínicos em gastroenterologia pediátrica: diagnóstico e terapia*, os Departamentos de Gastroenterologia e de Hepatologia da SPSP, disponibiliza essas informações de maneira muito prática e objetiva, além de proporcionar aos pediatras a possibilidade de analisar as situações clínicas mais recorrentes, interpretá-las e definir a conduta a ser seguida, com base na experiência e na interpretação do conhecimento atual por especialistas, com experiência reconhecida em Gastroenterologia.

Entre os temas aqui analisados encontram-se: alergia à proteína do leite de vaca (APLV), colestase neonatal, cólica do lactente, constipação intestinal funcional, diarreia aguda e persistente, refluxo gastroesofágico (RGE) e doença do refluxo gastroesofágico (DRGE).

Este livro, por suas características, será uma fonte de informação e orientação necessárias na atenção dos pediatras às situações clínicas de Gastroenterologia mais frequentes em suas atividades.

Profa. Dra. Cléa Rodrigues Leone
Diretora de Publicações da Sociedade de Pediatria de São Paulo (SPSP)

Apresentação da Coordenadora

Este livro *Casos Clínicos em Gastroenterologia Pediátrica* – Diagnóstico e Terapia foi inspirado a partir das reuniões mensais, por via remota, há cerca de dois anos, dos Departamentos Científicos de Gastroenterologia e Hepatologia da Sociedade de Pediatria de São Paulo (SPSP), onde se discutem casos clínicos apresentados pelos membros destes dois departamentos.

Atualmente, o acesso à informação é universal e irrestrito, o que garante que toda a teoria relacionada à saúde e doença esteja à disposição de quem estiver interessado a se aprofundar em qualquer tema. Entretanto, a arte de exercer a medicina vai muito mais além! A partir das informações obtidas pela anamnese e exame físico, devemos raciocinar, transformando a teoria na prática médica.

Assim, o enfoque das doenças do sistema digestório a partir dos casos clínicos ilustraria, exatamente, o dia a dia do ofício do pediatra ou do especialista.

O objetivo de cada capítulo foi o diagnóstico e a terapêutica das doenças abordadas. A estrutura dos capítulos foi a seguinte: a) introdução suscinta do tema; b) casos clínicos; c) como se procede o diagnóstico do tema abordado; d) discussão das particularidades do diagnóstico de cada caso clínico; e) qual a terapêutica apropriada para o tema abordado; f) discussão das particularidades da terapia de cada caso clínico; g) conclusão; e h) referências.

Seguramente, a abordagem prática desta obra proporcionará um interesse maior do leitor.

O público-alvo que se beneficiará com a leitura deste livro refere-se ao pediatra, que se depara frequentemente com doenças do sistema digestório, o gastroenterologista pediátrico, que encontrará as doenças mais prevalentes da sua especialidade, assim como os demais profissionais da saúde interessados nos temas dissertados.

Que sua leitura seja profícua e que você agregue mais informações práticas e atualizadas acerca do diagnóstico e terapia das doenças relacionadas com o sistema digestório!

Vera Lucia Sdepanian
Coordenadora

Sumário

1. **Alergia à Proteína do Leite de Vaca, *1***
   Marcela Duarte de Sillos
   Mauro Sérgio Toporovski
   Mauro Batista de Morais

2. **Colestase Neonatal, *11***
   Adriana Maria Alves De Tommaso
   Nancy Therezinha Barbagallo Cordovani
   Gabriel Hessel

3. **Cólica do Lactente, *21***
   Marisa Laranjeira
   Mauro Batista de Morais

4. **Constipação Intestinal Funcional, *29***
   Elizete Aparecida Lomazi
   Soraia Tahan

5. **Covid-19 e Manifestações Gastrointestinais/Hepáticas, *41***
   Gilda Porta
   Irene Kazue Miura
   Maraci Rodrigues

6. **Distúrbios Motores do Esôfago, *47***
   Ana Cristina Fontenele Soares
   Rodrigo Strehl Machado

7. **Diarreia Aguda e Persistente, *55***
   Jayme Murahovschi
   Luiz Henrique Hercowitz
   Ciro João Bertoli

8. **Diarreia Associada ao Uso de Antibióticos, *61***
   Lygia de Souza Lima Lauand
   Vera Lucia Sdepanian

9. **Dispepsia Funcional, 69**
   Jane Oba
   Silvio Kazuo Ogata

10. **Doença Celíaca, 75**
    Vera Lucia Sdepanian
    Clarice Blaj Neufeld
    Jôbert Kaiky da Silva Neves

11. **Doença Inflamatória Intestinal – Doença de Crohn, 85**
    Vera Lucia Sdepanian
    Maraci Rodrigues

12. **Doença Inflamatória Intestinal – Colite Ulcerativa, 97**
    Elizete Aparecida Lomazi
    Jane Oba
    Adriana Nogueira da Silva Catapani

13. **Doença Inflamatória Intestinal de Início Muito Precoce, 107**
    Vera Lucia Sdepanian
    Leticia Helena Caldas Lopes
    Maissara Obara Venturieri
    Juliana Tiemi Saito Komati
    Carolina Sanchez Aranda Lago

14. **Dor Abdominal Funcional, 119**
    Natascha Silva Sandy
    Lucas Rocha Alvarenga
    Maria Angela Bellomo Brandão

15. **Esofagite Eosinofílica, 129**
    Marisa Laranjeira
    Rodrigo Strehl Machado
    Daniele Raguza

16. **Fibrose Cística, 137**
    Antônio Fernando Ribeiro
    Maria Inez Machado Fernandes
    Marcela Duarte de Sillos

17. **Gastrites e Doença Ulcerosa Péptica, 145**
    Francisco de Agostinho Júnior
    Silvio Kazuo Ogata

18. **Hepatites Virais Agudas, 153**
    Maria Angela Bellomo Brandão
    Mariana Nogueira de Paula
    Roberta Vacari de Alcantara

19. **Hepatopatias Crônicas – Diagnóstico Diferencial,** *163*
    Leticia Helena Caldas Lopes
    Mary de Assis Carvalho
    Regina Sawamura

20. **Intolerância e Má Absorção à Lactose,** *179*
    Ceres Concilio Romaldini

21. **Má Absorção/Intolerância à Frutose e Frutosemia,** *189*
    Maria Inez Machado Fernandes
    Regina Sawamura

22. **Refluxo Gastroesofágico e Doença do Refluxo Gastroesofágico em Lactentes,** *197*
    Marisa Laranjeira
    Mauro Sérgio Toporovski
    Ana Cristina Fontenele Soares

23. **Sobrecrescimento Bacteriano no Intestino Delgado,** *205*
    Soraia Tahan
    Mauro Batista de Morais
    Ana Cristina Fontenele Soares

ÍNDICE REMISSIVO, *213*

Capítulo 1

Alergia à Proteína do Leite de Vaca

Marcela Duarte de Sillos
Mauro Sérgio Toporovski
Mauro Batista de Morais

Introdução

A alergia à proteína do leite de vaca (APLV) representa, na atualidade, um importante problema de saúde pública ocasionando graves consequências não somente para o paciente como também para sua família e para o sistema de saúde.[1,2] APLV nos primeiros anos de vida pode se associar com problemas futuros como os distúrbios gastrointestinais funcionais e, eventualmente, restrição do pleno potencial para o crescimento.[3-6] As manifestações clínicas mais comuns da APLV acometem o trato gastrointestinal e a pele apesar de a doença ser sistêmica e poder ocasionar sintomas respiratórios. A PLV pode provocar, também, anafilaxia.[1,2]

A prevalência da APLV no lactente ainda não é definida de forma plenamente satisfatória nem no Brasil nem em outros países e continentes. É evidente que as estimativas de prevalência são totalmente diferentes na dependência dos parâmetros utilizados, ou seja, informações parentais, sensibilização aferida com o emprego de dosagem de imunoglobulina E (IgE) específica ou teste cutâneo, resposta à dieta de eliminação e, finalmente, positividade do teste de desencadeamento (provocação ou reexposição) oral. Considera-se que o teste de desencadeamento oral é o melhor método para comprovação diagnóstica; entretanto, podem ocorrer tanto resultados falso-positivos (manifestações clínicas durante o teste que não são secundárias à APLV, mas que não podem ser distinguidas com precisão) ou falso-negativos, quando o teste é realizado após o paciente desenvolver tolerância às proteínas do leite de vaca (demora na indicação do teste para diagnóstico ou desenvolvimento rápido da tolerância oral). A análise dos resultados de um estudo europeu multicêntrico revela resultados interessantes. Foram acompanhados 9.336 lactentes desde os primeiros 5 dias de vida até os 2 anos de idade. A suspeita de APLV ocorreu em 3,8% (358/9.336) dos lactentes; entretanto, o teste de desencadeamento confirmou o diagnóstico em apenas 55, ou seja, 0,54%. É digno de nota informar que os pais de 1.928 (16%) dos 12.049 lactentes pensaram que seus filhos apresentavam alergia a algum alimento o que motivou avaliação especializada. Ou seja, conforme mencionado, os dados são bastante variados na dependência do parâmetro considerado. Adicionalmente, é interessante revisar algumas observações do braço holandês desta pesquisa, no qual se verificou que 91 (9,3%) dos 976 lactentes admitidos naquele país apresentaram suspeita de APLV. Após recuperação clínica em dieta de eliminação, a APLV foi confirmada por teste de desencadeamento em 49, ou seja, prevalência de 5%. É interessante mencionar que a idade média destes lactentes era 6 meses e que menos de 20% apresentava sensibilização ao leite de vaca.[7]

Fica a pergunta: afinal, a prevalência de APLV está mais próxima de 0,54% ou de 5%? Esses dados mostram a complexidade envolvida na estimativa da prevalência de APLV. No entanto, na prática, aceita-se que cerca de 2% a 3% dos lactentes apresentam APLV;[1,5] todavia, um percentual maior desenvolve manifestações clínicas das quais surge a hipótese diagnóstica de APLV, mas são ocasionados por outras doenças.[7,8]

 ## Caso clínico 1

Lactente de 5 meses e meio, sexo feminino, nascida a termo de parto normal com peso de 3,12 kg e 49 cm, apresentava sangue nas fezes (laivos) há 30 dias. Quando em aleitamento materno exclusivo, eliminava fezes semipastosas após cada mamada, sem dor e sem esforço. Passou a receber fórmula láctea de partida (120 mL, 1 vez ao dia, 5 dias por semana) com 4 meses de vida. Após 10 dias, a mãe suspendeu o seio materno e a criança passou a receber apenas fórmula láctea (120 mL, 7 vezes ao dia, diariamente). A frequência evacuatória se modificou, passando a evacuar fezes semipastosas 1 vez ao dia. Com 4 meses e meio, ou seja, 2 semanas após o início da fórmula láctea e 4 dias após passar a receber exclusivamente mamadeira, passou a apresentar laivos de sangue nas fezes em pequena quantidade, sem dor ou esforço ao evacuar. A frequência das evacuações permaneceu 1 vez ao dia. Não apresentava outros sintomas. Vacinação em dia (vacina contra rotavírus aos 2 meses e aos 4 meses e 1 dia). O pediatra solicitou exames (hemoglobina 11 g/dL; hematócrito 33,7%; VCM 78,7 fl; HCM 25,6 pg; RDW 14,4%; ferritina 102,1 µg/L; ferro 37 µg/dL; total de glóbulos brancos 13.070/µL – 20,9% de segmentados; 10,3% de eosinófilos; 0,1% de basófilos; 61,6% de linfócitos e 7,1% de monócitos; plaquetas 409.000 e IgE específica para leite de vaca – resultado negativo). Há 15 dias iniciou fórmula de proteína do leite de vaca parcialmente hidrolisada, sem melhora. Ao exame físico, apresentava-se em bom estado geral, corada, hidratada, eupneica. Ausculta cardíaca e pulmonar sem alterações. Abdome globoso, sem visceromegalias, com ruídos hidroaéreos presentes, sem distensão. Inspeção anal e toque retal sem alterações. Pele sem alterações. Apresentava desenvolvimento neuropsicomotor adequado e bom ganho de peso e crescimento (peso de 7,95 kg; comprimento de 66,5 cm; Z-score P/I 0,76; Z-score E/I 0,45 e Z-score IMC/I 0,68). Como o quadro clínico era compatível com colite eosinofílica secundária à APLV, foi prescrito teste terapêutico com dieta de eliminação da proteína do leite de vaca (fórmula de proteína extensamente hidrolisada). Após 5 dias da suspensão da fórmula láctea, evoluiu com resolução do sangramento nas fezes. Aos 6 meses de vida, após 2 semanas assintomática, foi submetida a teste de desencadeamento oral com fórmula láctea de seguimento em hospital dia, sob supervisão médica. Não apresentou sintomas IgE mediados e foi liberada para o domicílio com a prescrição de fórmula láctea de seguimento (150 mL, 6 vezes ao dia). No 3º dia, voltou a apresentar laivos de sangue nas fezes (desencadeamento positivo para reação não IgE mediada), confirmando o diagnóstico de colite eosinofílica por APLV. A orientação foi voltar à dieta de restrição da proteína do leite de vaca (fórmula extensamente hidrolisada) e paciente evoluiu com remissão dos sintomas em 3 dias. Iniciada alimentação complementar aos 6 meses e meio, sem intercorrências e com boa aceitação. Programado teste de desencadeamento sob supervisão médica para se verificar tolerância à proteína do leite de vaca aos 12 meses de vida.

Caso clínico 2

Lactente de 11 meses, sexo masculino, nascido a termo de parto cesárea com peso de 2,58 kg e 46 cm, apresentava regurgitações desde os 2 meses. Eliminou mecônio com menos de 48 horas de vida. A introdução da fórmula láctea foi feita aos 3 meses e o início da alimentação complementar, aos 4 meses. Aos 5 meses, passou a eliminar fezes ressecadas, de grande calibre, com rachadura e às vezes com sangue vivo, a cada 4 dias, além de recusa alimentar, náuseas e vômitos. Desde os 6 meses apresentava retificação da curva de crescimento e atraso global do desenvolvimento. Aos 9 meses, o pediatra solicitou exames (IgE específica para leite de vaca negativo) e iniciou tratamento para APLV e doença do refluxo gastroesofágico (dieta de exclusão da proteína do leite de vaca, fórmula de aminoácidos livres, domperidona e omeprazol), mas não apresentou melhora. Apresentava baixa ingestão energética (ingestão diária de 150 mL de fórmula de aminoácidos livres, 3 colheres de café de papa principal e uma fruta). Apresentava-se em regular estado geral, corado, hidratado, anictérico, irritado, eupneico e desnutrido (peso 6,38 kg; comprimento 69 cm; Z-score P/I -3,58; Z-score E/I -3,17 e Z-score IMC/I -3). Ausculta cardíaca e pulmonar sem alterações. O abdome não se apresentava distendido e não havia visceromegalias. Os ruídos hidroaéreos estavam presentes. O restante do exame físico era normal. Realizou endoscopia digestiva alta (macroscopia e biópsias de esôfago, antro e duodeno normais) e seriografia (sem alterações), afastando-se os diagnósticos de esofagite eosinofílica, enteropatia alérgica e malformações do trato gastrointestinal. Solicitados exames séricos: hemoglobina 12,2 g/dL; hematócrito 34,5%; VCM 75,7 fl; HCM 26,8 pg; RDW 13,6%; ferritina 72,9 µg/L; total de glóbulos brancos 7.790/µL – 30% de segmentados; 3% de eosinófilos; 60% de linfócitos e 7% de monócitos; plaquetas 363.000 µL; TGO 44 U/L; TGP 19 U/L; GGT 16 U/L; fosfatase alcalina 216 U/L; bilirrubina total 0,16 mg/dL; bilirrubina direta de 0,081 mg/dL; albumina 4,8 g/dL; coagulograma normal; ureia 26 mg/dL; creatinina 0,21 mg/dL; dosagem de sódio 138 mmol/L; potássio 5,1 mmol/L; cloro 103 mmol/L; cálcio ionizado 1,23 mmol/L e magnésio 2,3 mg/dL. Apresentava acidose metabólica (pH 7,39; bicarbonato 20,1 mmol/L e BE -3,6 mmol/L) com ânion *gap* normal (14,9 mmol/L) e pH urinário alcalino (pH 7). Feita a hipótese diagnóstica de acidose tubular renal tipo 1 e iniciada a reposição de bicarbonato de sódio com 1 ano e 2 meses de vida. Apresentou resolução dos sintomas após 4 semanas de tratamento. Realizou desencadeamento com leite de vaca durante internação hospitalar sob supervisão médica com 1 ano e 3 meses de vida com resultado negativo. Atualmente, com 2 anos e 2 meses, vem evoluindo com recuperação nutricional (peso de 10,79 kg; comprimento de 84,5 cm; Z-score P/I -1,33; Z-score E/I -1,62 e Z-score IMC/I -0,47 aos 2 anos e 2 meses de idade).

Diagnóstico

O processo para confirmação do diagnóstico de APLV e verificação de tolerância está exemplificado na Figura 1.1.[1,9,10] Alguns princípios devem ser obedecidos para se estabelecer o diagnóstico com maior precisão:

- **Princípio 1:** as manifestações clínicas devem ser compatíveis com APLV. História clínica detalhada e exame físico criterioso são imprescindíveis para identificar sinais de alarme e investigação de diagnósticos diferenciais (Quadro 1.1).[1,10,11]
- **Princípio 2:** a dieta de exclusão da proteína do leite de vaca promove o desaparecimento das manifestações clínicas em poucos dias ou em até 2 a 4 semanas.[1,10,11]
- **Princípio 3:** as manifestações clínicas reaparecem após a reintrodução da proteína do leite de vaca na dieta (teste de desencadeamento oral aberto) em poucos dias ou em até 2 a 4 semanas.[1,10,11]

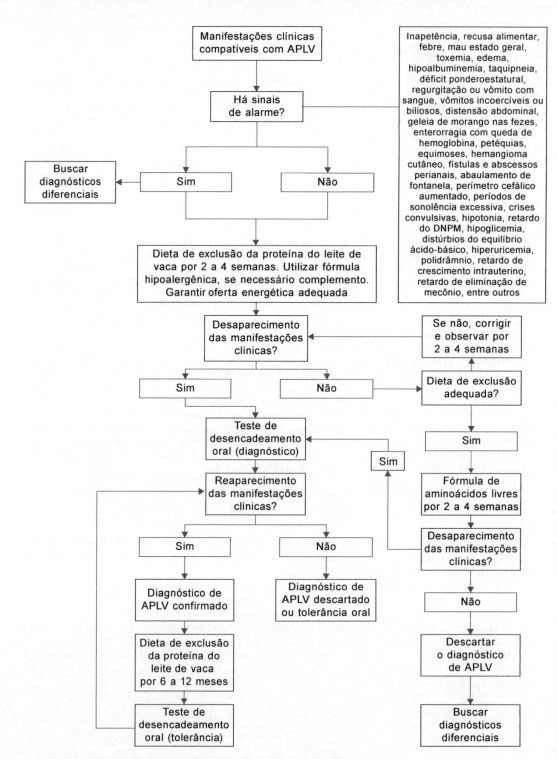

Figura 1.1. Fluxograma para o diagnóstico e tratamento da APLV.
APLV: alergia à proteína do leite de vaca; DNPM: desenvolvimento neuropsicomotor.
Fonte: Adaptada de Koletzko S, Niggemann B, Arato A et al.; European Society of Pediatric Gastroenterology, Hepatology and Nutrition, 2012 e Solé D, Silva LR, Cocco RR et al., 2018.

Quadro 1.1 – Apresentações clínicas da APLV que envolvem o trato gastrointestinal e seus principais diagnósticos diferenciais.

Apresentação clínica	Principais diagnósticos diferenciais
Refluxo gastroesofágico por APLV: lactente com regurgitações, vômitos, recusa alimentar e baixo ganho de peso	Regurgitação do lactente, doença do refluxo gastroesofágico, gastroenteropatia eosinofílica, malformações do trato gastrointestinal, estenose hipertrófica de piloro, hipertensão intracraniana, erros inatos do metabolismo, acidose tubular renal, infecção do trato urinário, insuficiência renal, acalasia
Esofagite eosinofílica: regurgitações, vômitos, recusa alimentar e baixo ganho de peso em lactentes. Disfagia e impactação de alimentos no esôfago em crianças maiores e adolescentes. Infiltração eosinofílica (> 15 por campo de grande aumento) restrita ao esôfago	
Cólica do lactente por APLV: lactente com choro e irritabilidade	Cólica do lactente e invaginação intestinal
Colite e proctocolite eosinofílica: lactente com bom ganho de peso e eliminação de fezes com sangue vivo e/ou dificuldade para evacuar. Pode ocorrer diarreia, fissuras anais, hiperemia perianal, eosinofilia periférica e anemia ferropriva	Fissura anal, colite infecciosa, enterocolite necrosante, hiperplasia linfoide reacional, invaginação intestinal, malformações intestinais e vasculares, divertículo de Meckel, doença inflamatória intestinal, imunodeficiências, reação vacinal (rotavírus), coagulopatias
Colonoscopia (casos selecionados): edema, friabilidade, erosões da mucosa e infiltração eosinofílica das mucosas de cólon e reto	
Constipação intestinal por APLV: constipação que se inicia após a introdução da proteína do leite de vaca	Constipação intestinal funcional e megacólon congênito
Gastroenteropatia eosinofílica: dismotilidade, azotorreia, hipoproteinemia, eosinofilia periférica, infiltração eosinofílica na mucosa e/ou na muscular e serosa. A resposta com dieta de exclusão pode ser mais lenta (3 a 8 semanas)	Gastroparesia e enteropatia perdedora de proteínas
Enteropatia induzida por APLV: diarreia sem sangue, má absorção intestinal, déficit ponderal e atrofia vilositária não associada à infiltração eosinofílica	Doença celíaca e outras causas de má absorção intestinal
Síndrome da enterocolite induzida pela proteína da dieta (FPIES): • Aguda: vômitos entre 1 e 4 horas e diarreia entre 5 e 10 horas após a ingestão do alimento, palidez, letargia, desidratação e choque • Crônica: vômitos intermitentes, diarreia crônica e déficit ponderal	Diarreia aguda de origem infecciosa com desidratação/choque e erros inatos do metabolismo

APLV: alergia à proteína do leite de vaca; FPIES: *food protein induceded enterocolitis syndrome*.
Fonte: Adaptado de Morais MB, 2021.

Recomenda-se que o teste de desencadeamento oral seja realizado com supervisão médica para o tratamento de eventuais reações graves que os pacientes possam apresentar. Se não houver acesso a serviço com protocolo de desencadeamento oral e o médico se sentir seguro, pode realizar o teste de desencadeamento no seu próprio consultório. Assim, o médico pode auxiliar os familiares na interpretação das eventuais manifestações que a criança possa apresentar (podem ou não decorrer de APLV).[12] O médico pode contribuir, também, na definição de conduta para alguma reação de maior gravidade. Em nosso serviço, grande parte dos pacientes que realizou teste de desencadeamento oral para a pesquisa de tolerância oral apresentou resultado negativo. Caso apresentassem alguma reação, no ambiente assistencial existiam condições para ser ministrado o tratamento necessário.[13] Após o paciente completar o período inicial do teste, que se estende por 2 a 4 horas, o paciente deve continuar consumindo diariamente a proteína alergênica na quantidade preconizada. Às vezes, alguns lactentes que se encontram bem adaptados à dieta de eliminação não aceitam com facilidade e de imediato a fórmula infantil com proteínas do leite de vaca.[1,10] Em vigência de aleitamento materno, o desencadeamento oral deve se iniciar pela liberação da proteína do leite de vaca na dieta materna por 2 a 4 semanas.[10] Em casos de *food protein-induceded enterocolitis syndrome* (FPIES), o teste de desencadeamento deve seguir um protocolo específico.[14]

Nenhum exame substitui o teste de desencadeamento oral no diagnóstico da APLV não IgE mediada. Não devem ser solicitados rotineiramente os testes *prick*, cutâneo de contato, dosagem de IgE total ou específica para leite de vaca, alfalactoalbumina, betalactoglobulina e caseína.[1,9,10]

Diagnóstico baseado nos casos clínicos

Caso clínico 1 – As manifestações clínicas desapareceram com a dieta de eliminação e reapareceram com o teste de desencadeamento, confirmando a hipótese de colite eosinofílica. O hemograma e a dosagem de ferritina foram úteis para afastar anemia ferropriva e deficiência de ferro. A presença de eosinofilia corroborou o diagnóstico. A dosagem de IgE específica para leite de vaca não era necessária.

Caso clínico 2 – As manifestações clínicas sugeriam refluxo gastroesofágico por APLV ou esofagite eosinofílica e, ainda, constipação intestinal por APLV. Entretanto, os sintomas não desapareceram após 2 meses de dieta de eliminação, sendo descartado o diagnóstico de APLV. A presença de sinais de alarme (recusa alimentar importante, retificação da curva de peso e atraso do desenvolvimento) motivou a investigação de outras doenças. A recuperação clínica e nutricional só foi possível após o início do tratamento de sua doença de base (acidose tubular renal).

Terapia

O manuseio da APLV consiste fundamentalmente na estrita eliminação da dieta de alimentos à base dessa proteína sendo a mesma conduta quando ocorre APLV durante o aleitamento natural. Os diferentes guias de tratamento recomendam manter o aleitamento e observar, no prazo de 2 a 4 semanas, persistência ou piora dos sintomas. Todos são concordes quanto à necessidade de efetuar um teste de desencadeamento, igualmente no prazo de 2 a 4 semanas, após melhora dos sintomas clínicos. Atenção é dada à suplementação da nutriz com cálcio 1.000 mg e vitamina D 500 UI mantidos durante o período de exclusão. Quando surgirem sintomas de APLV em aleitamento misto iniciados após a introdução de fórmulas de partida, num primeiro momento, faz-se a substituição da fórmula e mantém-se a dieta materna sem restrições; porém, se houver persistência do quadro clínico, indica-se exclusão de leite de vaca da dieta materna. Se houver necessidade de complementação das mamadas com fórmula, indicam-se aquelas à base de aminoácidos, pela possibilidade de ocorrência de sensibilização por pequenas frações peptídicas.[1,15]

Quando da não possibilidade de prosseguir o aleitamento natural, opta-se pelo emprego de fórmulas extensamente hidrolisadas para os casos leves ou moderados e à base de aminoácidos para quadros mais graves ou complexos e naqueles em que ocorreu falha com a utilização de fórmulas extensamente hidrolisadas.[16]

As fórmulas extensamente hidrolisadas poderiam ser bem toleradas por aproximadamente 90% dos lactentes com APLV, pois contêm peptídeos de muito baixo peso molecular (< 1.500 daltons) e fornecem algum percentual de aminoácidos livres. As indicações recaem especialmente para os casos leves e moderados que incluem proctocolite alérgica, refluxo gastroesofágico, enteropatia induzida pela proteína do leite de vaca e dermatite atópica.

Estudos recentes apontam que entre 2% e 18% (média 10%) dos lactentes com APLV IgE mediada apresentam reações quando do uso desse tipo de fórmula. Alguns estudos têm demonstrado manutenção de sintomas, como cólicas, regurgitações e diarreia, em percentuais mais elevados, entre 30% e 40% nos casos de alergia não IgE mediada.[17]

Os estudos demonstram que tanto as fórmulas extensamente hidrolisadas como as à base de aminoácidos provêm os nutrientes necessários para o crescimento e desenvolvimento dos lactentes no 1º ano de vida. Alguns preparados comerciais adicionam um percentual de lactose na tentativa de melhorar a palatabilidade das fórmulas extensamente hidrolisadas e devem responder ao requisito de não conter impurezas que possam induzir à sensibilização.[18]

As fórmulas à base de aminoácidos são consideradas seguras para o tratamento de APLV em lactentes, devendo alcançar 100% de resolução quando de uso exclusivo. Reserva-se a prescrição para situações mais graves, como anafilaxia, alergia alimentar múltipla com repercussão nutricional importante, FPIES, falhas de resposta relativas ao uso de fórmulas extensamente hidrolisadas, colite eosinofílica com perda proteica enteral e anemia ferropriva, situações particulares e graves de esofagite eosinofílica.[18]

Alguns autores têm apontado para vantagens em termos de assertividade para o diagnóstico de APLV, a utilização de fórmulas à base de aminoácidos como prescrição inicial pelo prazo de 2 a 4 semanas, promovendo pronta remissão dos sintomas, do processo inflamatório alérgico em curso e melhora do estado nutricional, dando continuidade posterior com fórmulas extensamente hidrolisadas, caso haja uma boa tolerância. Estudo farmacoeconômico produzido em nosso meio demonstra vantagens e menor número de dias com sintomas com essa sistematização. Há autores que ratificam essa conduta pelo percentual de falhas com o tratamento inicial com as fórmulas extensamente hidrolisadas.[19]

Os leites derivados de outros mamíferos, especialmente de cabra e de ovelha, são contraindicados para o tratamento de APLV em razão do alto percentual de similaridade das frações proteicas com os componentes do leite de vaca, promovendo, dessa forma, reação cruzada em muitos casos. Inadequações nutricionais como deficiências de folato, vitamina B12 e outros componentes limitam igualmente a prescrição de leites de outros mamíferos.[20]

As fórmulas de soja constituem a alternativa utilizada para o tratamento de APLV durante muitos anos. Os componentes proteicos foram purificados nas formulações, passando a conter proteína isolada de soja e correção dos níveis de nutrientes, como cálcio, ferro e fibra alimentar. Segundo a Academia Americana de Pediatria, 10% a 14% das crianças com APLV apresentam reação concomitante à soja. Essas cifras relacionam-se especialmente com a alergia IgE mediada. Quando se levam em conta os processos de envolvimento do trato gastrointestinal, especialmente nas formas de alergia não IgE mediada em lactentes abaixo de 6 meses, a sensibilização à soja atinge maiores proporções, variando segundo alguns autores entre 30% e 50%. Nota-se, portanto, nos últimos anos, restrição à prescrição de soja como alternativa de tratamento de APLV em lactentes com manifestações digestivas.[21]

As fórmulas à base do arroz com frações proteicas extensamente hidrolisadas foram desenvolvidas como alternativas de tratamento de APLV nos últimos anos. Alguns estudos mostram reações menos frequentes nessas fórmulas quando comparadas às de soja, sendo a performance similar à das fórmulas extensamente hidrolisadas da caseína ou de proteína do soro do leite. Inadequações na composição final de aminoácidos foram corrigidas nas fórmulas de arroz. As revisões em relação à quantidade de arsênico nos compostos de arroz demonstraram níveis seguros, comparáveis às fórmulas de soja e de leite de vaca. Estudos em relação a segurança e parâmetros nutricionais apontam essas formulações como uma alternativa para o tratamento de lactentes com APLV, com níveis de resolução superiores às fórmulas de soja.[22]

Uma vez estabelecido o diagnóstico com o teste de desencadeamento oral, o lactente deve ser mantido em dieta de eliminação até o desenvolvimento de tolerância oral. O desencadeamento oral aberto para verificar o desenvolvimento de tolerância deve ser realizado sob supervisão médica após 6 a 12 meses de tratamento conforme adotado também nos consensos brasileiro[2] e da ESPGHAN[1] para APLV.

A aquisição de tolerância ao leite de vaca se faz de forma mais precoce e em maior proporção na alergia não IgE mediada do que na alergia mediada por IgE. Estima-se que ao redor de 12 meses de idade entre 80% e 90% dos lactentes apresentam resultados negativos nos testes de provocação oral. Os resultados são superiores quando se tomam formas mais leves, como proctocolite alérgica. Casos complexos, como os de alergia alimentar múltipla e apresentação precoce de esofagite eosinofílica, tendem a demonstrar persistência de alergia em proporções maiores, estendendo-se para o 2º ano de vida em muitos casos.[1,6,14]

Terapia baseada nos casos clínicos

Caso clínico 1 – A fórmula de proteína parcialmente hidrolisada prescrita para o lactente com colite eosinofílica não é hipoalergênica e, portanto, é inadequada para o tratamento da APLV. As fórmulas extensamente hidrolisadas são bem toleradas por cerca de 90% dos lactentes com formas leves e moderadas de APLV, assim como observado neste caso.

Caso clínico 2 – A escolha da fórmula de aminoácidos livres como 1ª opção foi acertada, uma vez que se tratava de lactente com manifestações clínicas graves e com repercussão nutricional importante. Ao fim de poucas semanas, o diagnóstico de APLV foi descartado, possibilitando o uso de dietas de maior palatabilidade e de menor custo.

Considerações finais

O diagnóstico da APLV pode ser confirmado quando ocorre resolução das manifestações clínicas durante a dieta de exclusão e quando estas reaparecem após o teste de desencadeamento oral com leite de vaca. Fórmulas à base do arroz com frações proteicas extensamente hidrolisadas, fórmulas extensamente hidrolisadas e fórmulas de aminoácidos são adequadas para o tratamento da APLV não IgE mediada. Pacientes que persistem com sintomas em uso de fórmula de aminoácidos devem ser investigados para outros diagnósticos diferenciais.

Referências bibliográficas

1. Koletzko S, Niggemann B, Arato A et al.; European Society of Pediatric Gastroenterology, Hepatology and Nutrition. Diagnostic approach and management of cow's-milk protein allergy in infants and children: ESPGHAN GI Committee practical guidelines. J Pediatr Gastroenterol Nutr. 2012 Aug;55(2):221-9.
2. Solé D, Silva LR, Cocco RR et al. Consenso brasileiro sobre alergia alimentar – Parte I: Etiopatogenia, clínica e diagnóstico. Documento conjunto elaborado pela Sociedade Brasileira de Pediatria e Associação Brasileira de Alergia e Imunologia. Arq Asma Alerg Imunol. 2018;2(1):7-38.
3. Pensabene L, Salvatore S, D'Auria E et al. Cow's milk protein allergy in infancy: a risk factor for functional gastrointestinal disorders in children? Nutrients. 2018 Nov 9;10(11):1716.
4. Medeiros LC, Speridião PG, Sdepanian VL et al. Ingestão de nutrientes e estado nutricional de crianças em dieta isenta de leite de vaca e derivados [Nutrient intake and nutritional status of children following a diet free from cow's milk and cow's milk by products]. J Pediatr (Rio de Janeiro). 2004 Set.-Out.;80(5):363-70.
5. Vieira MC, Morais MB, Spolidoro JV et al. A survey on clinical presentation and nutritional status of infants with suspected cow's milk allergy. BMC Pediatr. 2010 Apr 23;10:25.
6. Meyer R. Nutritional disorders resulting from food allergy in children. Pediatr Allergy Immunol. 2018 Nov;29(7):689-704.
7. Schoemaker AA, Sprikkelman AB, Grimshaw KE et al. Incidence and natural history of challenge-proven cow's milk allergy in European children – EuroPrevall birth cohort. Allergy. 2015 Aug;70(8):963-72.
8. Petrus NC, Schoemaker AF, Jansen L et al. Remaining symptoms in half the children treated for milk allergy. Eur J Pediatr. 2015 Jun;174(6):759-65.
9. Solé D, Silva LR, Cocco RR et al. Consenso brasileiro sobre alergia alimentar – Parte II: Diagnóstico, tratamento e prevenção. Documento conjunto elaborado pela Sociedade Brasileira de Pediatria e Associação Brasileira de Alergia e Imunologia. Arq Asma Alerg Imunol. 2018;2(1):39-82.
10. Morais MB. Diagnóstico e tratamento. In: Alergia à proteína do leite de vaca: uma abordagem prática. São Paulo: Internacional Life Science Institute (ILSI), 2021. p. 6-26. Disponível em: https://ilsibrasil.org/wp-content/uploads/sites/9/2021/04/APLV-uma-abordagem-pratica-14.04.21_v-corrigida.pdf.

11. Sampson HA. Food allergy. J Allergy Clin Immunol. 2003 Feb;111(2 Suppl):S540-7.
12. Niggemann B. When is an oral food challenge positive? Allergy. 2010 Jan;65(1):2-6.
13. Faria DPB, Sillos MD, Speridião PDGL et al. Outcome of food intake and nutritional status after discontinuation of a cow's-milk-free diet post negative oral food challenge in infants and children. Allergol Immunopathol (Madr). 2022 Jan 1;50(1):1-8. doi: 10.15586/aei.v50i1.471.
14. Nowak-Wegrzyn A, Chehade M, Groetch ME et al. International consensus guidelines for the diagnosis and management of food protein-induced enterocolitis syndrome: executive summary – Workgroup Report of the Adverse Reactions to Foods Committee, American Academy of Allergy, Asthma and Immunology. J Allergy Clin Immunol. 2017 Apr;139(4):1111-26.e4.
15. Vandenplas Y, Brueton M, Dupont C et al. Guidelines for the diagnosis and management of cow's milk protein allergy in infants. Archives of Disease in Childhood. 2007;92:902-8.
16. Kramer MS, Kakuma R. Maternal dietary antigen avoidance during pregnancy or lactation, or both, for preventing or treating atopic disease in the child. Evid Based Child Health. 2014;9:447-83.
17. Ammar F, De Boissieu D, Dupont C. Allergy to protein hydrolysates. Pediatr Allergy Immunol. 2018;6:837-43.
18. Vandenplas Y, Dupont C, Eigenmann P et al. Growth in infants with cow's milk protein allergy fed an amino acid-based formula. Pediatr Gastroenterol Hepatol Nutr. 2021;24:392-402.
19. Morais MB, Spolidoro JV, Vieira MC et al. Amino acid formula as a new strategy for diagnosing cow's milk allergy in infants: is it cost-effective? Journal of Medical Economics. 2016 Dec 1;19(12):1207-14.
20. Fiocchi A, Brozek J, Schünemann H et al. World Allergy Organization (WAO) diagnosis and rationale for action against cow's milk allergy (DRACMA) guidelines. World Allergy Org J. 2010;3:57-161.
21. Katz Y, Gutierrez-Castrellon P, González MG et al. A comprehensive review of sensitization and allergy to soy-based products. Clin Rev Allergy Immunol. 2014;46:272-81.
22. Vandenplas Y, De Greef E, Hauser B; Paradise Study Group. Safety and tolerance of a new extensively hydrolyzed rice protein-based formula in the management of infants with cow's milk protein allergy. Eur J Pediatr. 2014;173:1209-16.

Capítulo 2

Colestase Neonatal

Adriana Maria Alves De Tommaso
Nancy Therezinha Barbagallo Cordovani
Gabriel Hessel

Introdução

A colestase é definida como redução ou ausência do fluxo biliar para o duodeno por alterações anatômicas e/ou funcionais. Em um primeiro momento, a apresentação é a de um recém-nascido (RN) ou lactente ictérico e algumas alterações podem indicar que essa icterícia é colestática como a presença de colúria, hipocolia ou acolia fecal e hepatomegalia. Contudo, essas alterações podem não ser adequadamente pesquisadas e, por isso, a recomendação oficial da Sociedade Europeia e Norte-Americana de Gastroenterologia Pediátrica, Hepatologia e Nutrição é de que qualquer recém-nascido que apresente icterícia com 2 semanas de vida seja avaliado quanto à presença de colestase por meio da mensuração do nível sérico das bilirrubinas total e direta. Se a alimentação do RN é exclusivamente de leite materno, se o bebê não apresenta colúria ou fezes claras e se o exame físico é normal, esse exame laboratorial pode ser adiado por mais 1 semana (possibilidade de ser icterícia pelo leite materno). Contudo, se a icterícia persistir, há necessidade de mensuração das bilirrubinas. O diagnóstico laboratorial de colestase é efetuado quando a bilirrubina direta é maior do que 1 mg/dL independentemente do valor da bilirrubina total.[1]

 Caso clínico 1

ELTM, feminino, natural e procedente de Campinas-SP. Iniciou acompanhamento com 1 mês e 4 dias, com história de icterícia notada desde o nascimento (mãe notou icterícia ocular logo que menor abriu os olhos, entretanto achou normal). Aos 10 dias de vida, passou por avaliação com pediatra em consulta de puericultura, sendo evidenciada perda de peso e prescrita fórmula de partida como complemento. Por volta dos 18 dias de vida, a mãe notou colúria. Retornou em consulta aos 20 dias de vida quando, então, o pediatra notou icterícia importante e solicitou exames para investigação etiológica. Aos 30 dias de vida, a menor iniciou hipocolia fecal. Após constatada a colestase neonatal pelo pediatra da rotina, a menor foi encaminhada para o serviço da Gastropediatria da Universidade Estadual de Campinas (Unicamp) para continuar investigação.

Nasceu de parto cesárea por placenta prévia, com 3,4 kg; a termo (IG 38 semanas); Apgar 9/10. Primeira filha de casal jovem e não consanguíneo, bom desenvolvimento neuropsicomotor, aleitamento misto, vacinas em dia e triagem neonatal normal. Trazia de outro serviço: BT 9 mg/dL (BD 7,9); sorologias negativas para hepatites B e C, toxoplasmose, sífilis, HIV-1 e HIV-2; citomegalovírus IgM negativo e

Caso clínico 1 (continuação)

IgG positivo; TSH 5,7 mUI/L e T4 livre 1,5 ng/dL (valores normais); RNI 1,1; AST 253 U/L; ALT 131 U/L; fosfatase alcalina 631 U/L; GGT 1.481 U/L; função renal normal (ureia 12 mg/dL e creatinina 0,26 mg/dL); glicemia 61 mg/dL e albumina 3,51 g/dL.

Ao exame físico de entrada, apresentava bom estado geral, ativa/reativa, corada, hidratada, ictérica (3+/4+ até zona 3 de Kramer). Peso 3,47 kg; fontanelas normotensas; cardiopulmonar sem alterações; abdômen flácido, indolor à palpação; sem visceromegalias; RHA+; fezes acólicas.

Exames laboratoriais iniciais: ALT 120 U/L; AST 228 U/L; fosfatase alcalina 659 U/L; GGT 1.421 U/L; BD 5,41; BI 3,95; RNI 1,12; R 0,9; hemograma normal, covid negativo. A ultrassonografia não visualizou vesícula biliar e evidenciou presença de aumento da ecogenicidade periportal. Diante da história clínica e da não visualização da vesícula biliar, levantou-se a hipótese diagnóstica de atresia de vias biliares e realizada a biópsia hepática que evidenciou padrão de obstrução de grandes ductos (intensa colestase canalicular e intra-hepatocítica, numerosos *plugs* biliares no interior de dúctulos neoformados). Iniciada reposição vitamínica (polivitamínico 24 gotas/dia, Adtil® e Ephynal®, ambos 2 gotas/dia).

Submetida à cirurgia de Kasai, com 1 mês e 11 dias, sem intercorrências. Durante o procedimento cirúrgico, evidenciaram-se fígado de aspecto cirrótico e pequena quantidade de ascite. Realizado o antibiótico (Ampi-Sulbactam 200 mg) por 7 dias e iniciado a espironolactona (2 mg/kg/dia) em virtude de ascite. No 3º pós-operatório, iniciada a nutrição parenteral periférica (NPP) por prolongamento do jejum em razão da drenagem de líquido bilioso, sendo iniciado o desmame no 6º pós-operatório. No 9º pós-operatório, iniciado o ácido ursodeoxicólico (15 mg/kg/dia). A alta se deu após 11 dias da cirurgia. A biópsia hepática realizada durante o procedimento cirúrgico evidenciou esboço de nódulos associados às mesmas alterações visualizadas na biópsia percutânea.

Não apresentou boa evolução pós-Kasai com manutenção da icterícia e hipocolia fecal. Foi realizado o escore PELD para avaliação de transplante com valor 7, sendo a paciente encaminhada para São Paulo para avaliação de transplante intervivo.

Caso clínico 2

VOQ, feminino, natural e procedente de Sumaré/SP. Iniciou acompanhamento aos 50 dias de vida com história de icterícia desde o nascimento e hipocolia fecal e colúria a partir de 40 dias de vida. Nasceu de parto normal, sem intercorrências, com 2,86 kg; a termo; bom desenvolvimento neuropsicomotor (DNPM). Segunda filha de casal jovem e não consanguíneo, aleitamento artificial e vacinas em dia.

Trazia de outro serviço: ALT 160 U/L (normal até 18 U/L); AST 300 U/L (normal até 20 U/L); BD 6,2 mg; BI 0,56 mg; sorologias negativas para sífilis, toxoplasmose e rubéola.

Ao exame físico de entrada, apresentava bom estado geral, ativa/reativa, corada, hidratada, ictérica (3+/4+ até zona 3 de Kramer). Peso 4,22 kg; fontanelas normotensas; cardiopulmonar sem alterações; abdômen flácido, indolor à palpação; fígado palpável a 3 cm da reborda costal direita, de consistência firme, e baço palpável a 1 cm da reborda costal esquerda; RHA+. Exames laboratoriais iniciais: ALT 172 U/L; AST 179 U/L; fosfatase alcalina 498 U/L; GGT 243 U/L; BD 6,5; BI 2,8; RNI 1; R 1; hemograma normal; CMV IgG+/IgM-; eletroforese de proteínas séricas (albumina 4,8 g/dL; alfa-1 0,11 g/dL – baixa; alfa-2 0,83 g/dL; beta 0,82 g/dL e gamaglobulina 0,74 g/dL). A ultrassonografia abdominal demonstrou hepatomegalia e parênquima heterogêneo sugerindo hepatopatia crônica, sem visualização da vesícula biliar. Iniciada a reposição vitamínica (polivitamínico 24 gotas/dia, Adtil® e Ephynal®, ambos 2 gotas/dia). Realizada a biópsia hepática percutânea que evidenciou intensa colestase e ductopenia, sugerindo hipoplasia de vias biliares. Iniciado o ácido ursodeoxicólico (15 mg/kg/dia). Diante da diminuição discreta da fração alfa-1 na eletroforese de proteínas e ductopenia na biópsia hepática, foi solicitado nível sérico de alfa-1 antitripsina com resultado de 0,49 g/L (normal 0,82 a 1,99 g/L). Realizada genotipagem que confirmou o diagnóstico (PiZZ). A menor manteve acompanhamento ambulatorial com melhora progressiva dos exames após cerca de 2 anos de tratamento. A mãe suspendeu a medicação por conta própria quando a menor contava com 3 anos de idade, não sendo necessária a reintrodução em razão da persistência de normalidade das provas de lesão e de função hepática. Aos 6 anos de idade, iniciou acompanhamento clinicolaboratorial anual. Também passou a fazer espirometria anual como triagem para doença pulmonar associada à doença de base. Na última consulta aos 17 anos, apresentou ALT 26 U/L; AST 22 U/L; fosfatase alcalina 72 U/L; GGT 18 U/L; RNI 0,9 e albumina 5, quando perdeu seguimento.

Diagnóstico
Atresia biliar

Atresia biliar (AB) é a principal causa de colestase nos primeiros meses de vida (25% a 40%).[1] Caracteriza-se por obliteração fibrosante progressiva das vias biliares, inicialmente extra-hepáticas, atingindo, posteriormente, as vias intra-hepáticas, com consequente obstrução no fluxo da biliar, ocasionando icterícia neonatal.[2] Sua etiologia é potencialmente multifatorial, porém não totalmente elucidada. É mais comum no sexo feminino. O diagnóstico baseia-se no quadro clínico e em exames laboratoriais, de imagem e anatomopatológico. Habitualmente, os bebês afetados nascem a termo, com peso adequado para a idade gestacional e, a princípio, podem apresentar aspecto saudável. Entretanto, com a evolução da doença, há comprometimento progressivo do estado geral e nutricional.

A icterícia da atresia biliar, causada por elevação da fração direta ou conjugada da bilirrubina, costuma surgir nas 2 primeiras semanas de vida; entretanto, pode ocorrer precocemente, nos primeiros dias ou mesmo logo após o nascimento, evoluindo com piora progressiva.

Há três formas de classificação para atresia biliar:[1,3]

1. **AB sem malformações ou perinatal (70% a 85% dos casos):** as crianças nascem anictéricas e a icterícia aparece nos 2 primeiros meses de vida.
2. **AB com malformações associadas a defeitos de lateralidade, também denominada "forma embrional" ou "síndrome BASM" –** *biliary atresia splenic malformation* **(10% a 15%):** *situs inversus*, anomalias esplênicas (asplenia, baço duplo, poliesplenia), anomalias de vasos sanguíneos (veia cava inferior interrompida, veia porta pré-duodenal), anomalias cardíacas, **má** rotação intestinal, entre outras.
3. **AB associada a outras malformações (5% a 10% dos casos):** cardíacas, renais, atresia intestinal, imperfuração anal, pancreático biliares, entre outras.

O citomegalovírus (CMV) pode estar presente em crianças com atresia biliar, porém seu papel na etiologia da doença tem sido contraditório.

Importante ressaltar que, diferente da atresia biliar, na icterícia fisiológica, há elevação da fração indireta ou não conjugada da bilirrubina e costuma haver regressão espontânea em até 2 semanas de vida. A persistência de icterícia após esse período deve ser sempre investigada, inicialmente com dosagem de bilirrubinas (total e direta ou frações). Se a fração direta da bilirrubina for superior a 1 mg/dL ou 17 µmol/L, o paciente deve ser avaliado por um médico gastroenterologista ou hepatologista pediátrico. Em presença de atresia biliar associada à icterícia fisiológica, mesmo após a regressão desta e a queda dos níveis de bilirrubina indireta, há persistência de icterícia pela elevação da fração direta. Icterícia colestática é sempre patológica e indica disfunção hepatobiliar.[1]

As fezes, inicialmente coradas, progridem para hipocólicas e acólicas, conforme avança o processo de atresia da árvore biliar. Como a obliteração biliar é irreversível, a acolia fecal se estabelece e torna-se permanente, não havendo alternância entre evacuações acólicas, hipocólicas ou coradas, como pode ocorrer em outras doenças hepáticas. Colúria acompanha o quadro. Pode haver o aparecimento de prurido. Importante examinar as características das fezes durante as consultas, tendo o cuidado de se observar se o interior do bolo fecal é acólico, pois a parte externa pode estar corada pelo contato com a urina colúrica.

Evolutivamente, há progressão para cirrose hepática, hipertensão portal e insuficiência hepática, traduzidas pelo aparecimento de estigmas de hepatopatia crônica e de insuficiência hepática, como desnutrição, ascite, edema, hepatoesplenomegalia, circulação colateral em abdome, sangramento digestivo, encefalopatia, baqueteamento de dedos, entre outros. Sem tratamento, a morte, geralmente, ocorre dentro dos 2 primeiros anos de vida.

Laboratorialmente, há elevação da fração direta ou conjugada de bilirrubinas, de aspartato aminotransferase (AST ou TGO), alanina aminotransferase (ALT ou TGP) e de enzimas canaliculares (notadamente GGT – gama glutamil transpeptidase). Com a evolução do quadro, podem surgir alterações laboratoriais decorrentes da desnutrição e da falência hepática, como hipoalbuminemia, deficiência de vitaminas lipossolúveis (A, D E e K), alargamento do tempo de protrombina ou INR (*international normalized ratio*), redução de fator V e de outros fatores de coagulação, entre outras.

A ultrassonografia pode evidenciar o sinal de cordão triangular no *porta hepatis*, que corresponde ao tecido fibroso remanescente do ducto biliar extra-hepático. A vesícula biliar pode ser indetectável, de menor tamanho ou com alterações morfológicas.[4,5,6] Anomalias vasculares, esplênicas, de linha média, entre outras, podem ser identificadas.[1]

A cintilografia hepatobiliar com TC-99m ácido iminodiacético (DISIDA) ou com mebrofenin (BRIDA), mesmo com uso prévio de fenobarbital, apresenta baixa especificidade para o diagnóstico de atresia biliar, mas pode determinar a patência do trato biliar.[6]

A biópsia hepática mostra expansão dos tratos portais, fibroplasia edematosa e proliferação de ductos biliares com *plugs* luminares de bile, podendo haver presença de células gigantes multinucleadas, estase de bile e hemopoiese.[1]

Colangiografia intraoperatória é realizada por ocasião da cirurgia de Kasai para confirmar a ausência de passagem de contraste para o intestino.

O diagnóstico precoce e o encaminhamento do paciente para um centro especializado são fundamentais para o prognóstico.

Deficiência de alfa-1 antitripsina

Deficiência de alfa-1 antitripsina (DA1AT) é a causa mais comum de colestase neonatal de transmissão genética[1] e também causa de enfisema pulmonar de início variável e de doença pulmonar obstrutiva crônica (DPOC) em adultos. É mais frequente em caucasianos e descendentes de europeus e menos comum em descendentes de asiáticos, porém a doença é subdiagnosticada.[7,8]

A alfa-1 antitripsina (A1AT) é uma glicoproteína inibidora de proteases, tanto da elastase neutrofílica, que hidrolisa fibras de elastina nos pulmões, como de outras enzimas proteolíticas, como tripsina e quimiotripsina.[7] Faz parte da família das serpinas. A deficiência de A1AT é de transmissão autossômica codominante, causada por mutações no gene SERPINA1, localizado no braço longo do cromossoma 14.[7,8] Pelo menos 150 variantes foram identificadas. O alelo normal para a formação da A1AT é o M. Os alelos Z e S cursam com níveis séricos de A1AT reduzidos. As variantes são classificadas de acordo com o sistema inibidor de A1AT protease (PI). O diagnóstico é baseado no fenótipo: MM (normal); ZZ e SZ (anormais); MZ e MS (heterozigotos). Alelos nulos ocasionam a não detecção de A1AT no plasma.[8]

Comprometimento hepático ocorre nos genótipos que resultam na polimerização da A1AT no retículo endoplasmático dos hepatócitos, como PiZZ. A proteína é produzida, mas a polimerização prejudica sua excreção, o que a faz acumular-se no retículo endoplasmático dos hepatócitos, promovendo lesão hepatocelular. Esse depósito de A1AT corresponde aos grânulos PAS positivos identificados à histologia hepática,[9] confirmados por imuno-histoquímica. Cerca de 10% a 15% dos recém-nascidos com deficiência de A1AT desenvolvem colestase, que pode ser importante, com acolia fecal, por vezes mimetizando atresia biliar. Entretanto, pode haver alternância de fezes acólicas, hipocólicas e coradas, diferentemente do que ocorre na atresia biliar.

Pode haver regressão espontânea da colestase neonatal, porém com evolução silenciosa e lenta para hepatopatia crônica ou cirrose. Há um risco aumentado de carcinoma hepatocelular.[9] Em algumas crianças, a evolução pode ser rápida, com presença de cirrose nos primeiros meses ou anos de vida.

Laboratorialmente, há elevação da fração direta ou conjugada da bilirrubina e das demais enzimas hepáticas, tanto hepatocelulares (AST, ALT) como canaliculares (sobretudo GGT). Dependendo da evolução clínica e do estado nutricional, outros exames podem estar alterados, como alargamento do tempo de protrombina – INR, hipoalbuminenia, entre outros. Os valores da fração alfa-1 podem estar diminuídos na eletroforese de proteínas, pois a A1AT corre nessa faixa. Os níveis séricos de A1AT devem ser dosados na ausência de processos inflamatórios ou infecciosos, pois, por ser uma enzima de reatividade, eleva-se nessas situações, podendo atingir valores falsamente dentro dos limites de normalidade. Deve-se repetir a dosagem nesses casos e sempre que os valores estiverem próximos ao limite inferior da referência. A fenotipagem e a genotipagem[7,10] confirmam o diagnóstico.[1] Exames de imagem podem evidenciar sinais de hepatopatia crônica e de hepatocarcinoma. É importante a realização de dosagem de alfafetoproteína. A biópsia hepática pode identificar lesão hepatocelular com ou sem transformação gigantocelular, diferentes graus de fibrose, proliferação ductular, ductopenia biliar interlobular, hepatite crônica ou cirrose e grânulos eosinofílicos PAS+/diastase resistentes em hepatócitos,[9] diagnosticados também por imuno-histoquímica.

Diagnóstico baseado nos casos clínicos

Caso clínico 1 – Chamam a atenção o início precoce da icterícia, a presença de colúria, a acolia fecal e a perda de peso, num bebê inicialmente eutrófico, nascido a termo, sem malformações associadas, sem antecedentes gestacionais, pessoais ou familiares relevantes e em aleitamento misto e sem visceromegalias ao exame físico de entrada. Teria sido importante uma reavaliação pelo pediatra com 2 semanas de vida,[1] observação das fezes pelo profissional (frequentemente, fezes hipocólicas ou acólicas não são identificadas pela mãe ou cuidadores da criança) e solicitação de dosagem de bilirrubina direta.

Investigadas as causas de colestase neonatal (infecciosas, metabólicas, genéticas, multifatoriais etc.) e, em presença de icterícia persistente e progressiva, com acolia fecal, elevação de enzimas hepáticas, notadamente as canaliculares, deve-se investigar atresia de vias biliares, o que foi feito pela equipe médica. A comprovação do diagnóstico permitiu a realização da portoenteroanastomose (cirurgia de Kasai) antes dos 2 meses de idade, época em que os resultados costumam ser melhores. Mesmo assim, a evolução clínica determinou a necessidade de indicação precoce de transplante hepático.

Caso clínico 2 – Paciente com quadro clínico de colestase neonatal, caraterizada por icterícia, colúria, hipocolia fecal e hepatoesplenomegalia, sem antecedentes gestacionais, familiares ou pessoais dignos de nota. Apesar da elevação das enzimas hepatocelulares e canaliculares e de sinais de hepatopatia crônica à ultrassonografia, mantém albumina e INR dentro dos valores de referência. A presença de IgG+ para CMV pode ter ocorrido por provável passagem de anticorpos maternos por via transplacentária. Redução da fração alfa-1 na eletroforese de proteínas, sinais precoces de hepatopatia crônica e as alterações histológicas encontradas na biópsia hepática sugerem o diagnóstico de deficiência de alfa-1 antitripsina, confirmado pela dosagem de níveis séricos de A1AT e pela genotipagem.[7,10] A identificação de grânulos PAS+ intra-hepatocitários na histologia hepática reforçaria o diagnóstico. A mutação ZZ está associada a comprometimento pulmonar progressivo, daí a importância da espirometria anual e do acompanhamento por pneumologista. É fundamental a não utilização de tabaco e/ou a permanência em locais onde há fumantes, pelo risco de piora progressiva da função pulmonar. O risco aumentado de hepatocarcinoma requer acompanhamento por hepatologista e realização periódica de exames de imagem e dosagens de alfafeto proteína, visando sua identificação precoce e tratamento.

Terapia

O tratamento pode ser dividido em: 1) tratamento de suporte; e 2) tratamento específico da etiologia. No tratamento de suporte, o objetivo é controlar as complicações decorrentes da colestase como a má absorção de gordura, a desnutrição, a deficiência de vitaminas lipossolúveis, o prurido e a hipertensão portal.

As doenças colestáticas conduzem a uma importante diminuição na digestão e absorção de triglicerídeos de cadeia longa e, consequentemente, com diminuição de aporte calórico efetivo e desnutrição. Adicionalmente, a absorção das vitaminas lipossolúveis é comprometida de forma importante agravando ainda mais o quadro de desnutrição.[11] Outros fatores que contribuem para o agravamento do estado nutricional são a presença de anorexia com ingestão insuficiente de calorias e o aumento das necessidades calóricas. A avaliação do estado nutricional desses pacientes é fundamental para planejar um suporte adequado. A utilização do peso como indicador nutricional tem limitações nessa situação, pois ele é afetado pela retenção hídrica e visceromegalia. Os melhores indicadores antropométricos são a prega cutânea tricipital e a circunferência braquial.[12,13]

O princípio que deve nortear a terapêutica nutricional é oferecer calorias em quantidade adequada e triglicerídeos de cadeia média (TCM) cuja absorção não é afetada pela diminuição ou pela ausência de ácidos biliares no duodeno. Assim, o primeiro passo é prescrever uma ingestão calórica com 30% a 40% acima do recomendado para a idade. Isso pode ser obtido concentrando-se a fórmula oferecida com adição de TCM e carboidratos. Contudo, deve-se ter cuidado nesse procedimento, pois há o risco de se desbalancear a fórmula oferecida. Há disponíveis no comércio fórmulas infantis com alto teor de triglicerídeos de cadeia média que podem ser utilizadas no tratamento da colestase crônica. As crianças em uso de leite materno exclusivo devem ser acompanhadas com cuidado e, se necessário, sua dieta pode ser complementada com fórmulas adequadas que contenham TCM. Todavia, muitos pacientes não conseguem ingerir a quantidade de calorias recomendadas e evoluem para desnutrição.[14] Dessa forma, o passo seguinte é a alimentação complementar por meio de nutrição enteral. Pode-se prescrever a mesma fórmula com as características supramencionadas por infusão contínua ou com algum período de 6 horas de descanso. Se o paciente não apresentar resposta favorável, deve-se indicar a nutrição parenteral.

Tratamento do prurido

O prurido é comum nos pacientes que evoluem com colestase crônica, especialmente nos portadores de atresia biliar ou síndrome de Alagille ou um dos tipos de PFIC. É generalizado e, muitas vezes, incapacitante, afetando o sono, o apetite e o desenvolvimento cognitivo da criança. A patogênese é multifatorial. As substâncias pruritogênicas mais estudadas são os ácidos biliares cujas concentrações estão elevadas nos tecidos da pele desses pacientes. A colestiramina, o ácido ursodeoxicólico e a derivação parcial interna ou externa atuam nesse mecanismo reduzindo o prurido. O tratamento cirúrgico (derivação ou exclusão ileal) tem-se mostrado benéfico em muitos pacientes com PFIC tipo 1, PFIC tipo 2 e síndrome de Alagille que não melhoraram com uso de medicamentos. Outro mecanismo proposto se refere à estimulação de receptores opiáceos centrais que induzem o prurido e pode ser neutralizado com sucesso pelos antagonistas opioides como o naltrexona. Na Figura 2.1, há uma proposta de tratamento de prurido proposto por Kronsten et al.[15] para pacientes com síndrome de Alagille e que pode, também, ser aplicada nas outras doenças colestáticas.

Vitaminas

Todas as vitaminas lipossolúveis devem ser administradas e a dose necessária situa-se de duas a quatro vezes a mais do que a recomendada para crianças normais. Na Tabela 2.1, são apresentadas as recomendações para a reposição de vitaminas lipossolúveis de acordo com Santos et al.[16] e Mouzaki et al.[17] As vitaminas hidrossolúveis devem ser repostas com o dobro da dose basal.

Em relação ao tratamento cirúrgico, a principal doença que demanda essa conduta é a atresia biliar. Nessa condição, o paciente deve ser submetido à cirurgia de Kasai, idealmente até o 2º mês de vida. Após essa data, a conduta a ser tomada dependerá, principalmente, da condição clínica e laboratorial em que se encontra o paciente. Assim, se o paciente apresentar sinais de hipertensão portal, ascite, hipoalbuminemia e RNI alargado não responsivo à administração de vitamina K, a cirurgia de Kasai não deve ser realizada

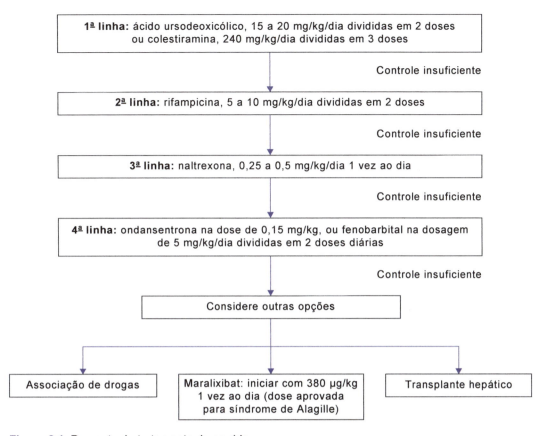

Figura 2.1. Proposta de tratamento de prurido.
Fonte: Adaptada de Kronsten V, Fitzpatrick E, Baker A, 2013.

Tabela 2.1 – Recomendações para uso de vitaminas em pacientes com colestase crônica.				
Princípio ativo	Via de administração	Dose	Número de vezes	Duração do tratamento
Vitamina A	Oral	• < 10 kg – 5.000 UI • > 10 kg – 10.000 UI	1 vez ao dia	Durante a colestase
Vitamina D (colecalciferol)		2.000 a 5.000 UI		
Vitamina E (alfa-tocoferol TPGS)		• 25 a 200 UI/kg • 15 a 25 UI/kg		
Vitamina K	Oral, IM ou IV	• 2 a 5 mg/dia • 3 a 10 mg/dia	1 vez ao dia, a cada 15 a 30 dias	Durante a colestase
Cálcio	Oral	25 a 100 mg/kg, máximo de 1 g	1 vez ao dia	Indicado se cálcio iônico baixo
Zinco		1 mg/kg de zinco elementar		Indicado se zinco sérico baixo

IM: intramuscular; IV: intravenosa (usar a apresentação de micelas mistas); TPGS: tocoferil polietilenoglicol 1.000 succinato (forma hidrossolúvel).
Fonte: Adaptada de Santos JL, Carvalho E, Seixas RBPM, 2012 e Mouzaki M, Bronsky J, Gupte G, 2019.

e o paciente deve ser encaminhado para a realização de transplante hepático. Se o paciente apresentar boas condições clínicas e laboratoriais e idade inferior a 3 meses, deve-se optar em realizar a cirurgia. Procede-se, inicialmente, a uma inspeção da anatomia das vias biliares extra-hepáticas e, havendo vesícula biliar com luz, deve-se realizar uma colangiografia intraoperatória para certificar se há ou não obstrução em algum ponto da via biliar extra-hepática. Havendo obstrução, procede-se à cirurgia de Kasai que é uma anastomose no *porta hepatis* de parte da alça jejunal em Y de Roux. O resultado da cirurgia depende de vários fatores sendo o mais importante a idade em que a criança foi submetida ao procedimento. Pacientes submetidos antes de 60 dias de vida apresentam melhor restauração do fluxo biliar e sobrevida.[18] No pós-operatório, a maioria dos centros indica o uso de ácido ursodeoxicólico na dose de 15 a 20 mg/kg/dia em 2 ou 3 tomadas, mas o uso de antibióticos e corticosteroides é controverso.[19]

Uma complicação frequente no 1º ano de pós-operatório é a colangite bacteriana que se caracteriza por um quadro de febre, sem um foco definido, com aparecimento de icterícia ou aumento de icterícia pregressa (se, no pós-operatório, obteve uma resposta parcial). Os exames laboratoriais são inespecíficos para o diagnóstico dessa condição e a certeza do diagnóstico somente é possível mediante análise de fragmento do fígado ou de cultura positiva desse material. Contudo, na maior parte das vezes, a biópsia não é realizada tendo em vista um certo risco do procedimento e a alta probabilidade de se tratar de colangite pós-Kasai quando o paciente apresenta febre sem um foco definido, com aparecimento ou aumento da icterícia. Os agentes etiológicos são, na maioria, Gram-negativos e os antibióticos indicados são uma cefalosporina de 3ª geração ou ampicilina-sulbactam por um período de 10 a 14 dias.[20]

Terapia baseada nos casos clínicos

Caso clínico 1 – Chama a atenção o baixo ganho ponderal no 1º mês de vida. Isso não é comum em pacientes com atresia biliar. Havendo desnutrição, há necessidade de suporte nutricional. A conduta de se iniciar a nutrição parenteral precocemente foi adequada tendo em vista que, na 1ª semana de pós-operatório, a ingesta calórica é muito aquém do preconizado. As vitaminas estão adequadas de acordo com a literatura, mas há alguns trabalhos que descrevem deficiência dessas vitaminas, mesmo nessas doses, por causa da apresentação lipossolúvel que não é adequada nesses pacientes com colestase importante. O uso de antibiótico é controverso.

Caso clínico 2 – Observa-se um paciente com etiologia específica da colestase intra-hepática. Na deficiência de alfa-1 antitripsina, o acompanhamento é mais no sentido de tratar as complicações da hipertensão portal, quando presentes, e analisar a indicação futura de um transplante hepático. Há um trabalho de Lykavieris et al.,[21] de 2008, que relata benefício com o uso de ácido ursodeoxicólico por suas propriedades coleréticas e hepatoprotetoras.

Considerações finais

- Toda criança ictérica com 2 semanas de vida deve ser avaliada para o diagnóstico de colestase neonatal (fazer dosagem de bilirrubina total e frações).
- A investigação diagnóstica de colestase neonatal envolve diferentes etapas com necessidade de exames complexos. Por isso, deve ser realizada em serviço médico de referência.
- A definição do diagnóstico anatômico deve ocorrer em curto espaço de tempo por meio de exames específicos de maior disponibilidade no serviço (biópsia hepática, ultrassonografia abdominal, cintilografia hepatobiliar).
- O resultado da cirurgia de Kasai está relacionado com a idade em que o paciente se submeteu ao procedimento.
- A terapia de suporte nutricional e a reposição das vitaminas são fundamentais no manejo desses pacientes além do tratamento específico.

Referências bibliográficas

1. Fawaz R, Baumann U, Ekong U et al. Guideline for the evaluation of cholestatic jaundice in infants: joint recommendations of the North American Society for Pediatric Gastroenterology, Hepatology and Nutrition and the European Society for Pediatric Gastroenterology, Hepatology and Nutrition. J Pediatr Gastroenterol Nutr. 2017;64(1):154-68.
2. Vij M, Rela M. Biliary atresia: pathology, etiology and pathogenesis. Future Sci OA [Online]. 2020;6(5):FSO466. 2020 Mar 17. doi: 10.2144/fsoa-2019-0153.
3. Schwarz KB, Haber BH, Rosenthal P et al. Extrahepatic anomalies in infants with biliary atresia: results of a large prospective North American multicenter study. Hepatology. 2013;58:1724.
4. Farrant P, Meire HB, Mieli-Vergani G. Improved diagnosis of extraheptic biliary atresia by high frequency ultrasound of the gall bladder. Br J Radiol. 2001;74(886):952-4.
5. Di Serafino M, Gioioso M, Severino R et al. Ultrasound findings in paediatric cholestasis: how to image the patient and what to look for. J Ultrasound. 2020;23(1):1-12.
6. Yang JG, Ma DQ, Peng Y et al. Comparison of different diagnostic methods for differentiating biliary atresia from idiopathic neonatal hepatitis. Clin Imaging. 2009;33:439-46.
7. De Tommaso AMA, Rossi CL, Escanhoela CAF et al. Diagnóstico da deficiência de alfa-1 antitripsina por estudo molecular em crianças com doença hepática. Arq Gastroenterol. 2001;38(1):63-8.
8. Meseeha M, Attia M. Alpha-1 antitrypsin deficiency. 2021 Jul 25. In: StatPearls [Online]. Treasure Island (FL): StatPearls Publishing, 2022 Jan. PMID: 28723059.
9. Perlmutter DH, Silverman GA. Hepatic fibrosis and carcinogenesis in $\alpha 1$ antitrypsin deficiency: a prototype for chronic tissue damage in gain of function disorders. Cold Spring Harb Perspect Biol. 2011;3(3):a005801.
10. Jardim JR, Casas-Maldonado F, Fernandes FLA et al. Update on and future perspectives for the diagnosis of alpha-1 antitrypsin deficiency in Brazil. J Bras Pneumol. 2021;47(3):e20200380.
11. Saron MLG, Godoy HT, Hessel G. Nutritional status of patients with biliary atresia and autoimmune hepatitis related to serum levels of vitamins A, D and E. Arq Gastroenterol. 2009;48(1):62-8.
12. Nightingale S, Ng VL. Optimizing nutritional management in children with chronic liver disease. Pediatr Clin North Am. 2009;56(5):1161-83.
13. Silva FV, Ferri PM, Queiroz TCN et al. Nutritional evaluation of children with chronic cholestatic disease. J Pediatr (Rio de Janeiro). 2012;92(2):197-205.
14. Larrosa-Haro A, Caro-Sabido EA. Secondary malnutrition and nutritional intervention in cholestatic liver diseases in infants. Front Nutr. 2021;15(8):716613.
15. Kronsten V, Fitzpatrick E, Baker A. Management of cholestatic pruritus in paediatric patients with Alagille syndrome. JPGN. 2013;57:149-54.
16. Santos JL, Carvalho E, Seixas RBPM. Colestase neonatal. In: Silva LR, Ferreira CT, Carvalho E (ed.). Hepatologia em pediatria. Barueri (SP): Manole, 2012. p. 219-62.
17. Mouzaki M, Bronsky J, Gupte G et al. Nutrition support of children with chronic liver diseases: a joint position paper of the North American Society for Pediatric Gastroenterology, Hepatology and Nutrition and the European Society for Pediatric Gastroenterology, Hepatology and Nutrition. JPGN. 2019;69:498-511.
18. Kumar R, Lal BB, Sood V et al. Predictors of successful Kasai portoenterostomy and survival with native liver at 2 years in infants with biliary atresia. J Clin Exp Hepatol. 2019;9:453-9.
19. Alonso EM, Ye W, Hawthorne K et al. Impact of steroid therapy on early growth in infants with biliary atresia: the multicenter steroids in biliary atresia randomized trial. J Pediatr. 2018;202:179-85.
20. Calinescu AM, Madadi-Sanjani O, Mack C et al. Cholangitis definition and treatment after Kasai hepatoportoenterostomy for biliary atresia: a Delphi process and international expert panel. J Clin Med. 2022;11(3):494.
21. Lykavieris P, Ducot B, Lachaux A et al. Liver disease associated with ZZ alpha-1 antitrypsin deficiency and ursodeoxycholic acid therapy in children. J Pediatr Gastroenterol Nutr. 2008 Nov;47(5):623-9. doi: 10.1097/MPG.0b013e31817b6dfb.

Capítulo 3

Cólica do Lactente

Marisa Laranjeira
Mauro Batista de Morais

Introdução

Choro excessivo é a manifestação clínica mais importante da cólica do lactente, embora o choro possa representar uma forma normal de comunicação nesta faixa etária, inclusive para alertar os cuidadores de suas necessidades básicas (alimentação, troca de fraldas, desconforto térmico, ambiente com barulho excessivo). A duração diária de choro atinge o máximo entre as 6ª e 8ª semanas de vida, quando pode chegar a 2 horas. Diminui para cerca de 70 minutos diários na 12ª semana de vida.[1-3]

A cólica do lactente, além de ocasionar o choro excessivo, pode, também, causar agitação, irritabilidade ou sensação de incômodo que refletem o termo *fussing* da língua inglesa.[1-3]

A clássica regra dos três, proposta por Wessel em 1954, exigia a ocorrência de choro ou irritabilidade inconsoláveis pelo mínimo diário de 3 horas, em pelo menos 3 dias da semana, por pelo menos 3 semanas.[1-3]

A cólica do lactente foi incluída nas versões III e IV dos Critérios de Roma, publicados, respectivamente, em 2006 e 2016.[2,4] Vale lembrar que os Critérios de Roma foram propostos inicialmente para a síndrome do intestino irritável e outros distúrbios gastrointestinais do adulto.[5] A faixa etária pediátrica foi contemplada a partir do Critério de Roma II[6] que, no entanto, não contemplou a cólica do lactente. No Critério de Roma III, de 2006, foi incluída no grupo de distúrbios gastrointestinais funcionais que acometem os lactentes.[4] A única mudança com relação à famosa regra de três proposta por Wessel foi reduzir para 1 semana a duração mínima para caracterizar a cólica do lactente. No Critério de Roma IV, publicado em 2016, foi apresentada uma proposta para a prática clínica que proporciona maior abrangência.[2] Por sua vez, para fins de pesquisa clínica, são mantidas as mesmas exigências do Critério de Roma III e, também, um registro prospectivo da duração do choro, irritabilidade ou desconforto em período de 24 horas. No Quadro 3.1, é apresentado o Critério de Roma IV[2] para caracterização da cólica do lactente.

> **Quadro 3.1 – Critério de Roma IV (2016) para o diagnóstico de cólica do lactente.**
>
> 1. **Para fins de assistência clínica, devem estar presentes todas as três seguintes características:**
>   1.1. Idade inferior a 5 meses para início e término dos sintomas
>   1.2. Períodos prolongados e recorrentes de choro, desconforto ou irritabilidade que, segundo os cuidadores, não têm uma causa evidente. Os cuidadores são incapazes de solucionar ou prevenir os episódios de sintomatologia
>   1.3. Ganho de peso normal e ausência de febre ou de outras doenças
> 2. **Para fins de pesquisa clínica, devem estar presentes as condições estabelecidas acima e as duas seguintes:**
>   2.1. Relato presencial ou telefônico de choro, desconforto ou irritabilidade por mais de 3 horas, em 3 ou mais dias nos últimos 7 dias
>   2.2. Registro prospectivo de choro, desconforto e irritabilidade durante pelo menos um período de 24 horas

Fonte: Benninga MA, Nurko S, Faure C et al., 2016.

De acordo com o Critério de Roma IV para pesquisa clínica, três estudos epidemiológicos realizados nos Estados Unidos,[7] em três países europeus[8] e no Brasil[9] mostraram prevalência de cólica da lactente entre 4,2% e 6,1% dos lactentes estudados. É importante mencionar que, segundo a opinião de médicos, na prática clínica, a cólica do lactente ocorre em cerca de 20% dos lactentes.[10] Estudo realizado no Rio Grande do Sul mostrou que, segundo as mães, 80% de seus filhos apresentavam cólica aos 3 meses de vida, enquanto apenas 16% preenchiam a regra dos três, proposta por Wessel na década de 1950.[11] Estudo realizado no Brasil envolvendo 2.174 lactentes nos primeiros 5 meses de vida evidenciou que 131 (6%) apresentavam cólica, segundo o Critério de Roma IV, enquanto 565 (25,9%) apresentavam pelo menos um episódio de choro, inquietação ou irritação sem motivo aparente, na última semana do estudo.[12] Esse dado mostra a importância da nova proposta do Critério de Roma IV de sugerir dois tipos de critérios: um para a prática clínica com maior abrangência; e outro para a pesquisa clínica.

Consequências da cólica do lactente

Mães de crianças com cólica do lactente apresentam maior risco de depressão como foi caracterizado em estudo realizado na Turquia.[1-3]

Estudos realizados na Holanda e no Japão alertam para o risco de lactentes com cólica ou choro excessivo apresentarem maior chance de serem vítimas de atitudes físicas violentas (sacudidas, tapas ou sufocamento). São situações delicadas que exigem atenção específica para a prevenção e conduta do pediatra/médico.[1-3]

Lactentes com cólica apresentam maior chance de desenvolverem outras doenças gastrointestinais, enxaqueca e problemas emocionais em fases posteriores da vida.[10]

Fisiopatologia da cólica do lactente

Antecedente familiar de depressão no pai durante a gestação, ansiedade materna e estresse familiar associam-se com maior chance do desenvolvimento de cólica. Fumo na gravidez e parto prematuro são outros fatores associados.[3,13] Estudo realizado no Brasil identificou associação entre aleitamento artificial e cólica do lactente.[11]

Concentrações séricas mais elevadas de hormônios gastrointestinais, como a motilina, a grelina e a serotonina, envolvidos na regulação da motilidade digestiva, foram encontradas em lactentes com cólica.[3,13]

A exemplo dos outros distúrbios gastrointestinais funcionais, acredita-se que exista o envolvimento do eixo microbiota-intestino-cérebro na cólica do lactente. No neurodesenvolvimento, podem ocorrer particularidades no processamento sensorial e na regulação do choro. No intestino, vêm sendo reconhecidos determinados padrões na microbiota intestinal compatíveis com quadro de disbiose. Pesquisa realizada na Holanda comparou a microbiota de lactentes, com e sem choro excessivo, constatando que a cólica do lactente se associa com maior instabilidade temporal e menor alfadiversidade da microbiota intestinal. Nas primeiras semanas de vida, antes da expressão máxima do choro excessivo, constatou-se aumento de proteobactérias (*E. coli*, Klebsiella, Serratia, Vibrio, Yersinia e Pseudomonas) e diminuição de bifidobactérias e lactobacilos. Após os 5 meses, quando já houve o desaparecimento da cólica do lactente, as diferenças na microbiota também desaparecem. As proteobactérias em excesso podem aumentar a fermentação de carboidratos, ocasionando maior produção de gazes. Aumento de interleucina (IL) 8 e de marcadores fecais sugere que pode haver associação entre cólica do lactente e baixo grau de inflamação.[3]

Tradicionalmente, a alergia às proteínas do leite de vaca e o refluxo gastroesofágico são mencionados como fatores determinantes de cólica do lactente.[3,13] Em nossa opinião, quando a alergia ao leite de vaca desencadeada pela fórmula infantil ou por antígenos veiculados pelo leite materno explica o choro excessivo ou irritabilidade, o diagnóstico e o acompanhamento do lactente devem seguir as diretrizes de alergia ao leite de vaca.[14] Na realidade, cólica no lactente é uma das manifestações clínicas frequentes em lactentes com suspeita ou diagnóstico de alergia ao leite de vaca. Entretanto, a frequência de casos de cólica como manifestação isolada de alergia ao leite de vaca parece ser menor. O mesmo princípio deve ser aplicado à doença do refluxo gastroesofágico. Neste tópico, deve ser destacado o uso frequente e indevido de medicações procinéticas e para a redução da secreção ácida, contrariando várias evidências publicadas mostrando que essas drogas não são eficazes para lactentes com choro excessivo.[15]

 Caso clínico 1

Menina com 6 semanas de vida vem apresentando, há 2 semanas, episódios de choro e desconforto. A duração total destas manifestações clínicas é de aproximadamente 2,5 horas por dia e ocorre todos os dias. A mãe não consegue identificar o que causa as crises de choro e irritação. Esses episódios ocorrem sempre no final da tarde e em outros horários variados do dia. O rosto fica avermelhado e a testa franzida. Flexiona as coxas em direção ao abdome. Não se acalma quando embalada no colo. Nos intervalos, alimenta-se e interage normalmente. Não tem sintomas respiratórios ou lesões na pele. Desde 20 dias de vida apresenta regurgitações esporadicamente, duas a três vezes por semana. A mãe continua fornecendo aleitamento natural exclusivo e o ganho de peso do bebê é adequado. A criança elimina fezes moles sem esforço ou dor, duas vezes ao dia. A mãe está muito preocupada com esses sintomas e, na última consulta com o pediatra, solicitou esclarecimentos sobre como deve proceder para prevenir e controlar esses episódios tão difíceis de enfrentar no cotidiano do seu exercício da maternidade.

 Caso clínico 2

Lactente do sexo masculino, com 3 meses de idade, apresenta choro inconsolável e irritabilidade desde 20 dias de vida. Nascido de parto normal, 39 semanas, primeira gestação, não complicada, com peso de 3,4 kg e comprimento de 50 cm. Em aleitamento materno exclusivo. No início do quadro, os pais procuraram o pediatra, que indicou simeticona 3 vezes por dia, associada a paracetamol na crise, *Lactobacillus reuteri* DSM-17938 e suspensão do leite de vaca e derivados da dieta materna, mesmo não havendo história de atopia nos antecedentes familiares. Como as crises de choro eram muito importantes, por algumas vezes os pais se desentendiam, e então levavam o filho para a casa da avó materna, que oferecia chá de funchicórea, alternando com hortelã, sem melhora. O choro era prolongado, acompanhado de irritabilidade, e ocorria a qualquer momento, sem horários específicos, cessando sem justificativas relacionadas a alguma intervenção. Após 15 dias do início do quadro, o lactente apresentou regurgitações diárias, que ocorriam independentemente das crises de choro. Foi levado ao pediatra novamente. O ganho de peso era de, aproximadamente, 25 g por dia. Realizada a hipótese de doença do refluxo gastroesofágico, o pediatra deu orientação para: elevar o decúbito; fracionar as mamadas e iniciar domperidona; 0,25 mg/kg/dose, 3 vezes ao dia. A irritabilidade piorou, e o médico indicou omeprazol, forma MUPS (*multiple unit pellet system*), 1 mg/kg/dia. Com a ausência de

Caso clínico 2 (*continuação*)

resultados satisfatórios, os pais resolveram procurar outro pediatra, que suspendeu todas as medicações, mantendo somente o paracetamol, ampliou a isenção de alimentos na dieta materna, como ovo, peixes, trigo, soja e sementes oleaginosas. A mãe seguiu rigorosamente as orientações, porém desenvolveu um quadro depressivo, além de perda de peso significante. Decidiu suspender a dieta restritiva e voltou a consumir normalmente as proteínas alergênicas, pois não percebia melhora no filho. As manifestações clínicas da criança foram diminuindo e, por volta de 4 meses e meio de idade, o choro e a irritabilidade cessaram, sem relação precisa com quaisquer das medidas terapêuticas supraindicadas. Quanto às regurgitações, foram diminuindo gradativamente e, por volta dos 6 meses, cessaram completamente.

Diagnóstico

O diagnóstico de cólica do lactente deve ter como base o Critério de Roma IV. Atenção para as duas versões recomendadas: uma para prática clínica, mais abrangente; e a outra para pesquisa clínica (Quadro 3.1).

A cólica do lactente pode provocar outras manifestações clínicas como face ruborizada, testa franzida, abdome endurecido, mãos fechadas e coxas fletidas. Ocorre preferencialmente no final da tarde e no início da noite.[6]

Antecedente familiar de depressão no pai durante a gestação, ansiedade materna e estresse familiar associam-se com maior chance do desenvolvimento de cólica. Fumo na gravidez e parto prematuro são outros fatores associados.

Deve ser enfatizado que, na avaliação do lactente com suspeita de cólica, deve ser feita anamnese completa e cuidadoso exame físico para descartar outras doenças que podem causar manifestações clínicas semelhantes. No Quadro 3.2, são apresentadas várias doenças que podem ocasionar choro e irritabilidade no lactente. No Quadro 3.3, são apresentados sinais de alarme que devem ser considerados na avaliação de pacientes com suspeita de cólica do lactente.

Quadro 3.2 – Causas de choro e/ou irritabilidade no lactente que devem ser diferenciadas da cólica do lactente.

- Dificuldades na alimentação
- Constipação intestinal
- Fissura anal
- Doença do refluxo gastroesofágico
- Infecção urinária
- Hérnia inguinal
- Intolerância à lactose e às proteínas
- Doenças biliares
- Doença renal, incluindo obstrução ureterovesical
- Abdome agudo, incluindo invaginação intestinal
- Fratura oculta (p. ex., de clavícula)
- Anormalidades neurológicas
- Lesão ou corpo estranho ocular
- Drogas lícitas ou ilícitas usadas pela mãe
- Outras infecções (otite etc.)

Fonte: Savino F, 2007.

Quadro 3.3 – Sinais de alarme na avaliação da cólica do lactente.

- Choro extremamente alto
- Perturbação do ritmo diário
- Sintomas após a idade de 4 meses
- Presença de regurgitações frequentes, vômitos, diarreia e perda de peso
- Déficit de crescimento
- Antecedente familiar de enxaqueca
- Antecedente familiar de atopia

Fonte: Zeevenhooven J, Browne PD, L'Hoir MP et al., 2018.

Exames subsidiários devem ser solicitados de forma individualizada, conforme as doenças que o médico considerar relevantes, por exemplo, exame e cultura de urina se houver suspeita de infecção urinária, ultrassonografia de abdome, se houver suspeita de invaginação intestinal. Entretanto, não existe um protocolo geral que possa ser aplicado para todos os lactentes com suspeita clínica de cólica.

Deve-se ter em mente que a cólica do lactente pode ocorrer associadamente com outros distúrbios gastrointestinais funcionais, o que pode potencializar as consequências negativas para o lactente e para sua família.[16]

Diagnóstico baseado nos casos clínicos

Os dois casos clínicos correspondem a lactentes abaixo de 5 meses, e que apresentam choro e irritabilidade, sem causa aparente, sem associação a alterações no aspecto e à consistência das evacuações; bem como manifestações cutâneas e respiratórias. Não menos importante é o fato de as crianças apresentarem ganho ponderal dentro dos limites da normalidade. Antecedentes atópicos familiares ausentes é um aspecto que, somado a todos os já citados, sugere que os pacientes não são portadores de alergia ao leite de vaca. Mas o papel e a prevalência dessa condição clínica em distúrbios gastrointestinais funcionais permanecem obscuros. A alergia ao leite de vaca é relatada como um fator predisponente ou coexistente em uma ampla gama de distúrbios gastrointestinais funcionais em lactentes e crianças.[17]

Caso clínico 1 – Deve ser destacado que as manifestações clínicas não preenchem o Critério de Roma IV para pesquisa clínica, ou seja, a duração dos sintomas não atinge as 3 horas por dia. Com relação à duração da queixa por 2 semanas, preenche os Critérios de Roma III e IV que exigem 1 semana de duração ao contrário da clássica proposta de Wessel. Esses dados justificam fortemente a nova proposta de um critério diagnóstico para a prática clínica na versão IV do Critério de Roma.

Caso clínico 2 – A cólica do lactente não deve ser negligenciada, já que pode interferir na dinâmica familiar, como ocorreu neste caso, no qual a irritabilidade e o choro da criança causaram desentendimentos entre os pais e um quadro depressivo materno. Se não se estabelecer uma relação de confiança entre médico e familiares de modo que estes acreditem que seu filho é portador de um distúrbio funcional autolimitado, que se resolverá antes dos 5 meses de idade, esta criança poderá desenvolver problemas futuros na infância e na adolescência.

Terapia

É fundamental transmitir segurança e informações sobre a cólica do lactente como primeiros princípios para o controle de suas manifestações clínicas. A segurança dos pais, o conhecimento de que se trata de um processo transitório e a percepção de disponibilidade do pediatra para auxiliar quando necessário são aspectos fundamentais na interação entre o médico, o lactente e a família.

O aleitamento natural exclusivo não deve ser interrompido. Alguns lactentes podem se beneficiar quando a mãe exclui proteínas do leite de vaca de sua dieta. Nestes casos, deve-se ter o cuidado de, antes de interromper o aleitamento natural, reintroduzir o leite de vaca na dieta da mãe para confirmar se a redução da cólica não aconteceu por acaso. Para os lactentes em aleitamento natural, foi demonstrado que o probiótico *Lactobacillus reuteri* DSM-17938 proporciona redução na média da duração diária de choro.[2,18]

O lactente em aleitamento artificial pode se beneficiar da substituição da fórmula convencional por fórmula com proteínas parcialmente hidrolisadas com diminuição do teor de lactose e adição de probióticos e de espessantes.[3]

Em 2016, uma revisão sistemática e metanálise foi publicada sobre as diferentes condutas relativas à cólica do lactente. Como conclusões, destacou-se que o *L. reuteri* DSM-17938 e a preparação com óleo de erva doce apresentavam efetividade no tratamento da cólica do lactente. Concluíram também que modificações na dieta da mãe, simeticona e lactase não apresentavam evidências robustas indicativas de eficácia terapêutica. É interessante que apenas 17 artigos preencheram os critérios de inclusão desta revisão, que exigia delineamento experimental randomizado, paralelo ou cruzado, com pelo menos 16 lactentes em aleitamento natural ou misto e com idade inferior a 6 meses. Foram incluídas as publicações a partir de 1980.[19]

Esses dados mostram que ainda existem muitas lacunas quanto aos procedimentos terapêuticos efetivos para o controle da cólica do lactente.

Terapia baseada nos casos clínicos

Muito comumente, o lactente com choro e irritabilidade é medicado de forma errônea para doença do refluxo gastroesofágico. Importante salientar que esses sintomas, na ausência de sinais de alarme, como vômitos, disfagia, anorexia, recusa alimentar e baixo ganho ponderal, não caracterizam esse diagnóstico.[15]

Se os sintomas forem importantes, como no caso clínico 2, especialmente se houver algo na anamnese que possa levantar a suspeita de alergia ao leite de vaca, deve ser realizado teste terapêutico com dieta materna isenta de leite de vaca, se o lactente estiver em aleitamento materno exclusivo; ou fórmula com proteína extensamente hidrolisada, por 2 a 4 semanas, caso já esteja usando fórmula polimérica.[15]

O uso de probiótico no paciente do caso clínico 2 não foi eficaz, porém existem evidências para o uso, em especial do *Lactobacillus reuteri* DSM-17938, em lactentes amamentados exclusivamente com leite materno.[20]

Considerações finais

Cólica do lactente é um distúrbio gastrointestinal transitório, mas que provoca desconforto e sofrimento, além de alterações na dinâmica familiar. Associa-se também com o desenvolvimento de problemas futuros e ocasiona custos com saúde para a família e a sociedade. Os pais necessitam também receber apoio e acolhimento, evitando-se atitudes que eventualmente ocorriam no passado, quando se dizia apenas que "tudo vai passar".

Referências bibliográficas

1. Morais MB. Signs and symptoms associated with digestive tract development. J Pediatr (Rio de Janeiro). 2016;92(3 Suppl 1):S46-56.
2. Benninga MA, Nurko S, Faure C et al. Childhood functional gastrointestinal disorders: neonate/toddler. Gastroenterology. 2016;150:1443-55.
3. Zeevenhooven J, Browne PD, L'Hoir MP et al. Infant colic: mechanisms and management. Nat Rev Gastroenterol Hepatol. 2018;15:479-96.
4. Hyman PE, Milla PJ, Benninga MA et al. Childhood functional gastrointestinal disorders: neonate/toddler. Gastroenterology. 2006;130:1519-26.
5. Drossman DA. Functional gastrointestinal disorders: history, pathophysiology, clinical features and Rome IV. Gastroenterology. 2016;150:1262-79.
6. Rasquin-Weber A, Hyman PE, Cucchiara S et al. Childhood functional gastrointestinal disorders. Gut. 1999;45:60-8.
7. Robin SG, Keller C, Zwiener R et al. Prevalence of pediatric functional gastrointestinal disorders utilizing the Rome IV criteria. J Pediatr. 2018;195:134-9.
8. Steutel NF, Zeevenhooven J, Scarpato E et al. Prevalence of functional gastrointestinal disorders in European infants and toddlers. J Pediatr. 2020;221:107-14.
9. Morais MB, Toporovski MS, Tofoli MHC et al. Prevalência de distúrbios gastrointestinais funcionais em lactentes brasileiros. *In*: 39º Congresso Brasileiro de Pediatria [Online], Porto Alegre, 2019. Disponível em: http://anais.sbp.com.br/trabalhos-de-congressos-da-sbp/39-congresso-brasileiro-de-pediatria/1038-efetividade-do-criterio-de-roma-iv-na-avaliacao.pdf.

10. Vandenplas Y, Abkari A, Bellaiche M et al. Prevalence and health outcomes of functional gastrointestinal symptoms in infants from birth to 12 months of age. J Pediatr Gastroenterol Nutr. 2015;61:531-7.
11. Saavedra MAL, Costa JSD, Garcias G et al. Incidência de cólica no lactente e fatores associados: um estudo de coorte. J Pediatr (Rio de Janeiro). 2003;79:115-22.
12. Morais MB, Toporovski MS, Tofoli MHC et al. Efetividade do critério de Roma IV na avaliação diagnóstica de sintomas gastrointestinais no lactente. In: 39º Congresso Brasileiro de Pediatria [Online], Porto Alegre, 2019. Disponível em: http://anais.sbp.com.br/trabalhos-de-congressos-da-sbp/39-congresso-brasileiro-de-pediatria/1038-efetividade-do-criterio-de-roma-iv-na-avaliacao.pdf.
13. Savino F. Focus on infantile colic. Acta Pediatr. 2007;96:1259-64.
14. Koletzko S, Niggemann B, Arato A et al. Diagnostic approach and management of cow's-milk protein allergy in infants and children: ESPGHAN GI Committee practical guidelines. J Pediatr Gastroenterol Nutr. 2012;55:221-9.
15. Rosen R, Vandenplas Y, Singendonk M et al. Pediatric gastroesophageal reflux clinical practice guidelines: joint recommendations of the North American Society for Pediatric Gastroenterology, Hepatology and Nutrition and the European Society for Pediatric Gastroenterology, Hepatology and Nutrition. J Pediatr Gastroenterol Nutr. 2018;66:516-54.
16. Bellaiche M, Oozeer R, Gerardi-Temporel G et al. Multiple functional gastrointestinal disorders are frequent in formula-fed infants and decrease their quality of life. Acta Paediatr. 2018;107(7):1276-82.
17. Pensabene L, Salvatore S, D'Auria E et al. Cow's milk protein allergy in infancy: a risk factor for functional gastrointestinal disorders in children? Nutrients. 2018 Nov;10(11):1716.
18. Vandenplas Y, Hauser B, Salvatore S. Functional gastrointestinal disorders in infancy: impact on the health of the infant and family. Pediatr Gastroenterol Hepatol Nutr. 2019;22(3):207-16.
19. Herb T, Matsuyama M, David M et al. Infant colic-what works: a systematic review of interventions for breastfed infants. J Pediatr Gastronterol Nutr. 2016;62:668-86.
20. Ellwood J, Draper-Rodi J, Carnes D. Comparison of common interventions for the treatment of infantile colic: a systematic review of reviews and guidelines. BMJ Open. 2020;10(2):e035405.

Capítulo 4

Constipação Intestinal Funcional

Elizete Aparecida Lomazi
Soraia Tahan

Introdução

Constipação intestinal é um problema frequente na infância.[1] Define-se como uma condição em que as evacuações são infrequentes, em geral menos do que três por semana, geram desconforto ou dor, as fezes são duras e têm grande calibre, o que requer esforço evacuatório excessivo.[2]

A constipação funcional refere-se à constipação com, pelo menos, 1 mês de duração, sem causa orgânica identificável.[3] Os critérios de diagnóstico de Roma IV requerem ≥ 2 dos seguintes, ocorrendo pelo menos uma vez por semana durante um período mínimo de 1 mês: ≤ 2 evacuações por semana, ≥ 1 episódio de incontinência fecal por semana, posturas retentivas, evacuações dolorosas ou fezes duras, grande massa fecal no reto e/ou fezes de grande diâmetro que podem obstruir o vaso sanitário.[4]

A constipação intestinal funcional é de origem multifatorial com interação de fatores biopsicossociais: constitucionais, alimentares, emocionais e alteração da motilidade colônica.[4] Fatores desencadeantes da constipação intestinal funcional incluem desmame (6 a 12 meses) e introdução de alimentos sólidos, treinamento esfincteriano (2 a 3 anos), bem como o nojo ou medo de usar o *toilet* da pré-escola que acarreta retenção de fezes. As fezes retidas no retossigmoide se tornam desidratadas e endurecidas com consequente desconforto e dor na passagem pelo orifício anal. Assim, instala-se um ciclo vicioso de dor-retenção. Se o tratamento não for oportuno, a constipação se torna crônica, com manutenção do comportamento retentivo, impactação fecal, incontinência fecal por retenção e prejuízo na qualidade de vida.[5]

Frente ao paciente com queixa de constipação, é fundamental o diagnóstico diferencial entre constipação funcional e orgânica. As causas orgânicas correspondem a um percentual de cerca de 5% dos casos de constipação e as etiologias mais frequentes são a doença de Hirschsprung e as malformações anorretais.[2] Constipação orgânica deve ser lembrada em pacientes com sinais de alarme e, nestes casos, exames subsidiários devem ser realizados de acordo com a suspeita clínica.

Caso clínico 1

ID: paciente masculino, 11 anos.
Queixa e duração: perda de fezes nas roupas íntimas há 9 meses.
História pregressa da moléstia atual: mãe refere fezes nas roupas íntimas do paciente há 2 anos. Refere que o paciente não percebe desejo de evacuar, apenas quando já está sujo. As perdas ocorrem quatro a cinco vezes por dia, eventualmente, durante o sono. Refere que apresenta evacuações de fezes pastosas no vaso sanitário esporadicamente, não sabendo relatar a frequência. O material eliminado nas roupas é composto de fezes semilíquidas, às vezes com resíduos pastosos, de coloração acastanhada a preta. Tem utilizado remédios para diarreia sem melhora. A mãe refere que o paciente apresenta intestino preso desde o nascimento. A criança melhorou com fórmula especial para constipação, após tentativas com várias fórmulas diferentes. No período entre os 2 e 5 anos, só conseguia evacuar em fralda, tinha muita dor quando sentava no penico ou vaso sanitário, as fezes eram endurecidas e calibrosas, o que não melhorou com uso de nenhum laxativo, usou vários. Depois que a criança entrou na escola não teve mais queixas. Como sintomas associados refere falta de apetite, baixo ganho ponderal, dificuldade de aprendizado. Nega sintomas urinários.
Mãe G3P3, parto cesárea, Apgar 7/9. Peso de nascimento: 2,015 kg; estatura 46 cm; Capurro: 32 semanas. O paciente permaneceu em incubadora por ter sido prematuro, evacuou no 1º dia de vida. Recebeu fórmula artificial desde o nascimento, pois a mãe não teve apojadura. Triagem neonatal sem alterações. No 1º ano de vida, houve várias trocas de fórmula pelo fato de o paciente apresentar fezes endurecidas e chegou a usar supositórios para conseguir evacuar. Entrou na creche aos 14 meses de vida e, desde então, já fez alguns tratamentos para constipação, mas o problema sempre retornava. A partir dos 7 anos, quando entrou na escola, não apresentou mais queixas.
Desenvolvimento neuropsicomotor adequado, vacinação em dia. Alimentação: leite com achocolatado e bolacha de água e sal pela manhã; sopa de macarrão com carne moída no almoço da escola; leite com achocolatado e bolo no lanche da tarde; e arroz, feijão, carne ou ovo e salada no jantar. Pais e dois irmãos de 5 e 7 anos saudáveis. Renda familiar: salário mínimo. Trouxe os seguintes exames: ultrassonografia de abdome: sem anormalidades, perfil lipídico e eletroforese de proteínas sem anormalidades. Exame físico: peso – 24,25 (percentil 5,5); estatura: 146 cm (percentil 72); emagrecido; tecido celular subcutâneo escasso; cardiopulmonar sem alterações; abdome: plano, flácido, sem visceromegalias, massas ou dor à palpação; genital masculino típico; presença de fezes aderidas ao orifício anal que se apresenta sem fissuras ou plicomas; toque retal: esfíncter normotônico, ampola retal ampla e preenchida com fezes pastosas. Presença de fezes castanho-escuras de consistência pastosa/mucoide nas roupas íntimas e em torno do orifício anal.

Caso clínico 2

ID: paciente do sexo feminino, 10 anos.
Queixa e duração: constipação e distensão abdominal desde o nascimento.
História pregressa da moléstia atual: nos primeiros meses de vida, em aleitamento materno exclusivo, ficava vários dias sem evacuar, em associação à distensão abdominal e à necessidade frequente de uso de supositório. Nas consultas de puericultura, a mãe perguntava sobre a necessidade de exames, considerando o hábito intestinal e a distensão abdominal da sua bebê, muito diferente da sua outra filha, porém os médicos diziam não haver necessidade. A partir do 1º ano de vida, piora do quadro, com aumento do intervalo das evacuações (7 dias a 3 semanas), esforço intenso para evacuar fezes muito endurecidas e em pequena quantidade. Além da distensão abdominal, passou a ter dificuldade de ganho ponderal. Realizava dieta rica em fibras e utilizava diversos laxantes segundo prescrição médica, sem mudança do quadro, com necessidade de lavagens intestinais frequentes em serviços de urgência. A partir de 4 anos, houve comprometimento de estatura. Com 7 anos, iniciou acompanhamento com gastroenterologista pediátrico, sendo orientada dieta rica em fibras e associação de laxantes (óleo mineral e hidróxido de magnésia), sem mudança do quadro. Manteve necessidade de lavagens intestinais frequentes em serviços de urgência. Necessitou de internação com 9 anos de idade durante vários dias para desimpactação fecal. Nunca apresentou escape fecal (incontinência fecal por retenção). Com 10 anos, foi encaminhada para serviço universitário para investigação da constipação.

> **Caso clínico 2** (continuação)
>
> Antecedentes gestacionais e neonatais sem intercorrências. Mãe IIG, IIP, AO. Nascimento a termo; parto normal; peso: 3,5 kg; Apgar 9 e 10. Não sabe referir período de eliminação de mecônio. Alta da maternidade no 2º dia de vida. Antecedentes patológicos: cirurgia de hérnia umbilical com 1 ano e asma em tratamento. Desenvolvimento neuropsicomotor adequado e vacinação em dia. Condição socioeconômica compatível com pobreza extrema. Pai abandonou a família. Reside com a mãe e irmã de 15 anos em bolsão de pobreza em zona urbana do município da região da Grande São Paulo. Mãe, desempregada, vive com a ajuda da avó da paciente e com o auxílio do Programa Bolsa Família. Dificuldade para pagar transporte para acompanhamento no serviço universitário especializado. Mãe sem dentes anteriores. Exame físico: apresentava-se desnutrida (peso: 22 kg; altura: 122 cm; IMC: 14,8), com distensão abdominal importante e peristaltismo de luta visível. Massa abdominal palpável e toque retal com ausência de fezes na ampola retal. Manometria anorretal com ausência de reflexo inibitório retoanal até 130 mL de ar insuflado no balão retal. Após manometria anorretal, a paciente foi encaminhada para cirurgia pediátrica com hipótese de doença de Hirschsprung (DH) e foi solicitado enema opaco (ambos agendados com brevidade) e acionado serviço social para garantia de transporte para consultas e procedimentos. Enema opaco com reto menor do que sigmoide e presença de zona de transição entre reto e sigmoide. Realizadas colostomia e biópsias cirúrgicas com ausência de células ganglionares no reto alto (calretinina negativa), presença de células ganglionares no sigmoide, cólon ascendente, transverso e apêndice cecal (calretinina positiva). Após colostomia, evoluiu com ganho ponderal de 5 kg em 8 meses. Após fechamento de colostomia, evoluiu com evacuações pastosas três vezes ao dia, sem dor ou esforço e sem incontinência fecal.

Diagnóstico

O diagnóstico de constipação intestinal funcional deve ser realizado quando são preenchidos os critérios de diagnóstico de Roma IV e não é possível identificar uma causa orgânica associada à constipação.[6]

Embora um dos sintomas do diagnóstico seja a diminuição na frequência das evacuações, a constipação não pode ser excluída quando a criança ou a família informam que as evacuações são diárias, uma vez que evacuações incompletas podem dar a falsa impressão de hábito intestinal regular.

Os sinais de alarme que indicam a necessidade de considerar um diagnóstico diferencial para a constipação funcional incluem retardo na eliminação de mecônio (> 48 horas de vida), distensão abdominal ou vômitos, início em lactentes com menos de 6 meses de vida, distensão abdominal ao exame físico, prejuízo do crescimento, ânus anteriorizado, orifício anal deformado, ausência de resposta ao tratamento clínico, após confirmada adesão às orientações e, evidentemente, alterações perineais observadas à inspeção ou toque retal.

O exame físico para o diagnóstico da constipação inclui palpação abdominal para detecção de massa abdominal palpável. A região perianal deve ser examinada para detectar quaisquer fissuras anais e marcas cutâneas, posição anormal do ânus, fístulas anais, fissuras, cicatrizes e eritema. O toque retal traz informações importantes sobre presença de massa retal, sensação retal e tônus esfincteriano.[7] A inspeção e o toque retal devem sempre ser realizados na presença dos responsáveis, a fim de que a criança se sinta segura. A criança deve ser acomodada em decúbito lateral esquerdo com os joelhos e o quadril flexionados. Informar ao paciente sobre cada movimento ajuda na cooperação. Após a colocação de luvas, o dedo indicador deve ser lubrificado. Deve ser realizada leve pressão digital sobre orifício anal para avaliar o relaxamento do esfíncter externo e, quando ocorrer esse relaxamento, proceder ao toque. O toque retal deve avaliar o tônus e a eventual resistência da zona de maior pressão do complexo esfincteriano, o volume da ampola retal e o seu conteúdo. Ao retirar o dedo, o médico deve verificar se ocorre evacuação explosiva, o que indica estreitamento/estenose do reto ou do orifício anal.

A inspeção da coluna lombossacra também deve ser realizada, pois alterações locais como *dimple*, tufos de cabelo, entre outras, podem indicar disrafismo espinhal oculto.

Alterações no reflexo cremastérico e a sensibilidade dos membros inferiores também podem sugerir enfermidades medulares.[7,8]

Exames complementares

Na grande maioria das crianças que apresentam constipação intestinal funcional, não há necessidade de exames diagnósticos. Exames complementares são indicados em crianças com constipação refratária ao tratamento clínico ou nos casos com sinais de alarme para etiologia orgânica e, nesse caso, devem ser realizados de acordo com a suspeita clínica.[9]

Radiografia de abdome

Não deve ser utilizada para o diagnóstico de constipação, mas pode ser útil no diagnóstico de impactação fecal, quando o exame físico não é conclusivo, em razão da dificuldade de se diagnosticar massa abdominal palpável, como em crianças com aumento de gordura abdominal, e da impossibilidade de realização de toque retal.[7] A radiografia de abdome também pode ser utilizada para controle da desimpactação.[10]

Manometria anorretal

A ESPGHAN (Sociedade Europeia de Gastroenterologia Pediátrica, Hepatologia e Nutrição) e a NASPGHAN (Sociedade Norte-Americana de Gastroenterologia Pediátrica, Hepatologia e Nutrição) recomendam a manometria anorretal como teste de triagem para pesquisa de DH.[7] A idade mínima para realizar manometria anorretal varia de acordo com a experiência dos centros que a realizam.[11]

Esse exame pesquisa o reflexo inibitório retoanal (RIRA), que, quando presente, exclui a possibilidade de DH.[12,13] Quando ausente, é imprescindível a realização da biópsia retal profunda para pesquisa de células ganglionares, ausentes nessa doença. Na acalasia do esfíncter anal interno, o RIRA é ausente, porém há presença de células ganglionares.

Além do RIRA, a manometria anorretal permite avaliar outros parâmetros (pressão anal de repouso, sensibilidade retal, contração voluntária e tentativa de evacuação), que contribuem no entendimento da fisiologia anorretal de pacientes com constipação funcional refratária e de doenças orgânicas como lesões medulares e alterações anatômicas da região anal.[12,13]

Biópsia retal profunda

A biópsia retal profunda com ausência de células ganglionares é o padrão-ouro para o diagnóstico de DH. Crianças com alta suspeita diagnóstica de megacólon congênito ou com ausência de RIRA na manometria anorretal devem ser referenciadas para realização de biópsia retal profunda a 2,4 e 6 cm da borda anal.[2,5] Os achados histológicos clássicos da DH incluem a ausência de células ganglionares na submucosa e muscular da mucosa, com presença de hipertrofia de troncos nervosos na lâmina própria identificados pela coloração de hematoxilina e eosina (HE) e padrão imuno-histoquímico com presença da atividade de acetilcolinesterase e ausência da calretinina nas fibras nervosas na lâmina própria e submucosa.[11]

Enema opaco

A ESPGHAN e a NASPGHAN não recomendam o enema opaco na triagem inicial de constipação intestinal, mas o consideram útil no planejamento cirúrgico da área a ser ressecada no megacólon congênito e na identificação de anormalidades anatômicas associadas à constipação.[7]

A presença de zona de transição é o achado mais sensível do enema opaco que sugere DH. Outros achados incluem contração irregular, irregularidade da mucosa e mucosa em forma de paralelepípedos e índice retossigmoide menor do que 1. Normalmente o diâmetro do reto dividido pelo sigmoide deve ser maior do que 1. Entretanto, esses achados podem não ser encontrados em lactentes jovens e em pacientes com segmento ultracurto. O enema opaco normal não afasta DH em casos suspeitos.[11]

Outros exames

Testes de triagem para hipotireoidismo e doença celíaca só devem ser realizados em crianças com sinais de alarme e/ou constipação refratária.[7]

Em crianças com constipação refratária, pode ser realizada prova terapêutica de retirada de proteína do leite de vaca da dieta durante 2 a 4 semanas, sem necessidade de realização de testes alérgicos.[7]

A ressonância magnética de coluna não deve ser realizada de rotina em pacientes com constipação intratável sem outras anormalidades neurológicas.[7]

O tempo de trânsito colônico com marcadores radiopacos é bem tolerado em crianças maiores de 6 anos e pode ser útil para o diagnóstico de constipação de trânsito lento, bem como para discriminar entre constipação funcional e incontinência fecal não retentiva.[14]

Cintilografia colônica não deve ser realizada de rotina em crianças com constipação intratável,[7] porém estudos mostram sua utilidade no diagnóstico da constipação de trânsito lento.[15]

Manometria colônica pode ser indicada em pacientes com constipação intratável antes da indicação de enema anterógrado;[7] no Brasil, ainda não realizada em crianças.

Diagnóstico baseado nos casos clínicos

Caso clínico 1 – O diagnóstico de constipação funcional neste caso apresenta algumas complicações da doença de longa evolução que incluem a presença de retenção fecal e a incontinência retentiva. A análise do caso permite chamar atenção para alguns aspectos:

1. **Falta do aleitamento materno:** alguns dos benefícios da amamentação têm sido atribuídos aos oligossacarídeos do leite humano, demonstrados como efetivos em aumentar a frequência, diminuir a consistência e acelerar o tempo de trânsito intestinal em neonatos.[16] Também existem diferenças nos lipídeos excretados nas fezes (sabões de ácidos graxos) de bebês alimentados com leite materno e bebês alimentados por fórmula. Bebês alimentados com fórmula apresentam quantidade expressiva de sabões de ácidos graxos com cálcio insolúvel, o que torna as fezes duras.[17] O leite materno contém betapalmitato, que favorece a reabsorção de ácidos graxos e diminui o risco de formação de sabões de cálcio, contribuindo para fezes mais amolecidas e em maior quantidade.[18]
2. **Negligência de diagnóstico médico e manejo precoce do comportamento retentivo:** Borowitz et al. (2005) identificaram que, nos serviços de atenção primária, a constipação não era investigada ativamente e era subtratada. Um tratamento bem-sucedido durava apenas enquanto o paciente ou a família referiam dor à evacuação e, depois, a terapia não era continuada e era incompleta. Tratamento precoce e agressivo, incluindo algum tipo de desimpactação e medicamentos diários, resultaria num melhor manejo da constipação.[19] Estudo realizado em nosso país verificou que existem lacunas no conhecimento dos pediatras quanto às recomendações atuais sobre o manejo da constipação intestinal funcional.[20] A demora no início do tratamento da constipação intestinal funcional está associada a pior prognóstico e cerca de 25% dos pacientes continuam com sintomas quando adultos.[21]
3. **Negligência em corrigir eventuais falhas que causaram insucesso do uso dos laxativos orais:** o sucesso no tratamento da criança com constipação crônica demanda tempo do profissional médico e requer colaboração do paciente e da sua família, sendo comuns múltiplas recaídas.[8] Retornos frequentes e regulares são necessários para avaliação da resposta clínica e adesão ao tratamento, mediante abordagem detalhada sobre a administração de medicamentos e mudança de comportamento e da dieta. Na vigência de não resposta ao tratamento clínico otimizado em que a adesão às recomendações pode ser confirmada, estão indicadas as investigações laboratoriais que visam descartar as etiologias mais comuns de constipação orgânica.
4. **Possível negligência em recomendar a dieta com fibras em aderir a ela:** recomendações dietéticas, incluindo a necessidade da ingestão normal de fibras e fluidos, são as primeiras intervenções no tratamento da constipação. De acordo com as recomendações

da ESPGHAN e da NASPGHAN para crianças com constipação funcional, aumento do consumo de fibras acima dos requisitos normais não é necessário, pelo que é aconselhado um consumo normal de fibras.[7] Entretanto, a maioria das crianças e adultos não consegue alcançar a necessidade diária (0,5 g/kg/dia para crianças com idades compreendidas entre > 5 anos),[22] o que reforça a necessidade da participação ativa e regular do agente de saúde nessa tarefa. Na prática diária, temos tido mais sucesso na indicação de grão de trigo integral misturado ao feijão, assim como o uso do amendoim, milho verde e milho de pipoca, no mínimo um desses, uma vez por dia, todos os dias.

5. **Confundir incontinência fecal retentiva com diarreia:** as fezes eliminadas em decorrência da retenção fecal têm consistência amolecida, podendo confundir a família porque esta pensa se tratar de fezes diarreicas por excesso de laxantes. É necessário inquirir sobre a coloração e o volume dessas eliminações, que são constituídas por fezes quase pretas e de odor indelével, em decorrência de alta concentração em pigmentos biliares e bactérias, as fezes da incontinência por excesso de laxativos são castanhas, líquidas ou semilíquidas.

Incontinência fecal é um problema gastrointestinal devastador na criança. O pediatra deve discernir a respectiva causa correta frente à queixa de perda fecal em crianças, mediante história clínica e exame físico. A incontinência fecal pode ser funcional ou orgânica. Esta última decorre da falta do controle esfincteriano em razão de anomalias anorretais e disfunções neurológicas, como a mielomeningocele.[23] A incontinência fecal funcional pode ser retentiva ou não retentiva. A incontinência fecal por retenção é a causa mais frequente de incontinência fecal, sendo secundária à constipação funcional. A incontinência fecal não retentiva é rara,[24,25] denominada "encoprese" em analogia com enurese, corresponde ao ato completo da defecação, em sua plena sequência fisiológica, porém em local e/ou momento inapropriado, geralmente secundária a distúrbios psicológicos.[26]

Os critérios diagnósticos de Roma IV para incontinência fecal não retentiva exigem o mínimo de 1 mês de história dos seguintes sintomas em crianças maiores de 4 anos: 1) defecação em locais inapropriados ao contexto social; 2) sem evidência de retenção fecal; e 3) após avaliação médica apropriada, a incontinência fecal não pode ser explicada por outra condição médica.[4]

Caso clínico 2 – O caso descreve paciente com diagnóstico tardio de DH, acarretando comprometimento do estado nutricional e impacto negativo na qualidade de vida da criança. As falhas que ocorreram neste caso foram:

1. Falta de valorização da queixa da mãe sobre o quadro de constipação da lactente durante o 1º ano de vida nas consultas de puericultura.
2. Falta de valorização dos sinais de alerta para constipação de origem orgânica. A combinação de déficit de crescimento e distensão abdominal deve levantar a hipótese de DH.[27] Longos períodos sem evacuar e sem incontinência fecal por retenção e a necessidade frequente de lavagens intestinais também sugerem essa doença. O Quadro 4.1 aborda a diferença entre constipação intestinal funcional e DH.[1]
3. A criança realizou cirurgia para hérnia umbilical com 1 ano de vida, o que indica que foi avaliada por cirurgião pediátrico. O profissional se limitou a resolver somente a hérnia umbilical e não se aprofundou nas outras queixas.
4. Demora no encaminhamento para especialista. A paciente só foi encaminhada para especialista gastroenterologista pediátrico com 7 anos de idade.
5. O gastroenterologista pediátrico conduziu o caso como se fosse uma constipação intestinal funcional, instituiu terapêutica laxativa e demorou no encaminhamento para serviço universitário a fim de investigação diagnóstica. Estudo aponta que o encaminhamento tardio de casos de DH para serviços de maior complexidade está associado à falta de infraestrutura para a investigação diagnóstica nos serviços de atenção básica, bem como ao desconhecimento da doença por parte dos pediatras, e alerta para o fato de que o retardo nos respectivos diagnóstico e tratamento acarreta piora no prognóstico da doença e propicia ao surgimento de enterocolite pré-operatória.[28]

Quadro 4.1 – Diferenças entre constipação intestinal funcional e doença de Hirschsprung.

Achados	Constipação intestinal funcional	Doença de Hirschsprung
Atraso na eliminação de mecônio	Não	Comum
Início	Mais frequente após 2 anos	No nascimento
Incontinência fecal	Comum	Rara
Déficit de crescimento	Incomum	Possível
Enterocolite	Não	Possível
Distensão abdominal	Rara	Comum
Toque retal (ampola retal)	Cheia de fezes	Vazia
Desnutrição	Não	Possível

Fonte: Poddar U, 2016.

Os pontos positivos referem-se aos encaminhamentos pertinentes realizados no serviço universitário especializado. Após realização da manometria anorretal, que mostrou ausência de reflexo inibitório retoanal, foram solicitados enema opaco e consulta com cirurgia pediátrica, agendados com brevidade. Foi acionado serviço social para garantia de transporte para consultas e procedimentos, considerando-se a condição socioeconômica da família.

Terapia

O tratamento da constipação intestinal funcional inclui orientação à criança e aos seus cuidadores, desimpactação quando houver impactação fecal e tratamento de manutenção.[8]

Educação

Esclarecimentos sobre a fisiopatologia da constipação funcional são fundamentais para o entendimento do tratamento proposto. Na ocorrência de incontinência fecal por retenção, devem ser enfatizados seu mecanismo fisiopatológico e seu caráter involuntário a fim de se evitar a culpabilização da criança. A criança deve ser envolvida na conversa de acordo com sua capacidade de entendimento.[29]

Se houver impactação fecal, deve ser explicado ao paciente sobre a importância da desimpactação efetiva para que haja êxito no tratamento de manutenção. Quanto ao tratamento de manutenção laxativo, deve ser abordada a necessidade de uso diário de laxativo e em dose suficiente. Explicar que a meta é que a criança evacue fezes macias e sem desconforto e evitar novas impactações. Endossar que o hábito intestinal regular promoverá o retorno ao tamanho e à fisiologia normal do reto.[30]

Os familiares também devem ser informados que, nos casos de longa duração da constipação, o laxativo será utilizado por período prolongado, desmitificando falsos conceitos como o de que laxativos causam dependência. Uma vez instituído o tratamento, retornos precoces e frequentes são fundamentais para avaliação da resposta clínica e adequação das doses.[31]

Orientações comportamentais

Deve ser recomendado que criança tente evacuar após as refeições por 5 a 10 minutos, aproveitando o reflexo gastrocólico pós-prandial, e com condições adequadas e posição cômoda para realização da prensa abdominal (redutores de assento e apoio para os pés).[8]

Terapia dietética

Evidências científicas não recomendam aumento no consumo de fibras e de água para crianças com constipação, além das recomendações diárias para cada faixa etária.[7] Porém, é importante corrigir erros alimentares e estimular uma dieta saudável com inclusão de frutas, vegetais e grãos integrais, bem como maior ingestão de líquidos. Alguns sucos de frutas como maçã, pera e ameixa contêm sorbitol, que é um carboidrato não absorvível que pode contribuir no amolecimento das fezes.[1] Estudo recente mostrou que crianças com constipação intestinal funcional ingerem menor quantidade de líquidos e têm maior osmolalidade urinária em relação à crianças-controle.[32]

Conforme demonstrado em revisão sistemática recente, ainda não existem evidências científicas suficientes para recomendação do uso de probióticos no tratamento da constipação intestinal em pediatria.[33]

Terapia farmacológica

Tratamento da impactação fecal – desimpactação

A desimpactação efetiva é essencial para o sucesso terapêutico da constipação intestinal funcional. O respectivo tratamento pode ser realizado mediante via oral (VO) ou retal. Diretrizes internacionais estabelecem o polietileglicol (PEG) 3330/4000 VO como 1ª opção no manejo da impactação fecal em crianças.[7,14] Enemas retais devem ser recomendados somente quando não for possível a realização da desimpactação VO com o PEG 10. O PEG e enemas retais são igualmente efetivos no tratamento da impactação fecal em crianças, porém perdas fecais são mais frequentes na desimpactação com o PEG.[34] O período de desimpactação depende do grau de impactação fecal, sendo em média de 3 dias, sem ultrapassar 7 dias. A Tabela 4.1[35] sintetiza as medicações utilizadas para o tratamento da impactação fecal.

Tabela 4.1 – Medicações utilizadas para o tratamento da impactação fecal, vias de administração, doses e cuidados.

Medicação (princípio ativo)	Via de administração	Dose diária	Cuidados
Polietilenoglicol (PEG) 3350/4000	Oral	1 a 1,5 g/kg (dose máxima de 100 g)	Podem ocorrer náuseas e vômitos
Enema de sorbitol	Retal	1 bisnaga/dia	Pode ser usado em menores de 2 anos
Enema fosfatado	Retal	2,5 mL/kg/dia até 135 mL (1 frasco)	• Somente acima de 2 anos • Risco de trauma retal e distúrbios hidroeletrolíticos em pacientes de risco (renais crônicos e com doença de Hirschsprung) ou retenção do produto
Enteroclisma com solução glicerinada a 12%	Retal (sonda retal)	5 a 10 mL/kg/dia Doses: • 0 a 6 meses: 120 a 150 mL • 6 a 18 meses: 150 a 250 mL • 18 meses a 5 anos: 350 mL • 5 a 18 anos: 480 a 720 mL	• Deve ser administrado gota a gota, em período conforme protocolo do serviço, em ambiente hospitalar e por profissional treinado • Risco de trauma retal

Fonte: Tahan S, 2021.

Em pacientes ambulatoriais que realizarão desimpactação retal no domicílio, é fundamental que a primeira aplicação do enema retal (sorbitol ou fosfatado) seja realizada no serviço de saúde para treinar o cuidador para aplicações subsequentes, transmitir segurança aos familiares e evitar complicações.

Outro ponto fundamental é o retorno precoce dos pacientes para avaliação da desimpactação, considerada efetiva quando há esvaziamento total da retenção fecal, evidenciado pelo exame físico ou pela radiografia de abdome.

Tratamento de manutenção

Após a desimpactação efetiva, o tratamento de manutenção deve ser iniciado mediante uso de laxantes e visa promover fezes macias e fáceis de serem eliminadas e, assim, interromper ciclo vicioso de dor e medo de evacuar da constipação funcional.[31] Segundo a ESPGHAN e a NASPGHAN, o polietietilenoglicol (PEG), com ou sem eletrólitos, é considerado medicamento de 1ª linha no tratamento de manutenção da constipação intestinal. Caso o PEG não seja possível, a lactulose também é considerada de 1ª linha. Os outros laxativos como hidróxido de magnésia, óleo mineral, bisacodil e picossulfato sódico são considerados de 2ª linha.[7] No Brasil, a lactulose e o óleo mineral estão dentro da Relação Nacional de Medicamentos Essenciais no âmbito do Sistema Único de Saúde (SUS).[36]

A Tabela 4.2 aborda os princípios ativos, as doses, os riscos e os efeitos adversos desses laxantes. A duração do tratamento de manutenção é variável segundo a duração da constipação. Especialistas recomendam que o tratamento seja mantido por no mínimo 2 meses, e que todos os sintomas de constipação estejam resolvidos antes de se suspender o laxante. Deve-se realizar redução gradual da dose da medicação escolhida até sua suspensão.[7,14] Na prática de serviço universitário terciário, é comum a utilização de laxantes por vários meses, até anos, considerando-se que os pacientes chegam com quadro de constipação intestinal funcional de maior gravidade.

Tabela 4.2 – Laxativos para tratamento de manutenção da constipação intestinal funcional, princípios ativos, doses, riscos e efeitos adversos.

Medicação	Princípio ativo	Dose diária	Riscos e efeitos adversos
Lactulose	Osmótico	> 6 meses: 1 a 2 mL/kg/dia	Flatulência e cólicas abdominais
Polietilenoglicol 4000 (PEG-4000)	Osmótico	• > 1 ano: 0,5 a 0,8 g/kg/dia • O PEG-4000 pode ser preparado em farmácias de manipulação em sachês (conforme a dose diária) ou a granel	• Diarreia, distensão abdominal e vômitos • Melhor aceitação do PEG-4000 em virtude da melhor palatabilidade (sem eletrólitos e sem gosto)
Polietilenoglicol 3350 (PEG-3350 com eletrólitos)			
Hidróxido de magnésia	Osmótico	1 a 3 mL/kg/dia	• Contraindicação: insuficiência renal • Evitar uso em lactentes por causa de risco de intoxicação por magnésio
Óleo mineral	Lubrificante/ emoliente	• > 2 a 3 anos: 1 a 3 mL/kg/dia • Contraindicações: lactentes, pacientes com neuropatia e disfagia	• Pneumonia lipoídica decorrente de aspiração do óleo • Perda de óleo nas fezes • Pode interferir na absorção de vitaminas lipossolúveis

(Continua)

Tabela 4.2 – Laxativos para tratamento de manutenção da constipação intestinal funcional, princípios ativos, doses, riscos e efeitos adversos. (*Continuação*)

Medicação	Princípio ativo	Dose diária	Riscos e efeitos adversos
Bisacodil	Estimulante do peristaltismo	• 3 a 10 anos: 5 mg • > 10 anos: 5 a 10 mg	• Usar por curtos períodos • Pode causar diarreia, dor abdominal e alteração na mucosa retal • Relatos de litíase urinária
Picossulfato sódico	Estimulante do peristaltismo	• 4 a 5 anos: 3 mg • > 6 anos: 4 a 6 mg	• Diarreia e dor abdominal • Usar por curtos períodos

Fonte: Tahan S, 2021.

Considerações finais

A constipação intestinal funcional é condição frequente em pediatria, cujos diagnóstico e tratamento precoces evitam agravos. O tratamento da constipação intestinal funcional envolve orientações comportamentais e dietéticas, desimpactação fecal, tratamento de manutenção com medicação laxativa e retornos frequentes. O pediatra deve estar apto a discernir as causas de incontinência fecal, bem como a diferenciar os casos de constipação intestinal funcional e orgânica. Constipação de origem orgânica deve ser considerada mediante presença de sinais de alarme e de constipação refratária ao tratamento clínico. Nesses casos, exames complementares estão indicados de acordo com a suspeita clínica e o tratamento, conforme diagnóstico estabelecido.

Referências bibliográficas

1. Poddar U. Approach to constipation in children. Indian Pediatrics. 2016;316(53):319-27.
2. Khan L. Constipation management in pediatric primary care. Pediatr Ann. 2018;47(5):e180-4.
3. Koppen IJ, Lammers LA, Benninga MA et al. Management of functional constipation in children: therapy in practice. Paediatr Drugs. 2015;17(5):349-60.
4. Hyams JS, Di Lorenzo C, Saps M et al. Childhood functional gastrointestinal disorders: child/adolescent. Gastroenterology. 2016;150:1456-68.
5. Plunkett A, Phillips CP, Beattie RM. Management of chronic functional constipation in childhood. Paediatr Drugs. 2007;9(1):33-46.
6. Paganotti B, Tahan S. Constipação intestinal. *In*: Sadovsky ADI, Andrade VLA (org.). Manual de terapêutica em gastroenterologia e hepatologia pediátrica. Rio de Janeiro: Rubio, 2022. p. 93-102.
7. Tabbers MM, Di Lorenzo C, Berger MY et al. Evaluation and treatment of functional constipation in infants and children: evidence-based recommendations from ESPGHAN and NASPGHAN. J Pediatr Gastroenterol Nutr. 2014;58:258-74.
8. Torres A, González M. Constipación crónica. Rev Chil Pediatr. 2015;86(4):299-304.
9. Tambucci R, Quitadamo P, Thapar N et al. Diagnostic tests in pediatric constipation. J Pediatr Gastroenterol Nutr. 2018;66(4):e89-98.
10. Cunha TB, Tahan S, Soares MFF et al. Radiografia simples de abdome no diagnóstico da impactação fecal em crianças com constipação intestinal: comparação entre três escores radiológicos. J Pediatr (Rio de Janeiro). 2012;88(4):317-22.
11. Ambartsumyan L, Smith C, Kapur RP. Diagnosis of Hirschsprung disease. Pediatric and Developmental Pathology. 2020;23(1):8-22.

12. Rodriguez L, Sood M, Di Lorenzo C et al. An ANMS-NASPGHAN consensus document on anorectal and colonic manometry in children. Neurogastroenterol Motil. 2017;29(1):1-8.
13. Athanasakos E, Cleeve S, Thapar N et al. Anorectal manometry in children with defecation disorders BSPGHAN Motility Working Group consensus statement. Neurogastroenterol Motil. 2020;32:e13797.
14. Vriesman MH, Rajindrajith S, Koppen IJN et al. Quality of life in children with functional constipation: a systematic review and meta-analysis. Journal of Pediatrics. 2019;214:141-50.
15. Carmo RLML, Oliveira RPM, Ribeiro AEA et al. Colonic transit in children and adolescents with chronic constipation. J Pediatr (Rio de Janeiro). 2015;91(4):386-91.
16. Scholtens PA, Goossens DA, Staiano A. Stool characteristics of infants receiving short-chaingalacto-oligosaccharides and long-chainfructo-oligosaccharides: a review. World J Gastroenterol. 2014;20(37):13446-52.
17. Quinlan PT, Lockton S, Irwin J et al. The relationship between stool hardness and stool composition in breast and formula-fed infants. J Pediatr Gastroenterol Nutr. 1995 Jan;20(1):81-90.
18. Havlicekova Z, Jesenak M, Banovcin P et al. Beta-palmitate: a natural component of human milk in supplemental milk formulas. Nutrition Journal. 2016;15(28):1-8.
19. Borowitz SM, Cox DJ, Kovatchev B et al. Treatment of childhood constipation by primary care physicians: efficacy and predictors of outcome. Pediatrics. 2005;115(4):873-7.
20. Vieira MC, Negrellea ICK, Webber KU et al. Conhecimento do pediatra sobre o manejo da constipação intestinal funcional. Rev Paul Pediatr. 2016;34(4):425-31.
21. Bongers ME, Reistsma JB, Benninga MA et al. Long-term prognosis for childhood constipation: clinical outcomes in adulthood. Pediatrics. 2010;126:e156-62.
22. Rao SSC, Yu S, Fedewa A. Systematic review: dietary fiber and FODMAP-restricted diet in the management of constipation and irritable bowel syndrome. Aliment Pharmacol Ther. 2015;41:1256-70.
23. Kardosh FP, Tahan S. Cocô fora de hora: constipação e encoprese. In: Barros VFR (coord.). A saúde mental na atenção à criança e ao adolescente: os desafios da prática pediátrica. Rio de Janeiro: Atheneu, 2016. cap. 21, p. 203-11.
24. Boronat AC, Ferreira-Maia AP, Matjasevich A et al. Epidemiology of functional gastrointestinal disorders in children and adolescents: a systematic review. World J Gastroenterol. 2017;23(21):3915-27.
25. Koppen IJN, Vriesman MH, Saps M et al. Prevalence of functional defecation disorders in children: a systematic review and meta-analysis. J Pediatr. 2018;198:121-30.
26. Morais MB, Tahan S. Constipação crônica e incontinência fecal. In: Borges DR (coord.). Atualização e terapêutica de Prado, Ramos e Valle: diagnóstico e tratamento – 2014/2015. 24. ed. São Paulo: Artes Médicas, 2012. p. 287-9.
27. Lomazi EA. Doença de Hirschsprung. In: Sadovsky ADI, Andrade VLA (org.). Manual de terapêutica em gastroenterologia e hepatologia pediátrica. Rio de Janeiro: Rubio, 2022. p.127-31.
28. Villar MAM, Jung MP, Cardoso LCA et al. Doença de Hirschsprung: experiência com uma série de 55 casos. Rev Bras Saúde Matern Infant. 2009;9(3):285-91.
29. Koppen IJN, Lammers LA, Benninga MA et al. Management of functional constipation in children: therapy in practice. Pediatr Drugs. 2015;17:349-60.
30. Singh H, Connor F. Paediatric constipation: an approach and evidence-based treatment regimen. Aust J Gen Pract. 2018;47(5):273-7.
31. Ho JMD, How CH. Chronic constipation in infants and children. Singapore Med J. 2020;61(2):63-8.
32. Boilesen SN, Dias FC, Tahan S et al. Fluid intake and urinary osmolality in pediatric patients with functional constipation. Eur J Nutr. 2021;60(8):4647-55.
33. Gomesa DOVS, Morais MB. Gut microbiota and the use of probiotics in constipation in children and adolescents: systematic review. Rev Paul Pediatr. 2020;38:e2018123.

34. Bekkali NL, Berg MM, Dijkgraaf MG et al. Rectal fecal impaction treatment in childhood constipation: enemas versus high doses oral PEG. Pediatrics. 2009;124(6):e1108-15.
35. Tahan S. Constipação intestinal em pediatria. *In*: Simon Junior H, Pascolat G; Sociedade Brasileira de Pediatria (org.). Programa de Atualização em Emergência Pediátrica (PROEMPED) – Ciclo 4. Porto Alegre: Artmed Panamericana, 2021. v. 3, p. 9-52. Sistema de Educação Continuada a Distância.
36. Brasil. Ministério da Saúde, Secretaria de Ciência, Tecnologia, Inovação e Insumos Estratégicos em Saúde, Departamento de Assistência Farmacêutica e Insumos Estratégicos. Relação Nacional de Medicamentos Essenciais (Rename) 2020 [recurso eletrônico]. Brasília: Ministério da Saúde, 2020. 217p.

Capítulo 5

Covid-19 e Manifestações Gastrointestinais/Hepáticas

Gilda Porta
Irene Kazue Miura
Maraci Rodrigues

Introdução

Os coronavírus pertencem a uma família de vírus que causam infecções respiratórias em seres humanos e animais. Em 2019, surgiu uma nova cepa denominada SARS-CoV-2 (ou covid-19), identificada inicialmente em Wuhan, na China, com características genéticas que os tornaram mais transmissíveis, causando principalmente quadros respiratórios graves.[1] A doença se espalhou muito rapidamente configurando-se numa pandemia grave. Dados epidemiológicos da Organização Mundial da Saúde (OMS) mostraram, até o final de fevereiro de 2022, 434.154.739 pessoas infectadas e 5.944.342 mortes no mundo.[2]

O SARS-CoV-2 é composto por uma fita de RNA simples, envelopada, com picos característicos em forma de coroas sobre o seu envelope. O ciclo de replicação do SARS-CoV-2 se inicia com a ligação da proteína S do vírus com a enzima conversora de angiotensina (ACE2) do hospedeiro, que é o receptor específico do SARS-CoV-2 em células humanas. Há evidências de que essa ligação pode ser potencializada pela clivagem da proteína S, realizada pela plasmina, permitindo a fusão da membrana celular e o envelope viral com maior afinidade – facilitando a penetração na célula. Essa ligação ocorre principalmente nos receptores ACE2, frequentemente encontrada nos pulmões, na qual há a ativação das proteínas S1 e S2 que agem sobre a membrana citoplasmática, permitindo a entrada do RNA viral.[3]

Outra proteína de transmembrana, TMPRSS2, é uma protease serina que auxilia na entrada do vírus nas células, onde o vírus se replica, liberando vírions que infectam outras células expressando ACE2. Células alveolares, fígado, coração, íleo, rins, bexiga, trato gastrointestinal se expressam nas membranas das células ACE2, permitindo a entrada do vírus.[3]

Crianças e adolescentes são suscetíveis à infecção por SARS-CoV-2, sendo a maioria dos casos assintomática ou oligossintomática; assim, a verdadeira incidência é subestimada e menor taxa de testes é realizada na infância.[4]

As principais manifestações em crianças com covid-19 são: febre e sintomas respiratórios; e reações gastrointestinais (diarreia, náuseas, vômitos e dor abdominal) e hepáticas. Raramente as crianças ficam hospitalizadas.[4]

Alguns pacientes apresentam manifestações gastrointestinais de maior gravidade, como a peritonite, apendicite atípica, ileocolite flegmonosa, intussuscepção e a síndrome hiperinflamatória multissistêmica com risco de vida.[5,6]

O envolvimento pancreático na covid-19 em crianças é descrito em relatos de casos de pancreatite aguda e um relato de rápida progressão para disfunção de órgãos multissistêmicos consistente com MIS-C.[7]

O RNA do SARS-CoV-2 pode ser detectado nas fezes dos pacientes infectados por longos períodos, mesmo após as amostras de secreção respiratória se tornarem negativas e o paciente assintomático. Contudo, a transmissão fecal-oral ainda não foi estabelecida.[7]

Covid-19 e manifestações hepáticas

Vários estudos mostram o tropismo do vírus SARS-CoV-2 no fígado, pois a expressão do receptor ACE2 é muito elevada em colangiócitos e muito menos em hepatócitos.[8] Wang et al. analisaram a histologia do fígado de pacientes com covid-19 e verificaram presença de apoptose maciça dos hepatócitos, hepatócitos binucleados e esteatose microvesicular.[8] Autópsias de pacientes com covid-19 mostraram presença de trombose, que pode desempenhar papel importante na fisiopatogenia, determinando necrose hipóxia-isquêmica dos hepatócitos.[9]

Define-se como dano hepático relacionado à covid-19 qualquer alteração hepática durante a progressão ou tratamento da doença em pacientes com ou sem doença hepática preexistente.[10] As principais alterações são elevações de AST, ALT, menos acentuadas de GGT, FA e bilirrubinas totais. Hipoalbuminemia é muito rara e, quando ocorre, deve-se a grave comprometimento da função hepática, podendo evoluir para falência hepática.[10] Na infância, há muitos poucos relatos de comprometimento hepático. Isso se deriva de alguns fatores, como: 1) a literatura é muito escassa em relatar dados em coortes pediátricas; e 2) raramente há colestase e disfunção hepática aguda e grave.[11] Durante a infecção pela covid-19, poucas crianças sem comorbidades apresentam elevações das enzimas hepáticas.[12] Uma recente metanálise de 19 estudos em 3.907 crianças e adolescentes saudáveis mostrou que a incidência de aumento de ALT foi de 8% e de AST 15%.[13] Pouco se sabe sobre o impacto da idade na susceptibilidade de doença hepática na covid-19. Estudos iniciais indicavam que alteração de transaminases em lactentes era decorrente da imaturidade hepática e do aumento da expressão dos receptores ACE2 no fígado. Um estudo com crianças menores de 1 ano de idade e com covid-19 mostrou taxa de disfunção hepática maior do que 45%, mas sem referência do grau de gravidade da lesão hepática.[14]

Ainda não está claro se crianças com doença hepática crônica são mais suscetíveis à infecção pelo SARS-CoV-2. Na infância, a incidência de pacientes com doença hepática crônica e com covid-19 varia de 0,6% a 37,6%; e há poucos detalhes quanto ao diagnóstico ou extensão das condições clínicas.[11] Pode ocorrer piora do quadro clínico se a criança estiver com descompensação hepática e com covid.[11]

Um estudo retrospectivo em pacientes adultos nos Estados Unidos mostrou maior probabilidade de comprometimento hepático pelo SARS-CoV-2 em pacientes idosos, obesos e do sexo masculino. A lesão hepática foi principalmente hepatocelular, com elevação de AST, ALT, bilirrubinas totais e menos de GGT e FA. Em geral, o dano hepático pelo SARS-CoV-2, quando agudo, está relacionado com efeito citopático direto pelos receptores ACE2.[15] Pode, ainda, ocorrer lesão hepática decorrente de uma resposta imune descontrolada em razão da intensa atividade inflamatória que o vírus pode ocasionar, ou decorrente das drogas utilizadas durante a fase aguda em que o paciente está grave (efeito hepatotóxico pelas drogas).[15] Raramente ocorre insuficiência hepática aguda na vigência da covid-19, independentemente da gravidade do paciente.

Relatos na literatura de crianças pós-transplante de fígado com covid-19 mostraram poucos efeitos graves, sem evoluções desfavoráveis, a não ser quando havia concomitância com outros vírus respiratórios.[16-18]

Crianças com SIM-P podem apresentar comprometimento hepático decorrente da inflamação sistêmica. As primeiras séries mostraram grave comprometimento hepático com elevação das transaminases, hipoalbuminemia e plaquetopenia e poucas descrições de hepatomegalia. Raramente há dano hepático definitivo.[16-18]

Uma nova entidade pode ocorrer após infecção aguda pela covid-19 em adultos. É a colangiopatia pós-covid-19 decorrente de microangiopatia, com edema endotelial da artéria hepática, flebite na veia porta, síndrome de obstrução sinusoidal, trombose, resultando em isquemia. Biópsias hepáticas mostraram ductopenia, presença de citoqueratina 7, metaplasia de hepatócitos, compatível com obstrução biliar, podendo evoluir para cirrose biliar. Pode-se inferir que talvez um dos mecanismos de dano hepático seja a presença de susceptibilidade do próprio vírus, uma vez que o epitélio biliar expresso ACE2. Há casos descritos com evolução para falência hepática necessitando de transplante hepático.[19]

Covid-19 em paciente com doença de Crohn

Caso clínico

Paciente do gênero masculino, 15 anos, natural e procedente de São Paulo, portador da doença de Crohn (DC) desde os 10 anos de idade, classificação de Paris[20] ao diagnóstico: A1b (diagnóstico > 10 anos); L3 (ileocolite); L4a (comprometimento do trato gastrointestinal superior proximal ao ângulo Treitz); B1 (não estenosante, não penetrante); G1 (com déficit de crescimento). Procurou o ambulatório de gastroenterologia com febre persistente 37,8 a 38,5 °C, dor de garganta e tosse há 5 dias com suspeita de covid-19 em 07/2021. Em tratamento com seu segundo antifator de necrose tumoral (TNF), adalimumabe 40 mg, monoterapia a cada 14 dias há 2 anos. O tratamento da DC deste paciente está detalhado na Figura 5.1.

---

10 anos — **11 anos e 6 meses a 12 anos** — **13 anos** — **14 a 15 anos**

10 anos – Diagnóstico
- Colonoscopia: SES-CD = 7 (atividade moderada)
- PCR = 5,8 mg%
- CF = 4.800 μg/g
- Peso e estatura = escore Z1

Tratamento inicial
- NEE polimérica oral, 8 semanas + azatioprina

Semana 12
- PCDAI = 15 (leve)
- CF = 150 μg/g

Semana 24 – Recaída
- PCDAI = 45
- CF = 6.000 μg/g
- Copro e *C. difficile* negativos

Otimização do tratamento
- IFX = 5 mg/kg/dose nas semanas 0, 2, 6 e a cada 8 semanas
- Comboterapia com azatioprina

11 anos e 6 meses
- Peso e estatura = escore Z0
- Colonoscopia: SES-CD = 2 (remissão)

Comboterapia
- IFX + azatioprina

12 anos
- Nivél sérico do IFX = 7,5 μg/mL
- PCDAI < 10
- CF = 100 μg/g
- IFX monoterapia

13 anos – Recaída
- Otimização do IFX = 5 mg/kg/dose a cada 6 semanas. Após, 2 infusões a cada 4 semanas
- PCDAI = 40
- PCR = 6,8 mg%
- CF = 800 μg/g
- Copro e *C. difficile* negativos
- Colonoscopia: SES-CD = 10 (moderado)

Troca para 2º anti-TNF
- Adalimumabe 160 mg na semana 0, 80 mg na semana 2 e 40 mg a cada 2 semanas

14 a 15 anos – Estabilidade
- PCDAI < 10
- PCR < 0,03 mg%
- CF < 50 μg/g
- Peso e estatura = escore Z0
- Entero-RM sem sinais de atividade ou complicações da doença

07/2021 – Pandemia covid-19
Febre, tosse e dor de garganta há 5 dias. Covid-19? E agora, o que fazer?

Figura 5.1. Linha do tempo do tratamento da DC do caso clínico.
CF: calprotectina fecal; IFX: infliximabe; NEE: nutrição enteral exclusiva; PCDAI: *pediatric Crohn's disease activity* index;[22] PCR: proteína C-reativa; RM: ressonância magnética; SES-CD: *simplified endoscopic index for Crohn's disease*.[21]
Fonte: Desenvolvida pela autora do capítulo.

Como confirmar a suspeita de covid-19?

O paciente estava evoluindo em remissão clínica, bioquímica e radiológica da doença de Crohn, entre o período dos 13 aos 15 anos, com PCDAI < 10, calprotectina < 50 µg/g e entero-RM, sem sinais de atividade ou complicações da doença. Iniciou com febre e sintomas respiratórios há 5 dias, durante o curso de pandemia pela covid-19 e procurou o ambulatório de gastroenterologia pediátrica, após passar pela triagem de covid-19 do hospital.

De acordo com as Diretrizes do Diagnóstico e Tratamento da Covid-19, elaboradas pelo Ministério da Saúde do Brasil e publicadas em 6 de abril de 2020, o diagnóstico da covid-19 depende de investigação clinicoepidemiológica e de exame físico. O Ministério da Saúde recomenda que o diagnóstico laboratorial da covid-19 tenha como base o teste de reação da transcriptase reversa seguida pela reação em cadeia da polimerase (rRT-PCR), que amplifica a sequência de RNA do vírus, possibilitando sua identificação. As amostras mais utilizadas são o *swab* nasofaríngeo ou orofaríngeo. Testes sorológicos para identificação de anticorpos IgM e IgG contra SARS-CoV-2, realizados como testes rápidos, não são recomendados para a confirmação diagnóstica de pacientes com sintomas de início recente, embora tenham boa acurácia diagnóstica em pacientes com manifestações clínicas superior a 7 dias.[23]

Qual a conduta sobre o tratamento em curso da DC deste paciente com covid-19?

O resultado do teste rRT-PCR para SARS-CoV-2 do paciente em questão foi positivo, confirmando a infecção pelo SARS-Cov-2 e com sintomas da covid-19. Paciente com sinais vitais estáveis, ausculta pulmonar sem alterações, saturação do O_2 de 98% em ar ambiente e sem suspeita clínica de pneumonia. Desta forma, não foi indicada radiografia ou a tomografia de tórax.

O paciente foi orientado a suspender o adalimumabe, adotar o isolamento domiciliar com visitas médicas remotas com reavaliações por telemedicina semanalmente e monitorização dos sintomas respiratórios e da evolução da doença de Crohn.[24]

Pacientes pediátricos portadores de doença inflamatória intestinal (DII) que apresentam infecção pelo SARS-CoV-2 e desenvolvem a covid-19 em terapia anti-TNF devem interromper o imunobiológico.[24]

A análise das bases de dados da vigilância epidemiológica da pesquisa do coronavírus da SECURE-IBD (Surveillance Epidemiology of Coronavirus Under Research Exclusion) e do Grupo de Porto da ESPGHAN (European Society for Paediatric Gastroenterology, Hepatology and Nutrition), criada em março de 2020, em pacientes < 18 anos, concluiu que estes pacientes apresentam risco relativo baixo de covid-19 grave, mesmo quando estão recebendo biológico e/ou terapia imunossupressora para tratar a DII. Estes dados suportam as orientações do Grupo de Porto de manter o tratamento da DII pediátrica durante a pandemia da covid-19.[25]

Pacientes em terapia anti-TNF não devem reduzir a dose nem descontinuar a terapia para prevenir a infecção por SARS-CoV-2. De acordo com as recomendações da ESPGHAN, a troca de infliximabe por adalimumabe não deve ser incentivada por causa do risco de recidiva.[25] O Quadro 5.1 resume as orientações do tratamento da DII durante o período da pandemia pela covid-19.

Quadro 5.1 – Orientações do tratamento da DII durante o período da pandemia pela covid-19.

Recomendação para o tratamento da DII pediátrica	Sem infecção SARS-CoV-2	Infecção SARS-CoV-2 sem covid-19	Infecção SARS-CoV-2 com covid-19
5-ASA	Manter	Manter	Manter
Prednisona		Suspender (escalonado)	Suspender (escalonado)
Budesonida		Não conclusivo	Não conclusivo
Tiopurina/metotrexato		Suspender	Suspender
Anti-TNF			
Comboterapia			

5-ASA: ácido 5-aminossalicílico; anti-TNF: anticorpo antifator de necrose tumoral.
Fonte: Fragoso RP, Rodrigues M, 2020.

Quando recomeçar a terapia da DII em pacientes com SARS-CoV-2 positivo ou com sintomas de covid-19?

Em geral, recomendamos uma abordagem que se baseie em sintomas, e não mais em testes laboratoriais negativos, mas com três requisitos que precisam ser atendidos antes de retomar a terapia imunossupressora:

1. Pelo menos 3 dias (72 horas) de recuperação da covid-19, definida como resolução de febre sem o uso de antitérmico.
2. Melhora clinicamente significativa dos sintomas respiratórios (p. ex., tosse, falta de ar).
3. Pelo menos 10 dias após o início dos sintomas.[26]

O paciente do caso clínico foi reavaliado mediante telemedicina pelo gastroenterologista pediátrico nos 7º, 8º e 11º dias do início dos sintomas, e evoluiu sem febre e sintomas respiratórios após 7º dia da covid-19 e liberado após o 11º dia para reiniciar o tratamento da DII.

Considerações finais

O sistema gastrointestinal é uma rota alternativa de infecção da covid-19 com muitas questões ainda sem resposta, entre elas: o papel dos sintomas gastrointestinais na suspeita de infecção por SARS-CoV-2; o risco epidemiológico potencial da transmissão fecal-oral; e o significado clínico das anormalidades hepáticas e pancreáticas.[7]

Referências bibliográficas

1. Cheung KS, Hung IF, Chan PP et al. Gastrointestinal manifestations of SARS-CoV-2 infection and virus load in fecal samples from the Hong Kong cohort and systematic review and meta-analysis. Gastroenterology. 2020 Jul;159(1):81-95. doi: 10.1053/j.gastro.2020.03.065.
2. World Health Organization (WHO). WHO coronavirus disease (covid-19) dashboard [Online]. Geneva: World Health Organization, 2022 [last updated in 2022 Feb 28]. Disponível em: https://covid19.who.int.
3. Hoffmann M, Weber HK, Schroeder S et al. SARS-CoV-2 cell entry depends on ACE2 and TMPRSS2 and is blocked by a clinically proven protease inhibitor. Cell. 2020;181(2):271-80.
4. Feldstein LR, Rose EB, Horwitz SM et al. Multisystem inflammatory syndrome in U.S. children and adolescents. N Engl J Med. 2020;383:334-46.
5. Lo Vecchio A, Garazzino S, Smarrazzo A et al.; Italian SITIP-SIP Paediatric SARS-CoV-2 Infection Study Group. Factors associated with severe gastrointestinal diagnoses in children with SARS-CoV-2 infection or multisystem inflammatory syndrome. JAMA Network Open. 2021;4(12):e2139974.
6. Miller J, Cantor A, Zachariah P et al. Gastrointestinal symptoms as a major presentation component of a novel multisystem inflammatory syndrome in children that is related to coronavirus disease 2019: a single center experience of 44 cases. Gastroenterology. 2020;159:1571-4.
7. Pegoraroa F, Trapania S, Indolfib G. Gastrointestinal, hepatic and pancreatic manifestations of covid-19 in children. Clinics and Research in Hepatology and Gastroenterology. 2022;46:101818.
8. Wang Y, Liu S, Liu H et al. SARS-CoV-2 infection of the liver directly contributes to hepatic impairment in patients with covid-19. Journal of Hepatology. 2020;73(4):807-16.
9. Cabibbo G, Rizzo GEM, Stornello C et al. SARS-CoV-2 infection in patients with a normal or abnormal liver. J Viral Hepat. 2021;28:4-11.
10. Sun J, Aghemo A, Forner A et al. Covid-19 and liver disease. Liver Int. 2020;40:1278-81.
11. Di Giorgio1 A, Hartleif S, Warner S et al. Covid-19 in children with liver disease. Front Pediatr. 2021;11(9):1-13.
12. Lu X, Zhang L, Du H et al. SARS-CoV-2 infection in children. N Engl J Med. 2020;382:1663-5.

13. Wang J, Yuan X. Digestive system symptoms and function in children with covid-19: a meta-analysis. Medicine. 2021;100(111):e24897.
14. Liu X, Tang J, Xie R et al. Clinical and epidemiological features of 46 children < 1 year old with coronavirus disease 2019 in Wuhan, China: a descriptive study. J Infect Dis. 2020;222:1293-7.
15. Hundt MA, Deng Y, Ciarleglio MM et al. Abnormal liver tests in covid-19: a retrospective observational cohort study of 1827 patients in a major U.S. hospital network. Hepatology. 2020;72(4):1169-76.
16. Nicastro E, Di Giorgio A, Zambelli M et al. Impact of the severe acute respiratory syndrome coronavirus 2 outbreak on pediatric liver transplant recipients in Lombardy, Northern Italy. Liver Transpl. 2020;26:1359-62.
17. D'Antiga L. Coronaviruses and immunosuppressed patients: the facts during the third epidemic. Liver Transpl. 2020;26:832-4.
18. Kekar M, Ebel NH, Ng VL et al. Severe acute respiratory syndrome coronavirus-2 infection in children with liver transplant and native liver disease: an international observational registry study. J Pediatr Gastroenterol Nutr. 2021;72(6):807-14.
19. Nitzan CR, Angela K, Taisia V et al. Post-covid-19 cholangiopathy: a novel entity. Am J Gastroenterol. 2021;116(5):1077-82.
20. Levine A, Griffiths A, Markowitz J et al. Pediatric modification of the Montreal classification for inflammatory bowel disease: the Paris classification. Inflamm Bowel Dis. 2011;17:1314-21.
21. Daperno M, D'Haens G, Baert F et al. Development and validation of a new, simplified endoscopic activity score for Crohn's disease: the SES-CD. Gastrointestinal Endoscopy. 2004;60(4):505-12.
22. Hyams JS, Ferry GD, Mandel FS et al. Development and validation of a pediatric Crohn's disease activity index. J Pediatr Gastroenterol Nutr. 1991;12:439-47.
23. Brasil. Ministério da Saúde, Secretaria de Ciência, Tecnologia, Inovação e Insumos Estratégicos em Saúde, Departamento de Gestão e Incorporação de Tecnologias e Inovação em Saúde, Coordenação-Geral de Gestão de Tecnologias em Saúde, Coordenação de Gestão de Protocolos Clínicos e Diretrizes Terapêuticas. Diretrizes para diagnóstico e tratamento da covid-19. Brasília (DF): 08 abr. 2020. Disponível em: https://saude.rs.gov.br/upload/arquivos/202004/14140600-2-ms-diretrizes-covid-v2-9-4.pdf.
24. Fragoso RP, Rodrigues M. Covid-19 and pediatric inflammatory bowel disease: how to manage it? Clinics. 2020;75:e1962.
25. Brenner EJ, Pigneur B, Focht G et al. Benign evolution of SARS-CoV-2 infections in children with inflammatory bowel disease: results from two international databases. Clin Gastroenterol Hepatol. 2021;19:394-6.
26. Siegel CA, Christensen B, Kornbluth A et al.; International Organization for the Study of Inflammatory Bowel Diseases [IOIBD]. Guidance for restarting inflammatory bowel disease therapy in patients who withheld immunosuppressant medications during covid-19. J Crohn's and Colitis. 2020:S769-73.

Capítulo 6

Distúrbios Motores do Esôfago

Ana Cristina Fontenele Soares
Rodrigo Strehl Machado

Introdução

Os distúrbios motores do esôfago cursam com disfagia podendo estar associados ou não com regurgitação, dor torácica e perda de peso, sintomas estes que causam um importante impacto na qualidade de vida e nutricional dos pacientes. Embora sejam pouco frequentes na infância, sua importância deriva do necessário correto diagnóstico diferencial com condições mais frequentes. A disfagia esofágica, ou de condução, pode ocorrer por distúrbios primários de motilidade ou por obstrução mecânica ou, ainda, por mecanismos mistos. Os distúrbios de motilidade esofágica podem ser primários ou secundários, sendo os distúrbios primários mais prevalentes a acalasia da cárdia, o espasmo esofágico distal, nas doenças do colágeno, como esclerodermia e lúpus e esôfago hipercontrátil (esôfago em quebra-nozes). Entre as doenças associadas a distúrbios secundários, estão a doença do refluxo gastroesofágico (DRGE), a esofagite eosinofílica, a atresia de esôfago e a esofagite cáustica.[1] A acalasia da cárdia, doença de motilidade esofágica mais prevalente, é rara em crianças, com incidência de 0,18/100.000, e pode estar associada a outras síndromes, como trissomia do 21, síndrome de hipoventilação congênita, síndrome de Allgrove, síndrome de Rozycki e doença de Chagas.[2] A suspeita de distúrbio de motilidade esofágica deve ser feita após história clínica detalhada. Entretanto, em razão da progressiva maturação do neurodesenvolvimento infantil, seus sintomas são variados e muitas vezes inespecíficos.

 Caso clínico 1

Paciente do sexo masculino, 14 anos, é encaminhado para avaliação de dificuldade de deglutição há 1 ano, associada com vômitos pós-alimentares e perda de peso. Inicialmente, apresentava dificuldade para engolir sólidos, em especial alimentos como pão e carne. Evoluiu com piora do quadro e há 6 meses não consegue mais ingerir sólidos. Durante esse período, por orientação de uma nutricionista, modificou a consistência dos alimentos para pastoso e/ou líquido. Há 3 meses apresenta também dificuldade para ingestão de alimentos pastosos. Em associação à disfagia, tem sensação de alimento parado no esôfago com necessidade de beber água para o engolir. Inicialmente, este sintoma era ocasional, uma vez por semana e, depois, foi progredindo para todas as refeições. Em associação a este quadro, apresenta dor torácica diária. Refere perda de peso de 11 kg desde do início dos sintomas. Durante o sono apresenta sensação de sufocação com retorno de conteúdo líquido para a boca.

Caso clínico 1 *(continuação)*

Criança acompanhada pelo pediatra da Unidade Básica de Saúde (UBS), onde foi solicitada endoscopia digestiva alta, que veio com aumento de calibre esofágico, presença de grande quantidade de resíduos líquidos e pastosos, esofagite não erosiva distal e pangastrite enantematosa leve. Com este resultado, o pediatra orientou o uso de medicação para DRGE. Atualmente em uso de inibidor de bomba de prótons, omeprazol 40 mg/dia e domperidona 10 mg a cada 8 horas, está em uso das medicações há 12 semanas, sem melhora dos sintomas.

No serviço, após avaliação clínica, foi realizada uma radiografia contrastada do esôfago: topografia normal, apresentando contornos irregulares e afilamento no seu terço distal com dilatação esofágica a montante que se estende até seu terço. Esvaziamento esofágico acentuadamente lentificado, com retenção tardia do contraste e presença de ondas peristálticas terciárias. Foi realizada manometria esofágica que mostrou pressão de relaxamento integrado alta e 100% de ondas aperistálticas. O quadro clínico e os exames confirmam o diagnóstico de acalasia. Foi realizada miotomia cirúrgica a Heller com fundoplicatura. Após 6 meses, o paciente retorna assintomático, com Eckardt 0 e recuperação do peso. Como a acalasia é uma doença progressiva, o paciente segue em acompanhamento clínico para avaliar recidiva dos sintomas (Eckardt a cada 6 meses).

 Caso clínico 2

Paciente com 12 anos, sexo feminino, é referido para avaliar regurgitações diárias, pós-alimentares, frequentes, de conteúdo alimentar. Refere regurgitações diárias a partir de 3 a 4 meses de vida, mantendo até os 4 anos de idade. Aos 4 anos realizou endoscopia digestiva alta (EDA) com esofagite péptica erosiva grau B de Los Angeles, vinha em tratamento com inibidor de bomba de prótons em dose plena, sendo referido ao cirurgião pediátrico que realizou uma fundoplicatura a Nissen. Apresentou melhora parcial, com piora a partir dos 11 anos de idade, apresentando regurgitações após alimentos sólidos, líquidos e pastosos. Foram prescritos domperidona, famotidina e omeprazol; sem melhora.

Nega dor abdominal, perda de peso ou outras queixas. Nega também infecções respiratórias recentes. A paciente apresenta atraso do desenvolvimento neuropsicomotor desde o 1º ano de vida, com hipotonia, e o diagnóstico de encefalopatia crônica não evolutiva (ECNE) e epilepsia desde os 3 anos de idade, em uso de carbamazepina.

Aos 11 anos de idade, a avaliação com videodeglutograma mostrou incoordenação da abertura de esfíncter esofágico superior, estase leve em região de orofaringe com ingestão de líquidos finos, sendo observada estase de alimentos em lúmen esofágico. Esofagograma mostrou afilamento do terço distal persistente, com esvaziamento retardado do esôfago e ondas terciárias.

Inicialmente foi solicitada nova EDA e manometria esofágica. A endoscopia mostrou fundoplicatura continente, dilatação do lúmen esofágico (megaesôfago), com histologia de esôfago, estômago e duodeno normais. A manometria esofágica mostrou aperistalse em 60% das deglutições, com ondas de baixa amplitude; relaxamento completo do esfíncter esofágico inferior (pressão de repouso normal); e esfíncter esofágico superior normal, com relaxamento coordenado com deglutição. Foi realizado o diagnóstico de motilidade esofágica inefetiva associada à DRGE. A paciente foi tratada com medidas não farmacológicas (evitar líquidos após as refeições, alimentar em porções pequenas), sendo recomendado também tratamento fonoaudiológico. No primeiro retorno, a paciente apresentou piora das regurgitações, com irritabilidade e engasgos. Nesta consulta, foi instituído omeprazol (40 mg/dia) por 8 semanas. A paciente apresentou melhora dos sintomas de regurgitação e irritabilidade, bom ganho ponderal e mantém acompanhamento semestral.

Diagnóstico

Os três principais sintomas de dismotilidade esofágica são dor torácica, regurgitação e disfagia. A disfagia esofágica, ou de condução, pode ocorrer por distúrbios primários de motilidade ou por obstrução mecânica ou, ainda, por mecanismos mistos. Entre os pacientes com dismotilidade primária adquirida, a disfagia é progressiva, evoluindo de disfagia com alimentos sólidos, com a necessidade de líquidos para a progressão do bolo alimentar, a sólidos e líquidos. O paciente passa a ter dificuldade em ganhar peso por causa da ingestão insuficiente de alimentos. Há a sensação de entalo de alimento com frequência crescente. Em pacientes mais jovens, o sintoma pode não ser tão evidente, sendo necessário observar mastigação excessiva e ingestão frequente de líquidos, além de promover a adaptação das preferências dietéticas, priorizando alimentos menos consistentes. Há dor torácica atípica, e pode haver relato de glóbus (sensação de algo entalado na garganta ou no peito). Com a progressão da doença, há a dilatação do esôfago, e consequente halitose e regurgitação de saliva e alimento não digerido. A aspiração destes conteúdos quando do decúbito pode provocar tosse e infecções respiratórias. Os sintomas podem ser confundidos com outras doenças, sendo os diagnósticos diferenciais mais importantes a DRGE (com estenose péptica), a esofagite eosinofílica, a síndrome de ruminação e os transtornos alimentares. Na avaliação clínica, podem ser utilizados escores para quantificar a frequência e a intensidade dos sintomas da acalasia. O escore de Eckart[3] é o mais utilizado e consiste em um sistema de avaliação de sintomas para analisar a gravidade da doença e a eficácia do tratamento. São atribuídos de 0 a 3 pontos para os quatro principais sintomas da acalasia (disfagia, regurgitação, dor torácica e perda de peso), variando os resultados de 0 a 12. Escore inicial > é sugestivo de acalasia. Os escores de 0 a 1 correspondem ao estágio clínico 0; 2 a 3, ao estágio I, indica controle clínico; 4 a 6, ao estágio II; e um escore > 6, ao estágio III, que indica falha terapêutica.[3-5] Muitas vezes, apenas o quadro clínico, no entanto, não é suficiente para fazer o diagnóstico da acalasia de forma confiável, uma vez que os sintomas são muito semelhantes aos de outras doenças do esôfago, principalmente os da DRGE. A investigação diagnóstica inicial destes pacientes deve ser completa, com exame radiológico, endoscopia digestiva alta e manometria esofágica não apenas para realizar diagnóstico correto, para estabelecer melhores abordagem terapêutica e prognóstico.[4]

Exame radiológico contrastado

O primeiro passo para a investigação de disfagia é o estudo radiológico do esôfago, o qual, embora raramente permita o diagnóstico definitivo, permite direcionar a investigação posterior. O exame permite detectar anormalidades anatômicas, como a dilatação e a estenose, sendo mais sensível do que a endoscopia para a identificação desta. Além disso, algumas anormalidades funcionais podem ser observadas, como clareamento anormal do lúmen esofágico e ondas terciárias. Outros achados do exame podem incluir esofagite erosiva e hérnia de hiato. Em pacientes com acalasia, os achados típicos são estreitamento distal do esôfago com configuração de "bico de pássaro", dilatação proximal do órgão, algumas vezes com níveis hidroaéreos, e ausência da bolha gástrica; embora, em fases iniciais, o exame possa ser considerado normal. O outro exame que pode ser utilizado na avaliação da acalasia é o tempo de esvaziamento esofágico (TEE). Esse exame tem sido considerado superior à radiografia contrastada, na avaliação de pacientes com acalasia, por avaliar objetivamente o grau de retenção esofágica no diagnóstico e a eficácia da depuração de bólus no seguimento do paciente pós-tratamento. Para realização do exame, o paciente ingere entre 100 e 200 mL de sulfato de bário em 1 minuto e, a seguir, imagens são realizadas na posição vertical, nos tempos 0, 1, 2 e 5 minutos. A altura da coluna de bário é medida, da parte mais distal do esôfago (área de estreitamento) até o topo da coluna de bário. A largura (diâmetro) do esôfago é medida na parte mais larga da coluna de bário. O tempo de esvaziamento pode ser medido qualitativamente comparando-se as imagens da altura da coluna de bário nos tempos 1, 2 e 5 minutos ou realizando-se a medida da coluna (altura *versus* largura) de bário e calculando-se a área aproximada nos tempos 1 e 5 minutos para se determinar a mudança de percentual. Retenção maior de 50% é considerada sugestiva de acalasia ou recidiva da doença.[4,5] A principal desvantagem desses métodos é a exposição à radiação, a qual tem sido reduzida progressivamente com a modernização dos equipamentos de fluoroscopia.[5]

Endoscopia digestiva alta

É importante para descartar patologia estrutural que justifique a disfagia, como estenose, compressão extrínseca e corpo estranho impactado, assim como excluir esofagite eosinofílica, a qual pode apresentar quadro clínico e manométrico similar à acalasia em raros casos, responsivos ao tratamento específico da eosinofilia esofágica. Também pode ser importante no diagnóstico primário ao revelar aumento do calibre luminal (megaesôfago), com resíduos alimentares em lúmen esofágico e, por vezes, resistência maior do que a esperada à passagem do aparelho para a câmara gástrica. No paciente com acalasia, muitas vezes, a endoscopia digestiva alta é um exame de difícil realização em decorrência da presença de conteúdo alimentar no esôfago e do risco de aspiração. Se houver evidência clínica (halitose, regurgitação de alimento não digerido) ou radiológica (níveis hidroaéreos em topografia de esôfago na radiografia de tórax), deve ser recomendada dieta líquida no dia anterior ao exame.

Manometria esofágica

É considerada o padrão-ouro para investigação de dismotilidade esofágica. Pode ser realizada com a manometria convencional de oito canais ou com a de alta resolução (MAR) de 24 ou 36 canais.[6] Tanto a convencional quanto a MAR visam caracterizar a persistalse esofágica e avaliar a função da junção esofagogástrica. Na MAR, os parâmetros avaliados são: a pressão de contração da junção esôfago gástrica (JEG-IC); a pressão de relaxamento integrada (IRP); a integral de contração distal (DCI); a latência distal (DL); e o padrão de pressurização intrabólus. Os dois primeiros avaliam a junção esofagogástrica e os três últimos, a peristalse do esôfago. A partir desses parâmetros, os distúrbios de motilidade esofágica foram uniformizados e padronizados e o diagnóstico passou a ser realizado com a utilização de um algoritmo, a Classificação de Chicago (CC), atualmente na versão 4.0;[7] na criança, ainda é recomendada a utilização da CC na versão 3.0. De acordo com o padrão manométrico, os distúrbios motores do esôfago podem ser classificados em: distúrbios de motilidade esofágica; e distúrbios do peristaltismo. O distúrbio primário de motilidade esofágica mais prevalente é a acalasia da cárdia, cujo padrão manométrico clássico é a ausência de relaxamento do esfíncter inferior de esôfago e contração esofágica ausente. A Classificação de Chicago tornou o diagnóstico de acalasia mais preciso pela identificação de três subtipos, de acordo com a presença ou não de pressurização no corpo do esôfago e pela presença de contrações espásticas:[6] tipo I – IRP alta e ausência de contração esofágica; tipo II – IRP alta e pressurização panesofágica > 20% das deglutições e tipo III – IRP alta e contrações prematuras (espásticas) com integral de contratilidade distal (DCI) > 450 mmHg.s.cm em ≥ 20% das deglutições.[6,7] A identificação desses subtipos trouxe grandes avanços para o estabelecimento do prognóstico da doença, sendo o de melhor prognóstico o tipo II, seguido dos tipos I e III. O outro distúrbio de motilidade esofágica é a obstrução da junção esofagogástrica. Nesse distúrbio, o padrão manométrico é de IRP alta e peristalse esofágica intacta. Pode ser observado em pacientes com disfagia pós-fundoplicatura ou naqueles em estágios iniciais da acalasia. Os distúrbios do peristaltismo esofágico podem ser classificados em maiores e menores. Os distúrbios maiores do peristaltismo são: 1) ausência de contratilidade, caracterizada por IRP normal e 100% das deglutições com ausência de peristalse esofágica – as duas principais doenças associadas a este padrão são DRGE e doenças do colágeno, como esclerodermia e lúpus sistêmico; 2) espasmo distal do esôfago, IRP normal e 20% de deglutições prematuras e 3) esôfago hipercontrátil (esôfago em quebra-nozes) – pelo menos duas deglutições com peristalse de alta amplitude (integral de contração distal > 8.000 mmHg.s.cm). Os distúrbios menores de peristaltismo são: 1) motilidade ineficaz do esôfago, IRP normal e 50% das deglutições ineficazes – nesse distúrbio, a disfagia está associada ao trânsito lento do bólus; 2) peristaltismo fragmentado, IRP e DL normais e 50% ou mais das deglutições fragmentadas com DCI > 450 mmHg.s.cm[6] – padrão que pode ser encontrado na DRGE.[6,7] Embora a MAR seja considerada o padrão-ouro na investigação de distúrbios motores do esôfago em crianças, a Classificação de Chicago não foi desenvolvida para a população pediátrica e sua implementação neste grupo de paciente é um desafio, principalmente com relação às medidas que podem ser afetadas pela idade e pelo tamanho do paciente. Além disso, os registros manométricos de crianças são de mais interpretação mais difícil em virtude de maior probabilidade de deglutição múltipla e de artefatos, além do choro e da movimentação da criança durante o exame.[8] Estudos realizados em crianças mostraram excelente confiabilidade em identificar os pacientes com e sem acalasia, porém não na identificação dos subtipos de acalasia, especificamente em relação aos tipos I e II.[9]

Diagnóstico baseado nos casos clínicos

Caso clínico 1 – O paciente apresenta sintomas de disfagia progressiva, sensação de impactação alimentar, regurgitação e perda de peso há 1 ano. Esses sintomas são sugestivos de dismotilidade esofágica primária. Na avaliação clínica inicial, utilizou-se o escore de Eckardt[3] para avaliar o estadiamento da doença. O paciente apresentava escore 9, valor sugestivo de acalasia da cárdia. O padrão manométrico característico da acalasia é de pressão de relaxamento integrado alto e de ausência de contração esofágica.[7] O esofagograma apresenta afilamento no seu terço distal com dilatação esofágica à montante, que se estende até seu terço proximal e a endoscopia digestiva alta mostra dilatação esofágica e restos alimentares. O quadro clínico e os exames confirmam o diagnóstico de acalasia. O principal diagnóstico diferencial, neste paciente, é com doença do refluxo e esofagite eosinofílica.

Caso clínico 2 – O paciente deste caso tinha sintomas de dismotilidade após fundoplicatura e DRGE de longo prazo. A disfagia após fundoplicatura a Nissen tem padrão manométrico com peristalse esofágica intacta e pressão de relaxamento integrada alta, enquanto a DRGE de longa duração é frequentemente associada à motilidade inefetiva, com o esfíncter esofágico inferior (EEI) normal em mais de 50% das deglutições inefetivas. A peristalse ineficaz contribui para a DRGE por comprometer a capacidade de clareamento do esôfago. Na disfagia após fundoplicatura, a dilatação com balão da transição esôfago gástrica poderia estar indicada; enquanto nas alterações de motilidade associadas à DRGE, o tratamento é direcionado ao controle desta, como foi neste caso. A paciente tinha ondas terciárias no esofagograma, que são contrações não peristálticas, que podem ocorrer normalmente, mas a ocorrência de ondas terciárias provocadas por deglutição é mais comum quando associada a anormalidades.

Terapia
Orientação não farmacológica

A orientação dietética é importante para controlar os sintomas e impedir o agravo nutricional, permitindo o tratamento específico. O paciente deve se alimentar em posição ereta, evitando se alimentar logo antes de se deitar. Em pacientes com disfagia grave a sólidos, devem ser instituídas dieta com alimentos pastosos e suplementação com nutrição enteral líquida; sendo, em algumas situações, necessária a alimentação por sonda nasogástrica.

Drogas

Em pacientes com doenças de hipercontratilidade (espasmo esofágico distal e esôfago hipercontrátil), o uso de bloqueadores dos canais de cálcio pode melhorar sintomas clínicos (disfagia e dor torácica), embora haja apenas relatos anedóticos em crianças. Na acalasia, medicações de relaxamento de músculo liso, nitratos e bloqueadores dos canais de cálcio são pouco eficazes e associados a efeitos adversos, como hipotensão e cefaleia. Podem ser usados como medida transitória à espera do tratamento definitivo.[10] Em pacientes com alterações de motilidade associadas à DRGE ou a esofagite eosinofílica (EoE), o tratamento da condição de base contribui para a melhora da motilidade esofágica.

Tratamento endoscópico

Para a acalasia, existem três modalidades endoscópicas de tratamento:
1. **Toxina botulínica:** pode ser injetada no esfíncter esofágico inferior com a proposta de reduzir sua pressão de repouso (que se reduz em aproximadamente 50%), fornecendo alívio temporário, que dura até 6 meses. A utilização repetida de injeções de toxina botulínica pode gerar inflamação transmural e fibrose, dificultando tecnicamente a cirurgia.[10] Além da acalasia, esse tratamento pode ser utilizado no espasmo esofágico distal.
2. **Dilatação pneumática da cárdia:** realizada por via endoscópica (paralela ao aparelho, pois o balão não passa no canal de trabalho do endoscópio) ou radiológica, com balão de 30 a 35 mm de diâmetro (em maiores de 5 anos) acoplado a um manômetro. A dilatação produz o rompimento das fibras musculares do EEI, tendo como principal complicação a perfuração esofágica (6%). Em crianças, a taxa de sucesso é de 65% a 80% ao final de 2 a 8 anos de seguimento.[10] São preditores de sucesso: idade superior a 7 anos; e acalasia de tipo II na MEAR (taxa de sucesso de 90% a 100%).[11]
3. **Miotomia endoscópica peroral:** técnica desenvolvida recentemente, é uma cirurgia endoscópica transluminal em que, após a tunelização da submucosa do esôfago, se alcança o EEI, é identificada a camada muscular circular e realizada a seção de suas fibras musculares. Em estudo latino-americano, a taxa de sucesso técnico do procedimento foi de 91%, enquanto a taxa de sucesso clínico foi de 93%, sendo este significativamente maior em pacientes com doença de Chagas.[12] Em crianças, a metanálise de 12 estudos e 146 casos mostrou taxa de sucesso de 94% e desenvolvimento de sinais de refluxo gastroesofágico clinicamente relevante em um 15%.[13]

Miotomia cirúrgica

A cirurgia objetiva romper as fibras musculares circulares do EEI e pode ser realizada por via aberta ou laparoscópica. Na acalasia tipo III, a taxa de sucesso da cirurgia é superior à da dilatação pneumática da cárdia, mas inferior à da miotomia endoscópica. Geralmente é associada à fundoplicatura, pois a DRGE é uma complicação comum. De modo geral, o sucesso da cirurgia para a resolução dos sintomas na acalasia é superior ao da dilatação pneumática da cárdia e similar ao da miotomia endoscópica peroral.[14] Assim, em pacientes com bom prognóstico cirúrgico, a miotomia cirúrgica tem preferência sobre a dilatação esofágica. O papel da miotomia endoscópica peroral em pediatria ainda não está definido em decorrência da falta de ensaios clínicos comparando diretamente com a cirurgia.

Seguimento

O tratamento da acalasia melhora os sintomas e a qualidade de vida, mas a motilidade anormal persiste e a doença é progressiva; assim, o paciente deve seguir em seguimento após o tratamento para avaliação de recidiva da doença, com escore de Eckardt a cada 6 meses e pesquisa de doença do refluxo gastroesofágico secundário à cardiomiotomia.

Terapia baseada nos casos clínicos

Caso clínico 1 – O paciente apresentava quadro clínico e manométrico sugestivo de acalasia da cárdia; nesses pacientes, a disfagia é progressiva. Como é uma doença progressiva, o tratamento visa o alívio dos sintomas e a melhora da qualidade de vida. Foi realizada miotomia cirúrgica a Heller com fundoplicatura. Após 6 meses, o paciente retorna assintomático, com Eckardt 0 e recuperação do peso. Como a acalasia é uma doença progressiva, o paciente segue em acompanhamento clínico para avaliar recidiva dos sintomas (Eckardt a cada 6 meses). Os sintomas desse paciente se iniciaram 1 ano antes do diagnóstico, período em que foi tratado como acometido por DRGE e, mesmo não apresentando melhora dos sintomas, o tratamento foi mantido. O atraso no diagnóstico correto teve um importante impacto na qualidade de vida e no estado nutricional do paciente.[5]

Caso clínico 2 – A domperidona foi utilizada previamente como medicação procinética em quadro clínico composto de regurgitação e disfagia progressiva. A droga é um antagonista dos receptores dopaminérgicos D2, cujo efeito principal é a aceleração do esvaziamento gástrico, sendo indicada principalmente na dispepsia funcional, gastroparesia ou DRGE. No entanto, a domperidona favorece o desenvolvimento de arritmias cardíacas em razão do prolongamento do intervalo QT, com risco de *torsades de pointes* e fibrilação ventricular e deve ser usada com cuidado, particularmente em pacientes de alto risco (pacientes em uso de outras drogas que prolonguem o intervalo QT, em uso de drogas que inibam o metabolismo pela via do citocromo P450 3A4 e com distúrbios eletrolíticos ou condições clínicas de risco). A carbamazepina tem a metabolização retardada pelo uso concomitante de domperidona, aumentando a chance de efeitos adversos. Não há estudos que comprovem a utilidade da domperidona em pacientes com dismotilidade esofágica.

Considerações finais

Embora os distúrbios motores do esôfago sejam pouco frequentes na infância, o atraso no diagnóstico correto ou a dificuldade no diagnóstico diferencial com patologias mais frequentes podem causar importante impacto no estado nutricional e na qualidade de vida dos pacientes.

Referências bibliográficas

1. Kotilea K, Mahler T, Bontems P et al. Management of esophageal motility disorders in children: a review. Acta Gastroenterol Belg. 2018;81:295-304.
2. Marlais M, Fishman JR, Fell JM et al. UK incidence of achalasia: an 11-year national epidemiological study. Arch Dis Child. 2011;96:192-4.
3. Eckardt AJ, Eckardt VF. Current clinical approach to achalasia. World J Gastroenterol. 2009;15(32):3969-75.
4. Lennep M, Wijk MP, Benninga MA et al. Clinical management of pediatric achalasia. Expert Review of Gastroenterology & Hepatology. 2018;12(4):391-404.
5. Jarzebicka D, Czubkowski P, Sieczkowska-Golub J et al. Achalasia in children: clinical presentation, diagnosis, long-term treatment outcomes and quality of life. J Clin Med. 2021 Aug 30;10(17):3917.
6. Kahrilas PJ, Bredenoord AJ, Fox M et al. The Chicago classification of esophageal motility disorders, v3.0. Neurogastroenterol Motil. 2015 Feb;27(2):160-74.
7. Fox MR, Sweis R, Yadlapati R et al. Chicago classification version 4.0 technical review: update on standard high-resolution manometry protocol for the assessment of esophageal motility. Neurogastroenterol Motil. 2021 Apr;33(4):e14120.
8. Singendonk MM, Kritas S, Cock C et al. Applying the Chicago classification criteria of esophageal motility to a pediatric cohort: effects of patient age and size. Neurogastroenterol Motil. 2014 Sep;26(9):1333-41.
9. Singendonk MM, Smits MJ, Heijting IE et al. Inter and intrarater reliability of the Chicago classification in pediatric high-resolution esophageal manometry recordings. Neurogastroenterol Motil. 2015 Feb;27(2):269-76.
10. Allaix ME, Patti MG. Endoscopic dilatation, heller myotomy and peroral endoscopic myotomy: treatment modalities for achalasia. Surg Clin North Am. 2015;95(3):567-78.
11. Sharp NE, St Peter SD. Treatment of idiopathic achalasia in the pediatric population: a systematic review. Eur J Pediatr Surg. 2016;26:143-9.
12. Kahaleh M, Xu MM, Zamarripa F et al. POEM in Latin America: the rise of a new standard. J Clin Gastroenterol. 2019;53:e352-5.
13. Lee Y, Brar K, Doumouras AG et al. Peroral endoscopic myotomy (POEM) for the treatment of pediatric achalasia: a systematic review and meta-analysis. Surg Endosc. 2019;33:1710-20.
14. Mundre P, Black CJ, Mohammed N et al. Efficacy of surgical or endoscopic treatment of idiopathic achalasia: a systematic review and network meta-analysis. Lancet Gastroenterol Hepatol. 2021;6:30-8.

Capítulo 7

Diarreia Aguda e Persistente

Jayme Murahovschi
Luiz Henrique Hercowitz
Ciro João Bertoli

Introdução

A diarreia aguda já foi, em nosso meio, a maior causa de mortalidade infantil em crianças vivendo em más condições de higiene e com dieta inadequada para idade, particularmente desmame precoce com introdução de leites artificiais conservados em condições inadequadas.

Embora tendo diminuído no Brasil, ainda hoje é um problema grave em países não desenvolvidos com população pobre e até prevalência de miséria.

Quanto à diarreia persistente, embora não tão frequente, esta constitui elevado risco para a criança e uma dificuldade para pediatras, inclusive os especializados em gastroenterologia.

Conceitos práticos

Diarreia é a eliminação de fezes amolecidas ou aquosas em frequência maior que a habitual.

A Organização Mundial de Saúde (OMS) define como três ou mais evacuações amolecidas ou líquidas ao dia.

É importante considerar que o lactente sadio, em aleitamento materno exclusivo desde seu início de vida, pode evacuar numerosas vezes ao dia com fezes de consistência diminuída sem que isso caracterize doença.

Quando o prazo de 2 semanas com diarreia é ultrapassado, sem tendência à melhora, ocasionando comprometimento do estado geral e nutricional da criança, esta diarreia passa a ser denominada **diarreia persistente**:
1. **Queixa:**
   - Aumento do número de evacuações, fezes moles e até líquidas.
2. **Raciocínio:**
   - Início súbito, repentino, igual a processo **agudo**.
   - Fezes que eram normais e tornaram-se líquidas igual à diarreia → indica uma disfunção intestinal.
   - Essa diarreia, se acompanhada de **vômitos** → indica concomitante disfunção do tubo digestivo alto. Portanto, **distúrbio gastrointestinal**.
   - Os sintomas digestivos são acompanhados de **estado infeccioso**: abatimento, fraqueza, redução do apetite e sintoma característico, febre → indica inflamação

da mucosa do estômago (gastrite) e do intestino (enterite). Gastrite + enterite = **gastroenterite**, portanto, **gastroenterite aguda**:
- início súbito;
- fezes líquidas frequentes;
- vômitos especialmente no início;
- estado infeccioso: febre, inapetência, abatimento;
- evolução habitualmente autolimitada em crianças bem nutridas.
3. **Modo de transmissão:**
   - Através da via fecal-oral.
   - Ingestão de água ou alimentos contaminados (o que é ainda frequente em populações pobres e ambientes falhos em higiene).
4. **Agente infeccioso:**
   - Atualmente, a grande maioria dessas diarreias é causada por **vírus** (enterovírus), embora enterobactérias patogênicas também devam ser consideradas.

 Caso clínico 1

"Meu filho é um bebê saudável de 1 ano e 6 meses. Ficou abatido e apresentou um episódio de vômito e recusa comida. Cerca de 2 horas depois, as fezes se tornaram amolecidas. Em seguida, ocorreram algumas evacuações líquidas sem muco e/ou sangue. Ficou abatido e mantém recusa da comida". A mãe informa caso semelhante em coleguinha de berçário. O filho toma leite de vaca integral com açúcar, que fica fora da geladeira por várias horas, come comida da família amassada no almoço e no jantar e um lanche oferecido na escola. As informações fornecidas pelo telefone foram suficientes para permitir ao médico orientar a suspensão temporária da alimentação e o oferecimento de líquidos de acordo com a sede da criança. Prescreveu antiemético via oral, antitérmico, probiótico e antibiótico.

Vamos analisar o caso:
- O diagnóstico de diarreia é evidente a ponto de ter sido suspeitado pela mãe.
- No dia seguinte, o lactente persistia com diarreia, agora piorada. Os olhos ficaram encovados com ausência de lágrimas e diminuição do volume urinário. A criança tornou-se irritada, sedenta e mais abatida.
- Nesta ocasião, foi examinada pelo seu pediatra, que constatou sinais de desidratação com perda de peso de cerca de 7%. A criança foi encaminhada ao pronto-socorro para hidratação por via parental.

Agora, discutiremos com os colegas os ensinamentos deste caso:
- Como o lactente está vomitando, é correta a suspensão temporária da alimentação enquanto se mantém a oferta cautelosa de líquidos: água; água de coco; soro caseiro ou soro industrializado adequado para hidratação oral. Convém que o soro oral seja hiposmolar e adicionado de zinco.
- A alimentação deve ser reiniciada assim que a criança estiver em condições de aceitação. Preferir alimentos de fácil aceitação e de boa digestibilidade.
- A medicação deve ser restrita à necessária:
  - Antieméticos: geralmente desnecessários, pois os vômitos cedem com pausa alimentar, reidratação e reestabelecimento de dieta adequada. Em casos de vômitos recorrentes, podem ser úteis (de preferência a ondansetrona, comprimido sublingual), seguidos de uma curta pausa alimentar. Levar em conta que a maioria dos antieméticos usados causa sonolência e a metoclopramida, ainda tão utilizada, pode induzir um quadro alarmante de liberação sintomática do sistema extrapiramidal, o que ocorre principalmente em crianças de baixa idade.
  - Como a maioria dos casos de diarreia aguda é de causa viral, o uso de antibióticos, além de ser desnecessário, é prejudicial por acarretar distúrbios da flora intestinal (disbiose).
- Nesta fase, a criança deve ser observada atentamente, pois uma evolução desfavorável determina uma nova forma de reidratação: por via intragástrica, através de sonda. Iniciar com 20 mL/kg em 1 hora e depois reavaliar. Nos casos de insucesso por esta via, transferir para via endovenosa, a qual é indicada desde o início quando a criança apresenta vômitos incoercíveis e já está desidratada de 2º grau ou mais.
- Limitações da terapia de reidratação oral (TRO): vômitos incoercíveis/persistentes, desidratação grave/choque, acidose metabólica grave, íleo paralítico/distensão abdominal, convulsão/coma/má absorção de glicose. Nas limitações da TRO, a solução é a hidratação intravenosa. Assim que a criança estiver em condições, oferecer concomitantemente o soro oral.

Etiologia

A maioria dos casos de diarreia aguda atualmente é causada por infecção viral (enterovírus). A anamnese já permite suspeitar do provável agente etiológico, dispensando a realização de exames laboratoriais.

As diarreias sanguinolentas (disenteria) são consequentes à inflamação exsudativa da porção distal do intestino delgado e da mucosa colônica. Os agentes causadores conhecidos são: Shigella; Salmonella; Campylobacter; *Escherichia coli*; Enterohemorrágica ou Enteroinvasiva; e *Yersinia enterocolitica*.

Esses casos podem constituir indicação para antibiótico específico.

As parasitoses como *Entamoeba histolytica*, *Giardia lamblia*, Cryptosporidium, *Isospora belli*, Strongyloides e *Trichuris trichiura* também podem ser responsáveis por um número significativo de diarreia em países de baixo nível socioeconômico e de precárias condições de higiene.

Deve-se atentar às perdas de água e eletrólitos pelas fezes diarreicas.

Diagnóstico clínico e laboratorial

O diagnóstico da diarreia aguda é feito clinicamente por meio da anamnese. Observar as características das fezes (consistência, volume, presença de muco ou sangue), número de evacuações diárias, tenesmo, eventuais fontes de contágio, mudanças na rotina alimentar e uso de antibióticos.

Os exames laboratoriais são importantes em pesquisas, porém dispensáveis na prática clínica.

Essa consulta de urgência é também uma oportunidade para o pediatra reforçar as instruções de higiene adequadas e alimentação correta com ênfase no aleitamento materno. Insistir em acompanhamento ambulatorial periódico com ênfase na **puericultura**.

Diarreia persistente

É uma síndrome pouco reconhecida que requer avaliação cuidadosa e diagnóstico adequado para garantir que os indivíduos afetados recebam o tratamento necessário.

Em 1987, a OMS conceituou a diarreia persistente como episódio de diarreia de início agudo, de etiologia presumivelmente infecciosa, com duração superior a 2 semanas (> 14 dias), com comprometimento do estado nutricional e sem tendência à melhora espontânea.

Estima-se que diarreias com duração superior a 2 semanas acometam 3% a 5 % na população infantil em todo o mundo.

 Caso clínico 2

Lactente de 9 meses, recém-nascido a termo com 2,5 kg. Situação socioeconômica familiar deficiente; higiene precária. Desmame precoce, aos 10 dias de vida foi introduzido leite de vaca na alimentação. Com 1 mês, teve diarreia aguda com desidratação e recebeu soro na veia. Daí em diante, teve outros episódios agudos de diarreia, cuja duração foi aumentando até chegar a mais de 1 semana, quase 2 (7 a 13 dias). Houve perda de peso com evidente prejuízo do estado nutricional. Então, ocorreu novo episódio diarreico que já ultrapassou a duração de 14 dias com tendência a piorar. Baixa aceitação alimentar. Perdeu peso e ficou abatido.

Como interpretar o caso:
1. Esta criança está com **diarreia**:
   - fezes amolecidas, semilíquidas;
   - número aumentado de evacuações por dia.
2. Essa diarreia tem início **agudo**, portanto, inicialmente, poderia ser considerada uma diarreia aguda de causa infecciosa.
3. Mas a diarreia aguda costuma se curar de forma espontânea em até 7 dias.

> **Caso clínico 2** (*continuação*)
>
> 4. Acontece que esta evolução não foi de diarreia aguda autolimitada.
> 5. A diarreia se prolongou além do esperado (mais do que 2 semanas) → "Esta diarreia não cede" = diarreia aguda **prolongada**. Algumas diarreias podem se prolongar por intolerância adquirida a carboidratos, especialmente lactose.
> 6. Todavia, em algumas crianças, a diarreia prolongada não se limita a sintomas incomodativos. A criança não só recusa alimentação, mas também emagrece e seu estado geral decai a olhos vistos. Esta diarreia prolongada agora adquire as características de **persistente**.

Fisiopatologia

Os mecanismos fisiopatológicos da diarreia persistente são complexos, multifatoriais e envolvem mecanismos nutricionais, infecciosos e imunoalérgicos à mucosa intestinal.

São fatores de risco para o desenvolvimento de diarreia persistente: baixo peso ao nascer; desmane precoce; baixa idade ao iniciar a diarreia; desnutrição; baixa escolaridade dos responsáveis; ambiente insalubre; internações hospitalares frequentes sem que a equipe médica atente para o motivo das internações anteriores; uso abusivo de antibióticos acarretando desequilíbrio da microflora intestinal (disbiose); e manejo incorreto da diarreia aguda.

A partir da agressão da mucosa intestinal sofrida durante a diarreia aguda, ocorre prejuízo nas funções digestiva e absortiva:
- Redução de enzimas entéricas como as dissacaridases e dispeptidases provocando má absorção de dissacarídeos e proteínas.
- Absorção indesejável de proteínas heterólogas, principalmente as do leite de vaca.
- Na absorção de sais biliares conjugados em decorrência do supercrescimento bacteriano na porção superior do intestino delgado, bem como os efeitos catárticos destes, ocorre irritação da mucosa principalmente colônica, induzindo a diarreia colerética. A deficiência destes sais biliares pode reduzir a absorção de gorduras e, consequentemente, diminuir a absorção de vitaminas lipossolúveis (A, D, E e K).

Esses mecanismos podem, também, gerar deficiência de outros micronutrientes, em especial o zinco.

Essas deficiências isoladas ou associadas podem agravar ou prolongar o quadro diarreico. Esse fato exige suporte nutricional adequado, o que pode incluir dieta sem lactose e com proteínas hidrolisadas pelo tempo necessário. Hoje, o serviço público disponibiliza fórmulas extensamente hidrolisadas e até de aminoácidos livres.

Com a recuperação do estado nutricional, é possível reintroduzir, de forma progressiva, uma dieta adequada para a idade de acordo com as condições da família. Nestes casos, considerar também a indicação de exames complementares disponíveis no serviço e que podem ser úteis na orientação do tratamento.

Considerações finais (Figura 7.1)

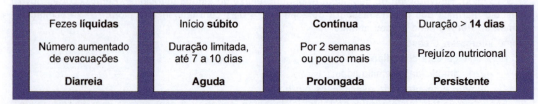

Figura 7.1. Diarreia – Classificação segundo sua evolução.
Fonte: Desenvolvida pela autoria do capítulo.

- A diarreia aguda é um distúrbio súbito da função digestiva provocando a eliminação de fezes líquidas em frequência maior, o que pode ocasionar desidratação.
- Atualmente, a maioria dos casos de diarreia aguda é provocada por infecção viral (enterovírus), mas subexistem diarreia bacteriana por *E. coli*, enteropatogênica, enterotoxigênica, entero-hemorrágica, Salmonella, Shighella, Campylobacter, fungos (em imunocomprometidos).
- Conduta: manter alimentação disponível desde que seja completa, bem tolerada, de fácil digestão e de boa absorção.
- A diarreia prolongada dura mais do que o habitual, é frequentemente fermentativa (osmótica) causada por intolerância aos dissacarídeos particularmente à lactose.
- Diarreia persistente é uma diarreia prolongada que acarreta acentuado comprometimento do estado nutricional.
- A diarreia persistente demanda fórmulas lácteas com proteínas extensamente hidrolisadas. Casos graves que não respondem a esta terapia dietética requerem fórmulas avançadas constituídas exclusivamente de aminoácidos livres.
- Ambas as fórmulas estão hoje disponibilizadas pelo Sistema Único de Saúde (SUS), desde que adequadamente justificadas.
- Essas dietas devem ser seguidas sob orientação médica e observação cuidadosa pelo período estritamente necessário com retorno progressivo à dieta própria da idade e de acordo com as condições da família.
- Em casos especiais, estes exames laboratoriais podem ser considerados:
  - **Fezes:** cultura, parasitológico, pesquisa de vírus, pesquisa de *Clostidium difficile*.
  - **Sangue:**
    - Na criança desidratada: eletrólitos – sódio, potássio, cloro, fósforo e gasometria venosa.
    - Na presença de estado infeccioso: hemograma, plaquetas, velocidade de hemossedimentação (VHS), proteína C-reativa (PCR) e hemocultura (colher o sangue após a reidratação). Se houver uma melhora clínica evidente após a reidratação, estes exames podem ser dispensados.
- Atualmente, para casos excepcionais, dispomos de painel molecular por meio da técnica da reação em cadeia de polimerase em tempo real (PCR-RT), que consegue identificar um grande número de agentes etiológicos, como bactérias, vírus e parasitas, num curto espaço de tempo.

Referências bibliográficas

1. Ahmadipour S et al. Treating viral diarrhea in children by probiotic and zinc supplements. Pediatr Gastroenterol Hepatol Nutr. 2019 Mar;29(2):162-70.
2. Andrade JAB, Moreira C, Fagundes Neto U. Diarreia persistente. J Pediatr (Rio de Janeiro). 2000;76(Supl. 2):S119-26.
3. Black R, Fontaine O, Lamberti L et al. Drivers of the reduction in childhood diarrhea mortality 1980-2015 and interventions to eliminate preventable diarrhea deaths by 2030. J Glob Health. 2019 Dec;9(2):020801. doi: 10.7189/jogh.09.020801.
4. Brandt KG, Antunes MMC, Silva GAP. Acute diarrhea: evidence-based management. J Pediatr (Rio de Janeiro). 2015;91(6 Suppl 1):S36-43.
5. Eisencraft AP, Cavinatto JN, Paulis MD. Doença diarreica aguda e desidratação. *In*: Abramovici S, Waksman RD (ed.). Pediatria: diagnóstico e tratamento. Rio de Janeiro: Cultura Médica, 2005. p. 119-29.
6. Fiore ES, Romaldini CC. Diarreia aguda infecciosa. *In*: Barbieri D, Kotze LMS, Rodrigues M et al. (ed.). Atualização em doenças diarreicas da criança e do adolescente. Rio de Janeiro: Atheneu, 2010. p. 121-53.
7. Fiore ES, Romaldini CC. Diarreia por parasitoses intestinais. *In*: Barbieri D, Kotze LMS, Rodrigues M et al. (ed.). Atualização em doenças diarreicas da criança e do adolescente. Rio de Janeiro: Atheneu, 2010. p. 155-93.

8. Guarino A et al.; European Society for Pediatric Gastroenterology, Hepatology and Nutrition; European Society for Pediatric Infectious Diseases. Evidence-based guidelines for the management of acute gastroenteritis in children in Europe: update 2014. JPGN. 2014 Jul;59(1).
9. Gusmão RHP, Lima FMLS, Sdepanian VL. Diarreia aguda e diarreia persistente. In: Sdepanian VL (coord.). Gastroenterologia pediátrica: manual de condutas. Barueri (SP): Manole, 2010. p. 43-53.
10. Koda YUL. Diarreia persistente (diarreia pós-enterite). In: Barbieri D, Koda YKL (ed.). Doenças gastroenterológicas em pediatria. Rio de Janeiro: Atheneu, 1996. p. 211-20.
11. Mahfus M et al. Treatment outcome of children with persistent diarrhea admitted to an urban hospital, Dhaka, during 2012-2013. BMC Pediatrics. 2017;17:142. doi: 101186/S12887-017-0896-7.
12. Mazumder S et al. Effectiveness of zinc supplementation plus oral salts for diarrhea in infants aged less than 6 months in Haryana states, India. Bull World Health Organ. 2010;88:754-60.
13. Mokomane M et al. The global problem of childhood diarrheal diseases: emerging strategies in prevention and management. The Adv Infectious Dis. 2018;5(1):29-42.
14. Moore SR. Persistent diarrhea in children in resource-limited countries. UpToDate. 03 ago. 2021 [citado em 30 mar. 2022]. Disponível em: https://www.uptodate.com/contents/persistent-diarrhea-in-children-in-resource-limited-countries?search=diarreia%20persistente%20em%20crian%C3%A7as%20em%20pa%C3%ADses%20com%20recursos%20limitados&source=search_result&selectedTitle=1~150&usage_type=default&display_rank=1.
15. Ribeiro AF. Diarreia aguda. In: Barbieri D, Koda YKL (ed.). Doenças gastroenterológicas em pediatria. Rio de Janeiro: Atheneu, 1996. p. 419-27.
16. Rodrigues M, Barbieri D. Diarreia persistente. In: Barbieri D, Kotze LMS, Rodrigues M et al. (ed.). Atualização em doenças diarreicas da criança e do adolescente. Rio de Janeiro: Atheneu, 2010. p. 245-55.
17. Romaldini CC, Barbieri D. Diarreia aguda e persistente. In: Morais MB (coord.). Gastroenterologia e hepatologia na prática pediátrica. 2. ed. Rio de Janeiro: Atheneu, 2012. p. 43-51.

Capítulo 8

Diarreia Associada ao Uso de Antibióticos

Lygia de Souza Lima Lauand
Vera Lucia Sdepanian

Introdução

Os avanços nos estudos sobre a microbiota levam cada vez mais a um melhor entendimento sobre o papel da microbiota humana em prevenir ou aumentar o risco e até provocar algumas doenças.[1] A maior parte da microbiota humana se localiza no intestino e forma uma rede complexa de interação com órgãos e sistemas que garantem o bom funcionamento do organismo.[2]

A microbiota é dinâmica e altera-se num indivíduo saudável de acordo com a sua idade, tipo de parto, alimentação, histórico de aleitamento materno, ambiente onde vive, fatores genéticos, doenças e uso de antibióticos.[3]

O desenvolvimento constante dos antibióticos, fundamentais na prática médica, é reconhecido como o maior avanço da medicina do século XX. No entanto, apesar de os antibióticos terem poucos efeitos colaterais, sabe-se que seu uso está associado a alterações qualitativas e quantitativas na microbiota dos pacientes, que podem acarretar consequências a curto e longo prazo, como a associação com o desenvolvimento de infecções gastrointestinais, obesidade e doenças alérgicas.[4]

Entre as alterações a curto prazo causadas pelos antibióticos, está a diarreia associada ao uso de antibióticos (DAA), definida como diarreia (três ou mais evacuações diarreicas em 24 horas) que ocorre a partir do uso de antibiótico e que não tem nenhuma outra causa que a justifique. A DAA pode ocorrer durante o curso de antibioticoterapia ou em até 8 semanas após o término do tratamento.[5]

Quanto à fisiopatologia, em condições normais, a homeostase do epitélio intestinal é mantida por diversos mecanismos, como a camada de muco espessa e as fortes ligações intercelulares (*tight junctions*) que mantêm a integridade do epitélio intestinal. A quantidade de bactérias intestinais é controlada por peptídeos antimicrobianos (lecitina tipo C, defensinas e catelicidinas) secretados na camada mucosa junto da Ig-A secretora em resposta aos microrganismos da microbiota. Os antibióticos eliminam subgrupos de bactérias da microbiota normal, reduzindo a exposição dessas bactérias à camada de muco e reduzindo, consequentemente, a secreção dos peptídeos antimicrobianos e da IgA. Além disso, alguns antibióticos causam o adelgaçamento da camada mucosa e a quebra das *tight junctions*, tornando o epitélio intestinal mais suscetível a agressões. Mudanças nas proteases microbianas podem também afetar a função da camada mucosa. Esses processos em conjunto facilitam a invasão da mucosa por agentes patogênicos.[6] Além da ação sobre a microbiota, alguns antibióticos podem ter efeito direto sobre a motilidade do trato gastrointestinal, por exemplo, a eritromicina que age nos receptores de motilina desencadeando diarreia.

A prevalência de DAA na população é de 5% a 35%.[5] Em um estudo recente com crianças que usaram betalactâmicos para o tratamento de pneumonia, a prevalência de DAA foi de 29%.[7]

O risco de desenvolver DAA é maior em crianças pequenas e, também, relacionado a certos antibióticos, como aminopenicilinas com ou sem associação com o clavulanato, cefalosporinas, clindamicina e outros antibióticos com ação contra germes anaeróbios.[5,8]

Outros fatores de risco para a DAA estão listados no Quadro 8.1.

Quadro 8.1 – Fatores de risco para a diarreia associada ao uso de antibióticos.

- Menores de 6 anos e maiores de 65 anos
- Prematuridade
- Uso prolongado de antibiótico
- Uso simultâneo de inibidor de bomba de prótons
- Maior tempo de hospitalização
- Uso de narcótico
- Uso de mais de um antibiótico
- Imunodeficiência
- Episódio prévio de diarreia associada a antibiótico

Fonte: Desenvolvido pela autoria do capítulo.

A DAA tem curso variável, com quadros leves, de duração de poucos dias até casos graves com colite pseudomembranosa. O *Clostridium difficile* está presente em 10% a 20% dos casos de DAA e confere uma gravidade maior.[9]

Trata-se de um bacilo Gram-positivo anaeróbio esporulado produtor de toxinas (A e B) que lhe conferem virulência. A colonização assintomática em recém-nascidos e lactentes de até 1 ano com cepas toxigênicas ou não toxigênicas de *Clostridium difficile* é comum, e esse grupo pode ser considerado um reservatório natural da bactéria para indivíduos vulneráveis.[10]

A taxa de colonização varia de 25% a 50% para neonatos e de 40% a 70% em crianças menores de 1 ano.[11] A principal fonte de aquisição do *Clostridium difficile* entre neonatos e lactentes é o ambiente hospitalar, e o risco de colonização aumenta conforme o período de internação.[10] Apesar dos altos níveis de *Clostridium difficile* encontrados nesse grupo de pacientes, estes são assintomáticos.[10,11]

Com o avançar da idade, a taxa de colonização pelo *Clostridium difficile* diminui e, por volta dos 3 anos de vida, essa taxa fica menor do que 5%, semelhante à encontrada na população adulta.[11]

A contaminação é mais comum em hospitais, e surtos intra-hospitalares foram recentemente relatados no Canadá e nos Estados Unidos, associados a uma cepa hipervirulenta, NAP1/BI/027, capaz de produzir aproximadamente 16 vezes mais toxina A e 23 vezes mais toxina B do que a cepa tradicional. Dados referentes à prevalência da infecção por essa cepa em crianças são muito limitados, com variações de menos de 1% a 23% de casos identificados.[12]

A diarreia associada ao *Clostridium difficile* (DACD) é caracterizada por ser líquida, leve a moderada na maior parte dos casos. Ela pode ser frequente, com cerca de mais de 10 episódios por dia, em crianças. Dor abdominal e febre são comuns. Costuma haver sangue visível nas fezes em menos de 15% dos casos. A colite pseudomembranosa é relativamente rara em crianças, ocorrendo em cerca de 2% das crianças com DACD.[13]

Os sintomas da colite pseudomembranosa estão descritos no Quadro 8.2.

Quadro 8.2 – Sinais e sintomas da colite pseudomembranosa.

- Início de sintomas durante ou até após 3 semanas do uso de um ou mais antibióticos
- Diarreia prolongada
- Febre, dor e distensão abdominal
- Leucocitose no hemograma
- Sangue e/ou muco nas fezes
- Presença de leucócitos fecais

Fonte: Schwartz KL, Darwish I, Richardson SE et al., 2014.

O diagnóstico é feito pela visualização das pseudomembranas amareladas aderidas na mucosa colônica e/ou por exame histológico do material obtido por biópsia do cólon. O tratamento deve ser iniciado precocemente para se evitarem complicações ainda mais graves, como a colite fulminante, megacólon tóxico, perfurações intestinais, sepse e até o óbito.[13]

A DACD pode ser recorrente, e os sintomas retornam após cerca de 1 a 3 semanas da resolução dos sintomas iniciais. Ela pode ocorrer por nova infecção com outra cepa ou por recaída com a cepa original.[13]

Além do *Clostridium difficile*, outros agentes infecciosos também estão relacionados à DAA, porém com menor frequência, como o *Clostridium perfringens*, *Klebsiella oxytoca*, *Staphyloccocus aureus*, *Candida albicans*, *Campylobacter jejuni* e Salmonella spp.[5]

Caso clínico 1

Gênero feminino, 6 anos de idade, natural e procedente de Guarulhos/SP, que há 12 dias iniciou com quadro de dor abdominal em cólica seguido por vômitos e diarreia, sem febre. No 3º dia de diarreia, foi trazida ao serviço de urgência, pois as cólicas ficaram mais intensas. Foram prescritos soro oral, simeticona e escopolamina. Manteve tratamento domiciliar sem melhora e, após 7 dias do início da diarreia, começou a apresentar pequenos laivos de sangue nas fezes. Voltou ao serviço de emergência, foram prescritos sulfametoxazol-trimetropina e albendazol, mantido o soro de reidratação oral e a criança foi novamente liberada. Retorna após 5 dias da última visita ao serviço de emergência, com persistência do sangramento, cólica moderada e perda ponderal de 1,3 kg (6% do peso corporal).

Ao exame físico: estado geral regular, descorada 3+/4+, desidratação moderada, eupneica, anictérica, acianótica, afebril, ausculta pulmonar e cardíaca sem anormalidades, ausculta abdominal com ruídos hidroaéreos aumentados, dor discreta à palpação abdominal profunda, sem sinais de peritonite e sem visceromegalias. Restante do exame físico sem anormalidades.

Apresenta caderneta de vacinação completa para idade, nega antecedentes de alergia e viagens recentes. Não tem antecedente de doença crônica, porém teve escarlatina há 1 mês e fez uso de amoxicilina por 10 dias com término há 20 dias.

Foram iniciadas hidratação e analgesia enquanto a equipe aguardava os resultados dos exames: hemoglobina – 11,7 g/dL; leucócitos – 14.760/mm³ com 56% de neutrófilos segmentados, 2% de bastonetes, 23% de linfócitos e 4% de eosinófilos; plaquetas – 272.000; proteína C-reativa – 1,8; proteínas totais – 6,5 g/dL; albumina – 4,5 g/dL; globulinas – 2 g/dL; pesquisa de adenovírus e rotavírus negativas; ultrassonografia de abdome com distensão discreta de alças e ausência de líquido livre em cavidade; coprocultura em andamento; toxina A e B de *Clostridium difficile* positiva.

HD: diarreia por *Clostridium difficile* associada ao uso de antibióticos.

Conduta: foi optado por internação hospitalar para controle da dor e para hidratação e foi iniciado metronidazol por via oral (VO) na dose de 500 mg, 3 vezes/dia, por 10 dias. Após o tratamento, foi realizado seguimento ambulatorial e não houve recorrência da infecção.

Caso clínico 2

Gênero masculino, 4 anos de idade, apresentava muita otalgia à direita há 2 dias e febre de 38,5 °C que melhorou com uso de dipirona. Foi levado ao consultório do seu pediatra porque a dor ficou mais intensa. Ao exame, apresentava abaulamento e hiperemia intensa da membrana timpânica e optou-se por iniciar tratamento com amoxicilina-clavulanato. A mãe perguntou ao seu pediatra se não havia outra opção terapêutica, pois, todas as vezes que seu filho usava antibiótico, tinha diarreia. O médico informou sobre a importância do uso de antibiótico para tratar a otite e, então, considerou o uso concomitante de um probiótico para evitar episódio de DAA.

Foi prescrito *Saccharomyces boulardii* na dose de 250 mg a cada 12 horas durante todo o período do antibiótico. O paciente não evoluiu com diarreia durante o tratamento e nem nos 2 meses subsequentes.

Diagnóstico

O diagnóstico de DAA é feito a partir da história do paciente de uso recente de antibiótico e desenvolvimento de diarreia, sem que haja nenhuma outra causa que justifique a diarreia.

Vale relembrar que a DAA pode ocorrer durante o uso do antibiótico ou até 8 semanas após o término desta medicação. O diagnóstico da DACD é feito pela associação do quadro clínico e fatores de risco com a evidência da presença de *Clostridium difficile* no intestino. O método mais rápido e eficaz para a detecção do *Clostridium difficile* é feito em duas etapas, em que inicialmente é solicitado o ensaio imunoenzimático para glutamato desidrogenase produzida pelo *Clostridium difficile* – GDH (alta sensibilidade e rapidez no resultado) e, depois, faz-se o ensaio imunoenzimático para as toxinas A e B. Aproximadamente 87,3% dos casos suspeitos podem ser descartados já com o primeiro exame. Se as toxinas A ou B não for detectada no segundo exame, deve-se realizar a cultura.[14,15]

Diagnóstico baseado nos casos clínicos

Caso clínico 1 – O diagnóstico de DAA foi feito a partir da história de uso recente de antibiótico e desenvolvimento de diarreia. A evidência da infecção por *Clostridium difficile* foi realizada pela pesquisa de toxinas A e B nas fezes, método com sensibilidade em torno de 75% e especificidade de 99%.[15]

Os exames inespecíficos mostravam leucocitose discreta no hemograma com desvio à esquerda e proteína C-reativa um pouco aumentada, o que sugere um quadro infeccioso. A dosagem de proteínas totais não mostrou queda de albumina, que seria um fator preditivo de infecção grave do *Clostridium difficile*. São indicadores de infecção grave: contagem de leucócitos maior ou igual a 15.000/mm^3; albumina sérica menor do que 3 g/dL; e sensibilidade abdominal com sinais de peritonite no exame físico.[16] Portanto, o diagnóstico mediante história, exame físico e laboratorial é de DACD moderada.

Caso clínico 2 – Foi avaliado um paciente que necessita fazer terapia com antibiótico para tratar uma otite. Ele apresenta fatores de risco para desenvolver DAA, como idade inferior a 6 anos, história prévia de DAA e agora usará uma aminopenicilina associada a clavulanato, antibiótico associado a maior risco de DAA. Considerando esses fatores, foi identificada a necessidade de se realizar a profilaxia para DAA.

Terapia

O tratamento da DAA deve ser realizado de acordo com a gravidade do paciente e da presença ou não de *Clostridium difficile*. Para quadros leves a moderados e sem presença de *Clostridium difficile*, o tratamento deve ser o mesmo indicado no tratamento de diarreias agudas (Capítulo 7 – Diarreia Aguda e Persistente). Se a diarreia ocorre durante o uso do antibiótico, pode-se também optar pela troca da classe antimicrobiana ou pela suspensão se possível.

Para o tratamento da infecção por *Clostridium difficile*, deve-se inicialmente instituir tratamento com antibiótico. Para casos leves e moderados, a droga de escolha é o metronidazol oral na dose de 30 mg/kg/dia (máximo de 500 mg/dose), dividida em 3 doses ao dia, por 10 dias. Já nos casos graves, deve-se usar vancomicina na dose de 40 mg/kg/dia (máximo de 125 mg/dose), dividida em 4 doses ao dia, por 10 dias (Tabela 8.1).[16]

Tabela 8.1 – Tratamento medicamentoso para diarreia associada ao *Clostridium difficile*.

Medicamento	Via de administração	Dose diária	Número de administrações	Tempo de tratamento
Metronidazol	Oral ou endovenosa	30 mg/kg	3	10 dias
Vancomicina		40 mg/dia	4	

Fonte: Surawicz CM, Brandt LJ, Binion DG et al., 2013.

Quando ocorre falha terapêutica ou em infecções crônicas por *Clostridium difficile*, pode-se optar pelo transplante de microbiota fecal (TMF). O primeiro caso de TMF em criança para tratamento da infecção por *Clostridium difficile* foi publicado por Russel et al., em 2010, em que uma criança de 2 anos com infecção recorrente por *Clostridium difficile* recebeu, por sonda nasogástrica, o TFM de um doador com melhora da infecção.[17]

Em 2017, uma revisão de estudos randomizados controlados comparou o uso de vancomicina com o TMF para tratamento da infecção por *Clostridium difficile* e mostrou que o TMF foi mais eficaz (risco relativo [RR] = 0,41; intervalo de confiança [IC] = 95% – 0,22 a 0,74; número necessário para tratar [NNT] = 3, 95% – IC: 2 a 7).[18]

Embora o entendimento sobre o TMF ainda não esteja totalmente esclarecido, é proposto que, ao se restaurar a microbiota para um estado sadio, anterior à infecção por *Clostridium difficile*, ele seja capaz de contrabalancear o crescimento deste microrganismo.

O procedimento no Brasil, apesar de já ser realizado, ainda é muito restrito, limitado a poucos centros específicos.

Como uma forma de prevenir a DAA e a DACD, os probióticos foram propostos como uma maneira segura de proteger a microbiota contra os efeitos dos antibióticos.

Em uma revisão da Cochrane, de 2019, foram avaliados 33 estudos com 6.352 crianças que receberam probióticos (espécies de Lactobacillus, Bifidobacterium, Streptococcus e *Saccharomyces boulardii* CNCM I-745 isolados ou em combinação) e placebo para prevenir a DAA. A análise concluiu que os probióticos podem ser eficazes na prevenção de DAA, com uma incidência de diarreia em 8% no grupo probiótico contra 19% no grupo controle. As cepas *Lactobacillus rhamnosus* GG ATCC53103 e *Saccharomyces boulardii* CNCM I-745, numa dose de 5 a 40 bilhões de UFC ao dia, foram os probióticos com melhor resposta para prevenir a DAA.[19]

Em 2016, o grupo de trabalho da ESPGHAN (European Society for Paediatric Gastroenterology, Hepatology and Nutrition) publicou uma diretriz, com base em revisões sistemáticas e metanálise, na qual orienta que, se o uso de probióticos para prevenção de DAA for considerado, a depender dos fatores de risco para desenvolver a diarreia, deve-se recomendar o uso de *Lactobacillus rhamnosus* GG ATCC53103 ou *Saccharomyces boulardii* CNCM I-745. Ambos têm recomendação forte com qualidade de evidência moderada.[20]

Já para a prevenção da DAA associada ao *Clostridium difficile*, a recomendação da ESPGHAN é de que seja usado *Saccharomyces boulardii* CNCM I-745 (Tabela 8.2).[20]

Tabela 8.2 – Profilaxia para diarreia associada ao uso de antibióticos com probióticos.

Probiótico	Via de administração	Dose diária	Número de administrações	Duração
Lactobacillus rhamnosus GG ATCC53103	Oral	1 a 2 × 10^{10} UFC	1 vez ao dia	Durante o uso do antibiótico
Saccharomyces boulardii CNCM I-745		250 a 500 mg em crianças e até 1.000 mg em adultos	2 vezes ao dia	

UFC: unidades formadoras de colônias.
Fonte: Szajewska H, Canani RB, Guarino A et al.; ESPGHAN Working Group for Probiotics and Prebiotics, 2016.

No Brasil, atualmente, as duas cepas de probiótico indicadas para a prevenção da DAA já são comercializadas.

Terapia baseada nos casos clínicos

Caso clínico 1 – Em que foi identificada a toxina de *Clostridium difficile* nas fezes, o tratamento envolveu o uso de metronidazol, que é a medicação mais indicada nos casos leves a moderados, VO, durante 10 dias, com sucesso. Caso houvesse recorrência da infecção ou falha no tratamento, a terapia de resgate seria com a vancomicina por 10 a 14 dias. A preferência é pelo uso das medicações sempre por VO, no entanto no Brasil não há disponível vancomicina por essa via. Na impossibilidade de realizar o tratamento por VO, a via intravenosa é recomendada. O TFM também seria uma possibilidade para o tratamento da infecção recorrente por *Clostridium difficile*, caso a paciente ainda manifestasse a presença da bactéria.

Caso clínico 2 – Optou-se por iniciar um probiótico para prevenir a DAA. O probiótico escolhido pelo pediatra foi o *Saccharomyces boulardii* durante todos os dias da terapia com antibiótico. A outra opção para profilaxia com base nas recomendações atuais seria o *Lactobacillus rhamnosus* GG cujo uso deve ser realizado durante todo o curso da terapia com antibiótico. Vale ressaltar que, para a prevenção da DACD, apenas o *Saccharomyces boulardii* apresentou resultados positivos para ser recomendado.[20]

Considerações finais

A DAA é um evento frequente durante ou após o uso de antibióticos. Por essa razão, diante de um caso de diarreia, é importante sempre perguntar se o paciente usou antibiótico e há quanto tempo, uma vez que a diarreia pode iniciar-se durante o uso do antibiótico e até 2 meses após seu término. Existem fatores de risco que elevam a chance de um indivíduo apresentar a DAA e eles devem ser considerados para se avaliar a necessidade de usar probióticos para profilaxia. A DAA pode ser de intensidade leve a grave, e a associação com a infecção pelo *Clostridium difficile* lhe confere um caráter de maior gravidade.

Para a profilaxia da DAA, são indicados os probióticos *Saccharomyces boulardii* CNCM I-745 e *Lactobacillus rhamnosus* GG ATCC53103. Para a profilaxia de DACD, é sugerido o uso de *Saccharomyces boulardii*. Caso seja optado por se fazer a profilaxia, em todos os casos, esta deve ser feita durante toda a terapia com antibiótico.

O tratamento da DAA deve ser feito seguindo as mesmas recomendações para o tratamento das diarreias agudas. Na presença de *Clostridium difficile*, o uso de metronidazol ou de vancomicina por 10 dias é o tratamento indicado. O TMF é um método terapêutico que pode ser indicado no tratamento de infecções recorrentes ou crônicas por *Clostridium difficile* com resposta superior ao tratamento com vancomicina.

Referências bibliográficas

1. Ananthakrishnan AN, Singal AG, Chang L. The gut microbiome and digestive health: a new frontier. Clin Gastroenterol Hepatol. 2019 Jan;17(2):215-7.
2. Guarner F. The gut microbiome: what do we know? Clin Liver Dis (Hoboken). 2015;5(4):86-90.
3. Koenig JE, Spor A, Scalfone N et al. Succession of microbial consortia in the developing infant gut microbiome. Proc Natl Acad Sci USA. 2011;108(Suppl 1):4578-85.
4. Ramirez J, Guarner F, Bustos-Fernandez L et al. Antibiotics as major disruptors of gut microbiota. Front Cell Infect Microbiol. 2020;10:572912.
5. McFarland LV. Antibiotic-associated diarrhea: epidemiology, trends and treatment. Future Microbiol. 2008;3(5):563-78.
6. Willing BP, Russell SL, Finlay BB. Shifting the balance: antibiotic effects on host-microbiota mutualism. Nat Rev Microbiol. 2011;9(4):233-43.
7. Kwon J, Kong Y, Wade M et al.; Antibacterial Resistance Leadership Group. Gastrointestinal microbiome disruption and antibiotic-associated diarrhea in children receiving antibiotic therapy for community-acquired pneumonia. J Infect Dis. 2022:jiac082.
8. Mantegazza C, Molinari P, D'Auria E et al. Probiotics and antibiotic-associated diarrhea in children: a review and new evidence on Lactobacillus rhamnosus GG during and after antibiotic treatment. Pharmacol Res. 2018;128:63-72.
9. Sdepanian VL. Guia prático de atualização. Departamento Científico de Gastroenterologia da Sociedade Brasileira de Pediatria. 2018 Set.(5).
10. Rousseau C, Poilane I, De Pontual L et al. Clostridium difficile carriage in healthy infants in the community: a potential reservoir for pathogenic strains. Clin Infect Dis. 2012;55(9):1209-15.

11. Jangi S, Lamont JT. Asymptomatic colonization by Clostridium difficile in infants: implications for disease in later life. J Pediatr Gastroenterol Nutr. 2010;51(1):2-7.
12. Fatima R, Aziz M. The hypervirulent strain of Clostridium difficile: NAP1/B1/027 – A brief overview. Cureus. 2019;11(1):e3977.
13. Schwartz KL, Darwish I, Richardson SE et al. Severe clinical outcome is uncommon in Clostridium difficile infection in children: a retrospective cohort study. BMC Pediatr. 2014;14:28.
14. Fenner L, Widmer AF, Goy G et al. Rapid and reliable diagnostic algorithm for detection of Clostridium difficile. J Clin Microbiol. 2008;46(1):328-30.
15. Swindells J, Brenwald N, Reading N et al. Evaluation of diagnostic tests for Clostridium difficile infection. J Clin Microbiol. 2010;48(2):606-8.
16. Surawicz CM, Brandt LJ, Binion DG et al. Guidelines for diagnosis, treatment, and prevention of Clostridium difficile infections. Am J Gastroenterol. 2013;108(4):478-98; quiz 499.
17. Russell G, Kaplan J, Ferraro M et al. Fecal bacteriotherapy for relapsing Clostridium difficile infection in a child: a proposed treatment protocol. Pediatrics. 2010;126(1):e239-42.
18. Galpérine T, Sokol H, Guery B. Fecal microbiota transplantation: do we need harmonization? Clin Infect Dis. 2017;64(9):1292.
19. Guo Q, Goldenberg JZ, Humphrey C et al. Probiotics for the prevention of pediatric antibiotic-associated diarrhea. Cochrane Database Syst Rev. 2019;4(4):CD004827.
20. Szajewska H, Canani RB, Guarino A et al.; ESPGHAN Working Group for Probiotics and Prebiotics. Probiotics for the prevention of antibiotic-associated diarrhea in children. J Pediatr Gastroenterol Nutr. 2016;62(3):495-506.

Capítulo 9

Dispepsia Funcional

Jane Oba
Silvio Kazuo Ogata

Introdução

A dispepsia funcional (DF) é a principal expressão clínica de um grupo heterogêneo de sintomas que incluem a sensação de dor ou desconforto na parte superior do abdome.[1] Os sintomas de dispepsia funcional podem ser causados por distúrbios da motilidade gástrica como acomodação fúndica inadequada ou retardo no esvaziamento gástrico, por hipersensibilidade gástrica a sensações associadas com distensão ou inflamação gástrica e duodenal.[2] De acordo com o Critério de Roma IV (Quadro 9.1), a DF é definida como dor ou desconforto abdominal superior persistente, não relacionados aos movimentos intestinais e sem causa orgânica, presentes por pelo menos 2 meses antes do diagnóstico.[3] A DF é um problema amplamente prevalente nas crianças. Estima-se que até 19% das crianças em idade escolar têm queixa de DF, é mais frequente nas crianças da América da Sul, em meninas, e tem relação direta com estresse e distúrbios psicológicos. Estudos epidemiológicos mostraram que mais de 90% das crianças com DF não tinham nenhuma causa orgânica e mais de 30% delas continuavam com dor e eram mais diagnosticadas com transtornos ansiosos ou depressivos em comparação com crianças saudáveis.[4] Por esses motivos, as crianças com DF têm baixa qualidade de vida, incluindo elevado absenteísmo escolar. Como a grande maioria continua com sintomas apesar da assistência médica e requerem exames complementares e tratamento com múltiplas medicações, os gastos com a saúde dessas crianças têm significativo impacto econômico.[5]

Quadro 9.1 – Critério de Roma IV para dispepsia funcional.

Dispepsia funcional: dor abdominal associada a um ou mais dos seguintes sintomas, 4 dias por mês, por pelo menos 2 meses:
- Plenitude pós-prandial
- Saciedade precoce
- Dor epigástrica ou queimação não associada à defecação
- Após avaliação apropriada, os sintomas não podem ser explicados por outra condição médica

(Continua)

Quadro 9.1 – Critério de Roma IV para dispepsia funcional. (*Continuação*)

Subtipos de dispepsia funcional:
- Síndrome do desconforto pós-prandial: distensão abdominal superior, náusea pós-prandial ou eructação excessiva
- Síndrome da dor epigástrica: dor grave o suficiente para interferir nas atividades normais ou queimação localizada no epigástrio; dor não generalizada ou localizada em outras regiões abdominais ou torácicas e não é aliviada pela defecação ou eliminação de flatos; dor em queimação sem componente retroesternal, ou dor induzida ou aliviada pela ingestão de uma refeição, ou dor durante o jejum

Fonte: Adaptado de Hyams JS, Di Lorenzo C, Saps M et al., 2016 e Thapar N, Benninga MA, Crowell MD et al., 2020.

A DF é considerada um distúrbio multifatorial, no qual vários mecanismos fisiopatológicos desempenham um papel.[2] Entre os principais, incluem-se os distúrbios de motilidade, hipersensibilidade visceral e fatores psicossociais que englobam as anormalidades da interação do eixo cérebro-intestino.

Esses distúrbios surgem das interações complexas de vários fatores biopsicossociais que afetam o eixo intestino-cérebro, variam em indivíduos suscetíveis e podem incluir dinâmica familiar disfuncional, pressão dos pares e influências no início da vida. Assim, os tratamentos para DF precisam ser individualizados com base nas necessidades e gatilhos de cada paciente.[6]

Várias anormalidades motoras têm sido documentadas em adultos e crianças com DF. Estes incluem esvaziamento gástrico retardado, distribuição e acomodação prejudicada de uma refeição no estômago, hipomotilidade antral, disritmia gástrica (taquigastria, bradigastria e arritmia mista) e motilidade duodenojejunal alterada, que ocorre em até 70% das crianças com DF. A infecção por *Helicobacter pylori* pode ser um gatilho dos sintomas.[2]

A percepção sensorial anormal também foi observada na DF. Em particular, a hipersensibilidade à distensão gástrica, denominada "síndrome do estômago irritável", foi observada na DF, mas não na dispepsia de causa orgânica e acredita-se que seja semelhante à hipersensibilidade retal na síndrome do intestino irritável (SII) – uma entidade frequentemente associado à DF.

Por fim, os fatores psicossociais têm impacto significativo na DF. Os mecanismos e vias pelos quais os fatores psicológicos afetam a DF não são totalmente conhecidos. A DF pode causar problemas psicológicos e, como num ciclo, uma vez desenvolvida a dor abdominal, a depressão ou a ansiedade podem piorar uma a outra. Além disso, tanto a dor como os sintomas de depressão e ansiedade podem ser resultado de enfrentamento malsucedido com estresse e eventos traumáticos da vida, frequentes nessas crianças. Por sua vez, os fatores estressores mostraram-se associados ao aumento da percepção visceral, que também é descrita na SII pediátrica. O aumento da resposta dos circuitos centrais de estresse e excitação e, subsequentemente, o aumento da atividade do sistema nervoso simpático podem causar hipersensibilidade visceral.[7]

 Caso clínico 1

LRL, 12 anos, paciente masculino, brasileiro, natural e procedente de São Paulo/SP.

Queixa e duração: o paciente compareceu em consulta médica ambulatorial acompanhado pela mãe, sendo bom informante. Queixa de dor abdominal em região epigástrica, em queimação, há cerca de 4 meses. A dor aparece três ou quatro vezes por semana, durando cerca de 30 minutos, de moderada ou forte intensidade, não atrapalhando as atividades habituais do paciente; mas quando a dor é mais forte, necessita de repouso e, esporadicamente, faz uso de dipirona com melhora da dor. Não soube relacionar com alimentação ou jejum, não houve alteração no padrão alimentar ou saciedade precoce. Nega dor noturna. Hábito intestinal normal, sem queixas urinárias.

Interrogatório sobre os diversos aparelhos: sem outras alterações.

Exame físico: sem anormalidades. Peso e estatura adequados para a idade.

Caso clínico 1 (*continuação*)

Conduta: foram solicitados exames laboratoriais hematológicos e bioquímicos, orientação higiênico--dietética com retirada de irritantes gástricos. E em virtude da dor de forte intensidade, recomendou-se o uso de inibidor da bomba de prótons em dose padrão por 2 meses. Na consulta de retorno, o paciente permanecia com a queixa de dor abdominal em queimação, e optou-se por realizar endoscopia digestiva alta com biópsias e mantidos os medicamentos.

Evolução: a endoscopia digestiva alta não exibiu lesões e o teste rápido da urease foi negativo. O exame histológico de esôfago, estômago e duodeno também não apresentava anormalidades histológicas e a pesquisa de *Helicobacter pylori* nos espécimes foi negativa. Com esses resultados, foram reforçadas ao paciente as orientações dietéticas e mantido o medicamento. Na segunda consulta de retorno, o paciente apresentava melhora do quadro clínico com remissão da sintomatologia e permaneceu sem seguimento ambulatorial por 8 meses sem retorno dos sintomas.

 Caso clínico 2

LMT, 10 anos, paciente feminino, brasileira, natural e procedente de São Paulo/SP.

Queixa e duração: dor abdominal em região periumbilical e epigástrica alta, de forte intensidade, do tipo queimação há 3 meses, após um episódio de infecção respiratória e uso de antibióticos. A dor era diária e iniciava-se pela manhã, antes ou durante as atividades escolares e interferia nas atividades da paciente. Não referia dor nos finais de semana, tampouco despertar noturno, alteração do hábito intestinal ou flatulência. As crises de dor duravam cerca de 10 a 15 minutos, e durante as crises a paciente interrompia as atividades para repousar e apresenta palidez e fraqueza. Destacava plenitude pós-prandial e saciedade precoce, às vezes perda do apetite e piora da dor após ingestão de leite, refrigerantes e molhos de tomate industrializados. Durante os episódios de dor, procurava a enfermaria da escola, tomava chás, analgésicos, às vezes antiácidos e apresentava melhora.

ISDA: rinite alérgica desencadeada por poeira.

Exame físico: discreta sensibilidade epigástrica, sem outras anormalidades. Peso e estatura adequados para a idade.

Exames laboratoriais: os exames hematológicos, radiografia de abdome e exames endoscópicos realizados 2 semanas antes da consulta eram normais. O exame histológico apresentava apenas gastrite crônica inativa e *Helicobacter pylori* negativo nos espécimes das biópsias.

Hipótese diagnóstica: diante dos exames normais, considerou-se o diagnóstico de DF. A paciente não tinha sinais de alarme, mas apresentava todos os sintomas dos critérios de DF de Roma IV, com o subtipo da síndrome da dor epigástrica (Quadro 9.1).

Conduta: em razão da dor de forte intensidade, foram orientados: inibidor da bomba de prótons por 2 meses e procinético – domperidona – em virtude do quadro de saciedade precoce e plenitude pós--prandial, com intuito de favorecer o esvaziamento gástrico e, como medida higiênico-dietética, evitar irritantes gástricos.

Evolução: após 2 meses, a paciente apresentou melhora do sintoma de dor epigástrica, por esse motivo foi suspenso o inibidor de bomba de prótons e da domperidona. Porém, 1 mês após, a paciente voltou a apresentar plenitude pós-prandial com náuseas, sendo necessário o retorno do procinético, com bom resultado. A paciente foi orientada a manter o uso do procinético e das medidas higiênico-dietéticas e vem se mantendo assintomática, mas não tolera a retirada do procinético após 5 meses de seguimento.

Diagnóstico

O diagnóstico de DF é clínico, feito com base nas definições do Critério de Roma IV.[3] A positividade desse critério direciona a investigação para o tratamento dos sintomas (Quadro 9.1). Os sinais de alarme (Quadro 9.2) devem ser excluídos, assim como outras doenças crônicas que fazem parte do diagnóstico diferencial (Quadro 9.3). Quando há cronicidade dos sintomas, recomendam-se exames complementares. Uma seleção apropriada de exames complementares é recomendada com base no julgamento clínico e na presença ou não de sinais de alarme.[8]

Quadro 9.2 – Sintomas e sinais de alarme em crianças com dispepsia funcional.

- Dor persistente nos quadrantes superior, médio e inferior
- Disfagia
- Vômitos
- Sangramento nas fezes
- Doença perianal e história familiar de doença inflamatória intestinal
- Febre inexplicável
- Diarreia com despertar noturno
- Emagrecimento involuntário
- Desaceleração do crescimento linear
- Atraso da puberdade

Fonte: Thapar N, Benninga MA, Crowell MD et al., 2020.

Quadro 9.3 – Diagnóstico diferencial para dispepsia funcional.

- Refluxo gastroesofágico
- Esofagite eosinofílica
- Gastroparesia
- Enxaqueca abdominal
- Úlcera gástrica ou duodenal com ou sem *Helicobacter pylori*
- Gastroenterite eosinofílica
- Giardíase, supercrescimento bacteriano
- Doença celíaca
- Doença inflamatória intestinal
- Pancreatite
- Hepatite
- Discinesia biliar
- Púrpura de Henoch-Schönlein
- Má rotação com ou sem volvo
- Membrana duodenal
- Obstrução da junção ureteropélvica
- Vômitos psicogênicos
- Distúrbios alimentares

Fonte: Thapar N, Benninga MA, Crowell MD et al., 2020.

Consideramos a endoscopia digestiva alta (EDA) para excluir as causas orgânicas de dispepsia e especialmente no caso de fatores de risco ou sintomas de alarme. A EDA pode ser realizada durante um período sintomático e sem uso de medicamentos que atuem no estômago. A maioria das crianças com dispepsia não apresenta lesões das mucosas ao exame de EDA, associadas ou não à *Helicobacter pylori*. Portanto, esse exame deve ser individualizado.

O retardo do esvaziamento gástrico pode estar presente em até 70% das crianças com DF. Refluxo gastroesofágico, vômitos e flatulência podem coexistir com a DF e confundir o diagnóstico. A investigação deve ser individualizada.

O exame parasitológico e a ultrassonografia de abdome também fazem parte da propedêutica da DF. É essencial avaliar a presença de cofatores psicológicos, ambientais, dietéticos e o uso de medicamentos que possam ocasionar ou agravar a sintomatologia da DF.

Diagnóstico baseado nos casos clínicos

Uma avaliação clínica acurada e o exame físico completo possibilitam identificar o paciente com dor abdominal de causas orgânicas e funcionais e na escolha dos exames complementares. O conjunto de informações delimita os diagnósticos diferenciais. Em ambos os casos clínicos, o diagnóstico se baseou nos dados da anamnese e na ausência de anormalidades no exame endoscópico e histológico, e nos Critérios de Roma IV para DF; além dos exames laboratoriais e radiológicos que foram normais, descartando-se etiologia orgânica.

Terapia

O tratamento da DF pode ser subdividido em farmacológico, dietético e em terapia comportamental. Os novos tratamentos farmacológicos têm como base três pilares de acordo com o mecanismo de ação: os que atuam no esvaziamento gástrico (procinéticos); os que atuam na acomodação gástrica; e os que agem na sensação da dor visceral:[6]

1. **Procinéticos:** podem ser escolhidos quando a plenitude pós-prandial ou a saciedade precoce é o sintoma principal. Estudos mostraram que, após 6 meses de uso, as crianças apresentam melhora geral, melhora na redução na gravidade da dor abdominal e aumento do índice de motilidade antral. Entretanto, não há dados sobre o efeito na náusea, que é um sintoma importante na dispepsia funcional. Atenção especial deve ser dada ao seu uso em virtude da possibilidade de prolongamento do intervalo QT.[6]
2. **Acomodação gástrica:** os ansiolíticos tandospirona e buspirona e o antiemético aprepitanto têm efeito na acomodação gástrica, mas são utilizados somente em adultos.
3. **Dor visceral:** a inflamação ocasionada por eosinófilos e mastócitos, em geral, são de baixo grau, mas podem suceder em hiperalgesia visceral em algumas crianças. Quase 60% das crianças tratadas com montelucaste, um antagonista do receptor de leucotrienos, têm mostrado resposta positiva em comparação com placebo.[6] Mais recentemente, o cetotifeno, um estabilizador de mastócitos, vem sendo testado em crianças com dispepsia funcional associada à eosinofilia duodenal, mas sem resultados definitivos ainda.

Os inibidores da bomba de prótons (IBP) e os procinéticos são medicamentos de 1ª linha comumente usados. Os IBP são preferidos quando a dor epigástrica é o sintoma predominante.

Apesar da utilização, uma recente revisão sistemática para determinar a eficácia e a segurança das intervenções farmacológicas em crianças com distúrbios funcionais mostrou claramente a escassez de estudos controlados por placebo de alta qualidade. Por esse motivo, preconiza-se também uma abordagem biopsicossocial que envolve, além do tratamento medicamentoso, apoio psicológico e social e terapias complementares. Esses tratamentos não têm eventos adversos graves e podem ser eficazes em crianças com sintomas mais prolongados.[9]

Dieta e suplementos alimentares

Tratamentos que atuam no microbioma, como prebióticos, simbióticos, nutracêuticos e transplante fecal, requerem comprovação em estudos mais amplos. Raiz de gengibre e STW (Iberogast) – uma preparação à base de plantas contendo íberis, hortelã-pimenta e camomila – demonstraram-se, em estudos com adultos, eficazes no alívio dos sintomas de dispepsia.

Hipnose, terapia cognitivo-comportamental e ensaios com citalopram em crianças foram mais bem-sucedidos do que os medicamentos pró-motilidade como cisaprida e tegaserode, supressão de ácido com IBP.[9] Avanços psicológicos mais recentes, como terapia cognitivo-comportamental com base em exposição, terapia de aceitação e compromisso e meditação de atenção plena, estão sendo investigados para a dor funcional pediátrica. Por fim, terapias alternativas, como acupuntura, moxabustão, ioga e fisioterapia da coluna vertebral, também estão ganhando adesão no tratamento das doenças funcionais e DF.

Terapia baseada nos casos clínicos

Nos dois pacientes, a conduta terapêutica foi direcionada para o controle da dor abdominal epigástrica com uso de inibidor da bomba de prótons, mas associado à orientação sobre o aspecto funcional do quadro, sobre as condutas higiênico-dietéticas e, esporadicamente, a necessidade de medicamentos coadjuvantes.

Considerações finais

As várias terapias desenvolvidas nos últimos anos dão esperança de melhores tratamentos futuros das doenças funcionais pediátricas; entre elas, a DF. Com base na maioria das evidências atuais e na opinião de especialistas, a terapia não farmacológica pode ser a primeira tentativa de tratamento dos distúrbios funcionais pediátricos. No entanto, como a patogênese desses distúrbios permanece incerta em crianças, a estratégia de tratamento ideal não é conhecida. Até o momento, é preferível discutir uma abordagem individual, tanto para as terapias farmacológicas como para as opções não farmacológicas antes de se tomar uma decisão compartilhada com os pacientes.

Referências bibliográficas

1. Ford AC, Mahadeva S, Carbone MF et al. Functional dyspepsia. Lancet [Online]. 2020 Nov;396(10263):1689-702. doi: 10.1016/S0140-6736(20)30469-4.
2. Enck P, Azpiroz F, Boeckxstaens G et al. Functional dyspepsia. Nat Rev Dis Prim [Online]. 2017 Dec 21;3(1):17081. Disponível em: http://www.nature.com/articles/nrdp201781.
3. Hyams JS, Di Lorenzo C, Saps M et al. Childhood functional gastrointestinal disorders: child/adolescent. Gastroenterology. 2016 May 1;150(6):1456-68.e2.
4. Korterink JJ, Diederen K, Benninga MA et al. Epidemiology of pediatric functional abdominal pain disorders: a meta-analysis. PLoS One. 2015;10(5):126982.
5. Mani J, Madani S, Thomas R. Economic impact and prognostic factors of functional dyspepsia in children. J Pediatr Gastroenterol Nutr. 2020;70(4):e65-70.
6. Santucci NR, Saps M, Tilburg MA. New advances in the treatment of paediatric functional abdominal pain disorders. Lancet Gastroenterol Hepatol [Online]. 2020;5(3):316-28. doi: 10.1016/S2468-1253(19)30256-0.
7. Youssef NN, Atienza K, Langseder AL et al. Chronic abdominal pain and depressive symptoms: analysis of the national longitudinal study of adolescent health. Clin Gastroenterol Hepatol. 2008;6(3):329-32.
8. Thapar N, Benninga MA, Crowell MD et al. Paediatric functional abdominal pain disorders. Nat Rev Dis Prim. 2020;6:1-23.
9. Rexwinkel R, De Bruijn CMA, Gordon M et al. Pharmacologic treatment in functional abdominal pain disorders in children: a systematic review. Pediatrics [Online]. 2021;147. Disponível em: www.aappublications.org/news.

Capítulo 10

Doença Celíaca

**Vera Lucia Sdepanian
Clarice Blaj Neufeld
Jôbert Kaiky da Silva Neves**

Introdução

A doença celíaca (DC) é definida como uma doença sistêmica autoimune, mediada por linfócito T-*helper* tipo 1 (Th1), que ocorre em indivíduos geneticamente predispostos expostos ao glúten e às prolaminas relacionadas, assim como a outros fatores ambientais.[1]

Os principais determinantes de susceptibilidade genética correspondem aos heterodímeros HLA DQ2 e DQ8 que estão presentes em mais de 95% dos pacientes com DC.[2] Vale ressaltar que ter predisposição genética não significa ter DC, uma vez que estes haplótipos, HLA DQ2 e/ou DQ8, podem estar presentes em cerca de 50% da população geral, como demonstrou um estudo brasileiro com 404 doadores de sangue, nas cidades de São Paulo e Jundiaí.[3]

A atual conscientização, o crescente desenvolvimento e a disponibilidade dos testes sorológicos resultaram no aumento considerável da incidência da doença e no melhor conhecimento sobre a distribuição das suas características clínicas e epidemiológicas. Na população geral mundial, a prevalência da DC é estimada em cerca de 1%, sendo a maior prevalência na Europa (0,8%) e Oceania (0,8%) e a menor prevalência na América do Sul (0,4%).[4] Ela acomete pacientes de todas as faixas etárias, desde a primeira infância até a velhice, em dois picos: o primeiro ocorre após a introdução de glúten nos primeiros 2 anos de vida; e o segundo na 2ª ou 3ª década de vida.[5]

Caso clínico 1

Escolar de 5 anos de idade, sexo feminino, procedente da região metropolitana de São Paulo, com queixa de diarreia há 2 anos. Paciente sem intercorrências gestacionais e neonatais. Mãe com história de tiroidite autoimune e avó materna com diabetes *mellitus* tipo 1 (DM1). Não apresentava histórico prévio de comorbidades, internações nem uso de medicações diárias.

Pais relataram que, por volta dos 3 anos e meio de idade, após 6 meses do início da diarreia, procuraram o pediatra no serviço primário de saúde, mas que, em razão da pandemia da covid-19, não foi possível o agendamento. Associada ao quadro diarreico, com fezes líquidas diárias, totalizando cerca de três episódios ao dia, a paciente apresentava distensão abdominal.

Caso clínico 1 (continuação)

Com aproximadamente 9 meses de sintomas, os pais conseguiram uma consulta via telemedicina, realizada pelo médico de família e comunidade que, durante a anamnese, percebeu que a família utilizava água de poço artesiano para preparo das refeições, higiene dos alimentos e também para beber. Fez, então, a hipótese diagnóstica de parasitose intestinal, tratando a paciente de forma empírica com albendazol por 5 dias. Durante a consulta, a mãe relatou que percebeu perda ponderal na paciente, pois notou que as roupas da criança estavam mais folgadas e algumas ainda precisavam ser ajustadas. Mas por se tratar de uma consulta via telemedicina, as medidas antropométricas não puderam ser realizadas.

Três meses após a consulta de telemedicina e a instituição do tratamento para parasitose intestinal, sem melhora, a paciente é levada a uma consulta presencial com o pediatra geral.

Na anamnese, os pais referem agravamento da diarreia, uma perceptível piora da perda ponderal, o surgimento de aftas orais e lesões de pele pruriginosas. Durante a avaliação antropométrica, notam-se: peso no Z escore -2,6; e estatura no Z escore-1,8. Ao exame físico: paciente em estado geral regular; emagrecida; hipocorada; acianótica; e anictérica. Abdome: escavado; sem circulações colaterais; ruídos hidroaéreos aumentados; indolor; e sem massas palpáveis. Pele com presença de lesões papulocrostosas, escoriadas e pruriginosas nos cotovelos, joelhos e glúteos. Sem outras alterações nos demais sistemas.

Na realização da anamnese, os familiares referem que, com a ingesta de leite e derivados pela criança, há piora da diarreia e da distensão abdominal. O pediatra, então, orienta uma dieta com baixo teor de lactose e encaminha a paciente para avaliação do gastroenterologista pediátrico, a qual não conseguiu agendar. Optaram, então, por procurar um pronto-socorro infantil (PSI) de um hospital terciário em São Paulo. A paciente deu entrada no PSI. Na abordagem diagnóstica inicial, no PSI, diante de toda essa história, foram solicitados exames complementares e internação hospitalar para posterior interconsulta da equipe de gastroenterologia pediátrica.

Os exames gerais solicitados no PSI evidenciaram: anemia (hemoglobina de 7,8; hematócrito de 23,4; velocidade de hemossedimentação (VCM) e baixa concentração de hemoglobina corpuscular média (CHCM)), sem outras alterações no hemograma; albumina de 2,8; eletrólitos normais; aguardando resultados de sorologia para vírus da imunodeficiência humana (HIV), vírus Epstein-Barr (EBV), citomegalovírus (CMV), imunoglobulinas totais (IgG, IgA, IgM e IgE) e coprocultura. Diante do quadro de diarreia crônica, com perda ponderal, associada a lesões aftoides em cavidade oral e medidas prévias, foram solicitados exames para completar os já previamente solicitados: calprotectina fecal; endoscopia digestiva alta (EDA); colonoscopia; anticorpo antitransglutaminase tecidual da classe IgA; radiografia de tórax e *cavum*; teste tuberculínico (PPD – *purified protein derivative*); complemento total (CH50); e parasitológico de fezes. Outros achados no exame físico como hipotrofia muscular, irritabilidade e musculatura glútea diminuída foram encontrados.

Entre os exames subsidiários, os resultados encontrados foram: anticorpo antitransglutaminase tecidual da classe IgA > 4 vezes o limite superior da normalidade; IgA total normal, assim como as demais imunoglobulinas; calprotectina fecal de 105 mcg/g fezes; EDA com macroscopia evidenciando redução considerável das pregas duodenais; e biópsia classificada como Marsh 3b. A avaliação das lesões de pele pela equipe de dermatologia pediátrica, seguida por biópsias, demonstrou microabcessos neutrofílicos com discretos descolamentos subepidérmicos e a imunofluorescência direta revelou depósitos granulosos de IgA nas lesões. Os demais exames complementares não apresentaram alterações significativas para auxílio diagnóstico. Perante os achados clínicos e exames complementares disponíveis, foi confirmado o diagnóstico de DC, com resposta e recuperação nutricional progressivas após a instituição de dieta isenta de glúten e correção das deficiências de micronutrientes associadas.

 Caso clínico 2

Paciente do sexo feminino, 4 anos e 6 meses de idade, procedente de São Paulo, com queixa de estar tratando anemia desde os 3 anos e 6 meses de idade sem resposta. Há 1 ano feito diagnóstico de anemia ferropriva e tratava com ferro medicamentoso por via oral, sem melhora. Foi encaminhada pela hematologista, que acompanhava a paciente há 8 meses, para o serviço de gastroenterologia pediátrica. Trazia os seguintes exames:

Caso clínico 2 (continuação)

- **Aos 4 anos de idade:** hemoglobina = 7,8 g/dL; microcitose +++; hipocromia +++; anisocitose +++; ferro sérico = 9 μg/dL e ferritina = 1 μg/L. Iniciou ferro oral (ferripolimaltose) em dose terapêutica.
- **Aos 4 anos e 5 meses:** hemoglobina = 8 g/dL; microcitose +++; hipocromia +++; anisocitose +++; ferro sérico = 11 μg/dL e ferritina = 2 μg/L.

No serviço de gastroenterologia pediátrica, a mãe referia que a paciente apresentava apatia, anorexia desde 2 anos de idade, não ganhava peso e estatura adequadamente; referia que a barriga era inchada, que evacuava uma vez por dia, fezes de consistência normal, de cor escurecida, e que teve vômitos durante 1 ano até há 3 meses atrás. Antecedente familiar com tipo paterno com lúpus eritematoso.

Ao exame físico: peso = 16 kg (escore Z de peso/idade = -0,92); estatura = 102 cm (escore Z de estatura/idade = -0,49); estado geral regular; apática; descorada ++++; hidratada; eupneica; cabelos finos e quebradiços; abdome distendido com ruídos hidroaéreos aumentados; fígado e baço não palpáveis e inspeção anal sem alterações.

Feita a hipótese diagnóstica de anemia ferropriva resistente à ferroterapia oral − DC −, solicitado anticorpo antitransglutaminase tecidual da classe IgA = 81 UI (reagente > 18 UI) e imunoglobulina A = 289. Foi, então, indicada a biópsia de intestino delgado por pinça da endoscopia digestiva alta (EDA), que demonstrou, na segunda porção do duodeno, atrofia vilositária total, com hipertrofia críptica, e número de linfócitos intraepiteliais > 25/100 enterócitos (igual a 38/100 enterócitos), Figura 10.1.

Estabelecido o diagnóstico de DC, e iniciado o tratamento com dieta totalmente sem glúten. Após 1 mês de tratamento: peso = 17,2 kg (+ 1,2 kg) e estatura = 104 cm (+ 2 cm). A mãe informou que, após 3 semanas do tratamento, as professoras pediram a ela que comparecesse na escola para esclarecer o que estava acontecendo com a criança cujo comportamento se tornara extremamente ativo, totalmente oposto ao que apresentava antes. Ao exame físico: bom estado geral; paciente ativa; conversando e brincando na sala; descorada +++; cabelos com mais brilho; e constatava-se presença de cabelos novos no couro cabeludo. Após 6 meses de tratamento com dieta sem glúten e ferro oral, os exames laboratoriais de hemograma, ferritina, anticorpo antitransglutaminase da classe IgA estavam normais e, após 1 ano de tratamento, a biópsia de intestino delgado estava com arquitetura vilositária totalmente normal e linfócitos intraepiteliais iguais a 9/100 enterócitos.

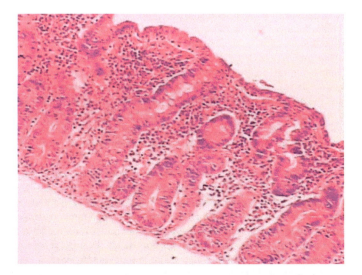

Figura 10.1. Biópsia da segunda porção do duodeno evidenciando atrofia total da vilosidade, com hipertrofia críptica.
Fonte: Acervo da autoria do capítulo.

Caso clínico 3

Paciente de 2 anos de idade, sexo masculino, com síndrome de Down (trissomia do 21), filho de pais hígidos e não consanguíneos. Nascido no interior de São Paulo, de parto vaginal, a termo, sem intercorrências gestacionais ou neonatais, exceto por um discreto sopro cardíaco. Durante a gestação, ultrassonografia obstétrica com translucência nucal de 4 mm, sem outros achados. Ecocardiograma realizado ainda no alojamento conjunto evidenciou uma comunicação interventricular em posterior seguimento com cardiologista pediátrico, da qual houve resolução sem repercussões hemodinâmicas ou necessidade de correção cirúrgica. Teste do pezinho sem alterações, liberação de mecônio ainda em alojamento conjunto, com 18 horas de vida.

Durante os 2 primeiros anos de vida, o paciente não apresentou internações ou intercorrências, não fazia uso de medicações continuamente. Realizava rotineiramente fisioterapia motora e consultas regulares com o pediatra. Esteve em aleitamento materno exclusivo até 6 meses de vida, com introdução alimentar realizada a partir de então. Nos gráficos de crescimento para SD (população brasileira), o paciente está dentro do escore de normalidade para peso, estatura e índice de massa corpórea (IMC).

Por volta de 18 meses de vida, a mãe notou que o paciente apresentava dificuldade para evacuar associada a esforço moderado, com fezes oscilando entre bristol tipo 1 e 2, a cada 2 dias. Refere que episódios parecidos já haviam ocorrido 6 meses atrás, mas que melhoraram parcialmente após o uso de supositório de glicerina. Junto a esse quadro, os pais notaram que a criança apresentava o abdome distendido em comparação aos meses anteriores. Procuraram o pediatra, que, durante a consulta, notou uma dieta com predomínio de carboidratos simples (arroz branco, massas e pães), sucos naturais, leite de vaca e pobre em verduras, legumes, proteínas e frutas. Passou orientações alimentares, como introdução de alimentos laxativos e hidratação adequada e prescreveu polietilenoglicol 4.000 na dose de 0,6 g/kg, 1 vez ao dia. No entanto, o paciente apresentou pouca resposta às orientações e medidas realizadas e, mesmo após 4 semanas, mantinha fezes bristol tipo 2 a cada 2 dias. O pediatra, então, sugeriu que se retirassem o leite de vaca e derivados da dieta da criança, aventando uma hipótese de alergia à proteína do leite de vaca (APLV) com manifestação de constipação intestinal. Após cerca de 6 semanas de exclusão, não houve nenhuma melhora relatada na consulta de retorno, assim o paciente foi encaminhado ao gastroenterologista pediátrico.

Em consulta com o gastroenterologista, a família refere toda a história e traz exames solicitados pelo pediatra assistente. Atualmente, em uso de polietilenoglicol 4.000 na dose de 1 g/kg, associado leite de magnésio há cerca de 2 semanas, introduzido por conta própria pelos pais. Apesar do tratamento, o paciente continua com fezes bristol tipo 2, em grande volume, só que agora diariamente, mantendo o esforço. Os exames subsidiários evidenciaram: anemia (hemoglobina de 9,3; hematócrito de 27,5 com volume corpuscular médio (VCM) e CHCM baixa), sem outras alterações no hemograma; ferritina baixa; função tireoidiana normal; aminotransferases discretamente elevadas (AST e ALT duas vezes o limite superior da normalidade); fosfatase alcalina (FA) e gamaglutamil transferase (GGT) normais; ultrassonografia de abdome sem alterações. Realizado recordatório alimentar, notam-se poucas mudanças em relação à dieta relatada ao pediatra. Ao exame físico: hipocorado; acianótico; anictérico; abdome distendido, sem circulação colateral, indolor à palpação superficial e profunda; ausência de massas; anuscopia com discreta fissura anal; toque retal com fezes em ampola retal. Sem outros achados contributivos no restante do exame.

Nesse contexto de constipação intestinal refratária ao tratamento medicamentoso, com função tireoidiana normal em paciente com SD, o gastroenterologista pediátrico decidiu prosseguir a investigação e solicitou imunoglobulina A e antitransglutaminase IgA, após aventar a hipótese de doença celíaca. Resultados: IgA total dentro do valor de normalidade; e antitransglutaminase IgA > 12 vezes que o limite superior da normalidade. Em virtude da indisponibilidade de EDA na região e frente ao resultado de antitransglutaminase IgA, o gastroenterologista solicita, numa segunda amostra de sangue, o antiendomísio IgA; sendo este positivo, confirmando, assim, a hipótese de doença celíaca. Após retirada do glúten da dieta, o paciente se apresenta com evolução favorável da constipação intestinal, fezes diárias bristol tipo 4 e normalização dos valores de aminotransferases após 6 meses de seguimento com o gastroenterologista pediátrico.

Diagnóstico

O quadro clínico da DC se caracteriza por um amplo espectro de manifestações clínicas que podem ser gastrointestinais e extraintestinais, assim como pacientes que pertencem aos grupos de risco para essa enfermidade (Quadro 10.1).[1,6]

Quadro 10.1 – Manifestações clínicas gastrointestinais, extraintestinais e grupos de risco para doença celíaca.

Sinais e sintomas gastrointestinais	• Diarreia • Vômitos recorrentes • Distensão abdominal • Flatulência • Dor abdominal crônica ou intermitente • Constipação
Sinais e sintomas extraintestinais	• Anemia ferropriva refratária à ferroterapia oral, anemia por deficiência de folato ou de vitamina B12, equimoses, petéquias • Baixa estatura, retardo do desenvolvimento puberal • Redução da densidade mineral óssea segundo a idade cronológica, hipoplasia do esmalte dentário, fratura óssea, artralgia, artrites, miopatia, tetania • Dermatite herpetiforme • Estomatite aftosa recorrente • Enxaqueca, epilepsia com calcificação cerebral parieto-occipital bilateral, ataxia relacionada ao glúten, neuropatia periférica, irregularidade menstrual, amenorreia, infertilidade, abortos de repetição • Depressão, autismo • Enzimas hepáticas elevadas, fraqueza, emagrecimento sem causa aparente, edema de aparição abrupta após estresse infeccioso ou cirúrgico
Grupos de risco	• Familiares de 1º grau de celíacos • Doenças autoimunes: diabetes *mellitus* tipo 1, tireoidite de Hashimoto, déficit seletivo de imunoglobulina A, síndrome de Sjögren, alopecia *areata*, artrite reumatoide, hepatite autoimune, miocardite autoimune, pericardite autoimune, psoríase, vitiligo, lúpus eritematoso sistêmico, artrite crônica juvenil • Síndrome de Down • Síndrome de Turner • Síndrome de Williams

Fonte: Adaptado de Husby S, Koletzko S, Korponay-Szabó IR et al.; ESPGHAN Working Group on Coeliac Disease Diagnosis; ESPGHAN Gastroenterology Committee, 2012 e Hill ID, Fasano A, Guandalini S et al., 2016.

Os pacientes com suspeita clínica, isto é, aqueles com manifestações gastrointestinais, extraintestinais e os grupos de risco para DC, devem ser submetidos aos exames sorológicos mais sensíveis e específicos que são o anticorpo antitransglutaminase tecidual 2 da classe IgA – teste mais barato e de fácil execução por ser do tipo enzimaimunoensaio (ELISA) – **ou** o anticorpo antiendomísio da classe IgA – teste mais caro, que depende da experiência do examinador para ler uma lâmina de imunofluorescência indireta.[1,6]

O anticorpo antitransglutaminase tecidual 2 da classe IgA é considerado o teste de escolha para indicar qual paciente deverá realizar a biópsia de intestino delgado.[1,7-9] Sempre que se solicitar esse teste, também deve-se pedir a dosagem da imunoglobulina A para se ter certeza de que não há deficiência total de IgA.

A deficiência total de IgA é a principal causa de resultados falso-negativos dos anticorpos supramencionados.[1,6] Os anticorpos antigliadina desamidada não são superiores aos anticorpos previamente mencionados, exceto no caso de lactentes menores de 2 anos em que o anticorpo antigliadina desamidada da classe IgG teria maior sensibilidade.[10]

Deve-se considerar que a utilidade dos testes sorológicos dependerá da ingestão de glúten. No caso de esta ser escassa, há risco de seronegatividade.[1,6]

Deve-se refletir sobre o controle de qualidade dos exames sorológicos para doença celíaca. Os anticorpos antitransglutaminase tecidual 2 da classe IgA e o antiendomísio da classe IgA não são estandardizados, consequentemente, observam-se variações do mesmo teste entre diversos laboratórios. Outra consideração refere-se ao fato de a maioria dos laboratórios brasileiros, assim como de outros países, não considerar o cálculo adequado da curva de calibração para incluir o valor dez vezes superior ao limite superior da normalidade. O que dificulta seguir a sugestão do consenso da ESPGHAN (Sociedade Europeia de Gastroenterologia Pediátrica, Hepatologia e Nutrição).[6,7]

Segundo o consenso da ESPGHAN, **excepcionalmente**, poder-se-ia evitar a realização da biópsia de intestino delgado naqueles pacientes sintomáticos ou assintomáticos com concentração do anticorpo antitransglutaminase da classe IgA superior a dez vezes o limite superior de normalidade desse teste e, em outro momento, um exame do anticorpo antiendomísio da classe IgA positivo, sendo que a decisão de não realização da biópsia deveria ser compartilhada entre o médico e os familiares/criança.[7]

Vale ressaltar que o consenso da NASPGHAN (Sociedade Norte-Americana de Gastroenterologia Pediátrica, Hepatologia e Nutrição), como também o consenso da Sociedade Britânica de Gastroenterologia, não valoriza o nível do anticorpo antitransglutaminase tecidual 2 da classe IgA para eventualmente não indicar a realização da biópsia de intestino delgado. Essas últimas Sociedades advogam que a biópsia de intestino delgado é o padrão-ouro para o diagnóstico de DC, conforme será mencionado a seguir.[1,8,9]

Com respeito ao estudo genético, os heterodímeros HLA DQ2 e DQ8 têm alto valor preditivo negativo, isto é, na ausência destes, é muito pouco provável a ocorrência de DC.[1,7]

Quanto à biópsia de intestino delgado, recomenda-se obter biópsias múltiplas da porção mais distal do duodeno, segunda ou terceira porção do duodeno (mínimo de quatro amostras) e do bulbo (mínimo de uma amostra).[1,7]

O consumo de glúten por parte do paciente que fará a biópsia de intestino delgado deve ser verificado porque se houver baixo consumo, esse exame não será fidedigno e poderá até ser normal nos pacientes que têm DC.[11]

O diagnóstico de DC é confirmado com a biópsia de duodeno que apresenta aumento do número dos linfócitos intraepiteliais, isto é, igual ou acima de 25 para cada 100 enterócitos,[12] e presença de atrofia vilositária.[1,7-9,11,13]

Diagnóstico baseado nos casos clínicos

Os casos clínicos 1, 2 e 3 ilustram as formas de apresentação da DC, respectivamente, manifestações gastrointestinais, extraintestinais e grupo de risco para DC.

Caso clínico 1 – Há predomínio de sintoma diarreico crônico, associado à alteração da antitransglutaminase e endoscopia com biópsia de duodeno Mash 3b, isto é, atrofia vilositária moderada. O atraso no diagnóstico foi um ponto relevante neste paciente. Frequentemente, estamos diante de pacientes com diagnósticos retardados e, no caso em questão, a pandemia da covid-19 aumentou a dificuldade de acesso ao especialista.

Caso clínico 2 – A paciente tem anemia ferropriva não responsiva à ferroterapia oral. Nestes casos, inicialmente, devem-se solicitar o anticorpo antitransglutaminase da classe IgA e a imunoglobulina A para investigar doença celíaca e, se sorologia sugestiva, pedir a biópsia do intestino delgado. Ressaltamos que se devem investigar todos os que têm anemia ferropriva e que, tomando corretamente o ferro oral, não apresentam resposta satisfatória.

Caso clínico 3 – Estamos diante de um paciente com SD e constipação intestinal. Nesse grupo de pacientes, está indicado o rastreio da DC. A alteração dos valores das aminotransferases é outro fator que, somado ao contexto clínico, requer atenção e uma investigação correta, da qual faz parte a triagem para DC.

Terapia

A total exclusão do glúten da dieta é o único tratamento eficaz para os pacientes com DC. Vale ressaltar que a exclusão só deve ser realizada após a confirmação diagnóstica. A orientação, a conscientização e o apoio aos pacientes sobre a dieta isenta de glúten são alguns dos pilares de toda a história natural da DC.[14] Os custos elevados para manutenção da dieta, as deficiências nutricionais e as barreiras sociais e psicológicas são alguns dos desafios enfrentados pelos pacientes e que fragilizam a completa adesão à dieta e, naqueles expostos ao glúten, mesmo de forma acidental, impedem um controle adequado da doença.[15]

A dieta sem glúten consiste na retirada completa, e para toda a vida, de trigo, centeio, cevada e do malte (um subproduto da cevada).[1,6] Vale ressaltar que como a aveia é, em geral, contaminada com o trigo, ela também deve ser eliminada da dieta; caso seja garantido que a aveia não está contaminada com o trigo, ela pode ser consumida pelo paciente com DC.[16]

A dieta do indivíduo com doença celíaca deverá atender às necessidades nutricionais de acordo com a idade. A alimentação permitida ao celíaco consiste em: arroz; grãos (feijão, lentilha, soja, ervilha, grão de bico); óleo; azeite; vegetais; hortaliças; frutas; tubérculos (batata, mandioca, cará, inhame); ovos; carnes (bovina, suína, peixes e aves); leite e derivados.[17]

O glúten pode ser substituído pelas farinhas dos seguintes alimentos: milho (farinha de milho, amido de milho, fubá); arroz (farinha de arroz); batata (fécula de batata); e mandioca (farinha de mandioca, polvilho doce, polvilho azedo, tapioca). Milete, quinoa e amaranto também são permitidos.[16]

Não há fundamento no movimento existente hoje, principalmente em redes sociais, para o paciente com doença celíaca evitar a exposição cutânea ou respiratória ao trigo. A frequência da sensibilização (IgE específica ≥ 0,35 kUA/L) ao trigo nas crianças com doença celíaca foi baixa, igual a 4%, à semelhança da sensibilização ao trigo na população geral.[18] Portanto, somente a minoria dos pacientes com doença celíaca, que também apresenta alergia ao trigo, deve evitar esse tipo de exposição.

Parte considerável dos pacientes celíacos não está satisfeita com a dieta sem glúten em decorrência do impacto negativo em sua qualidade de vida e busca por tratamentos alternativos. A compreensão sobre a patogenicidade está cada vez mais clara e permitiu a identificação de diversos alvos para futuras terapias, como as abordagens tolerogênicas, a instituição de vacinas cujo desenvolvimento está em curso e alguns possíveis medicamentos, todos ainda em ensaios clínicos.[19] À medida que novas terapias são pesquisadas, estratégias complementares também são estudadas e estruturadas, como a modulação do microbioma intestinal (MI), que está envolvida na gênese e na perpetuação do processo inflamatório intestinal em diversas doenças crônicas.[20]

A disbiose intestinal foi relatada em pacientes DC, com ou sem dieta de restrição de glúten adequada e há um crescente interesse em se compreender se os probióticos também podem ser considerados uma estratégia de modular a MI para um estado anti-inflamatório.[20] No entanto, há escassez de dados para apoiar seu uso no tratamento da DC, carecendo de estudos para a melhor compreensão das formulações de cepas terapêuticas, sua dose e tempo de tratamento.[21] A atenção e o suporte diante de sinais e sintomas psicológicos são outros pilares do tratamento dos pacientes celíacos em virtude da maior prevalência de transtornos depressivos e de déficit de atenção.[22]

Terapia baseada nos casos clínicos

Em todos os casos clínicos, houve resolução dos sintomas após a instituição da dieta isenta de glúten. O suporte nutricional, incluindo o tratamento da anemia ferropriva e/ou de outros déficits de micro ou macronutrientes, também é fundamental. O objetivo da dieta totalmente sem glúten é evitar a ocorrência das complicações não malignas e malignas da DC.[23]

Considerações finais

A suspeita de DC deve fazer parte das hipóteses diagnósticas dos pediatras gerais frente a queixas gastrointestinais, extraintestinais ou nos grupos de risco para DC. O pediatra deverá solicitar o anticorpo antitransglutaminase da classe IgA e a dosagem da imunoglobulina A para rastrear os possíveis indivíduos com doença celíaca. Posteriormente, o encaminhamento ao gastroenterologista pediátrico é importante para confirmação da DC, assim como posterior tratamento e acompanhamento, este devendo se estender ao longo da vida. A exclusão do glúten da dieta é mandatória e necessária para o controle da doença, o que evitará a ocorrência das complicações.

Referências bibliográficas

1. Hill ID, Fasano A, Guandalini S et al. NASPGHAN clinical report on the diagnosis and treatment of gluten-related disorders. J Pediatr Gastroenterol Nutr. 2016 Jul;63(1):156-65.
2. Green PHR, Lebwohl B, Greywoode R. Celiac disease. J Allergy Clin Immunol. 2015;135(5):1099-106.
3. Muniz JG, Sdepanian VL, Fagundes Neto U. Prevalence of genetic susceptibility for celiac disease in blood donors in São Paulo, Brazil. Arq Gastroenterol. 2016 Oct-Dec;53(4):267-72.
4. Singh P, Arora A, Strand TA et al. Global prevalence of celiac disease: systematic review and meta-analysis. Clin Gastroenterol Hepatol. 2018 Jun;16(6):823-36.e2.
5. Sahin Y. Celiac disease in children: a review of the literature. World J Clin Pediatr. 2021 Jul 9;10(4):53-71.
6. Husby S, Koletzko S, Korponay-Szabó IR et al.; ESPGHAN Working Group on Coeliac Disease Diagnosis; ESPGHAN Gastroenterology Committee. European Society for Pediatric Gastroenterology, Hepatology, and Nutrition guidelines for the diagnosis of coeliac disease. J Pediatr Gastroenterol Nutr. 2012;54(1):136-60.
7. Husby S, Koletzko S, Korponay-Szabó I et al. European Society Paediatric Gastroenterology, Hepatology and Nutrition guidelines for diagnosing coeliac disease, 2020. J Pediatr Gastroenterol Nutr. 2020;70(1):141-56.
8. Kurien M, Ludvigsson JF, Sanders DS. BSG guidelines: a no biopsy strategy for adult patients with suspected coeliac disease: making the world gluten-free. Gut. 2015;64(6):1003-4.
9. Ludvigsson JF, Bai JC, Biagi F et al.; BSG Coeliac Disease Guidelines Development Group; British Society of Gastroenterology. Diagnosis and management of adult coeliac disease: guidelines from the British Society of Gastroenterology. Gut. 2014;63(8):1210-28.
10. Assandri R, Montanelli A. Diagnosis of gluten-related enteropathy in a newborn: how and when? Gastroenterol Hepatol Bed Bench. 2019;12(4):278-86.
11. Lagana SM, Bhagat G. Biopsy diagnosis of celiac disease: the pathologist's perspective in light of recent advances. Gastroenterol Clin North Am. 2019;48(1):39-51.
12. Rostami K, Marsh MN, Johnson MW et al. ROC-king onwards: intraepithelial lymphocyte counts, distribution and role in coeliac disease mucosal interpretation. Gut. 2017 Dec;66(12):2080-6.
13. Ensari A, Marsh MN. Diagnosing celiac disease: a critical overview. Turk J Gastroenterol. 2019 May;30(5):389-97.
14. Aljada B, Zohni A, El-Matary W. The gluten-free diet for celiac disease and beyond. Nutrients. 2021 Nov 9;13(11):3993.
15. Bascuñán KA, Vespa MC, Araya M. Celiac disease: understanding the gluten-free diet. Eur J Nutr. 2017 Mar;56(2):449-59.
16. Sdepanian VL, Scaletsky IC, Fagundes Neto U et al. Assessment of gliadin in supposedly gluten-free foods prepared and purchased by celiac patients. J Pediatr Gastroenterol Nutr. 2001;32(1):65-70.
17. España. Ministerio de Sanidad, Servicios Sociales e Igualdad, Servicio de Evaluación del Servicio Canario de la Salud (SESCS); Grupo de Trabajo del Protocolo para el Diagnóstico Precoz de la Enfermedad Celíaca. Protocolo para el diagnóstico precoz de la enfermedad celíaca. España: Ministerio de Sanidad, Servicios Sociales e Igualdad, 2018.
18. Lanzarin CMV, Silva NOE, Venturieri MO et al. Celiac disease and sensitization to wheat, rye and barley: should we be concerned? Int Arch Allergy Immunol. 2020 Dec;15:1-7.

19. Vaquero L, Rodríguez-Martín L, León F et al. New coeliac disease treatments and their complications. Gastroenterol Hepatol. 2018 Mar;41(3):191-204.
20. Caio G, Lungaro L, Segata N et al. Effect of gluten-free diet on gut microbiota composition in patients with celiac disease and non-celiac gluten/wheat sensitivity. Nutrients. 2020 Jun 19;12(6):1832.
21. Chibbar R, Dieleman LA. The gut microbiota in celiac disease and probiotics. Nutrients. 2019 Oct 5;11(10):2375.
22. Wahab RJ, Beth SA, Derks IPM et al. Celiac disease autoimmunity and emotional and behavioral problems in childhood. Pediatrics. 2019 Oct;144(4):e20183933.
23. Malamut G, Cellier C. Complications of coeliac disease. Best Pract Res Clin Gastroenterol. 2015 Jun;29(3):451-8.

Capítulo 11

Doença Inflamatória Intestinal – Doença de Crohn

Vera Lucia Sdepanian
Maraci Rodrigues

Introdução

O diagnóstico da doença inflamatória intestinal (DII) é complexo, incluindo a apresentação típica da doença de Crohn (DC), da colite ulcerativa (CU), de fenótipos atípicos de CU e da DII não classificada (DIINC).[1]

O diagnóstico preciso da DC pediátrica segue os Critérios de Porto modificados.[1] Em situações específicas como em crianças com DII infantil (0 a 2 anos)[2] e em pacientes com doença predominantemente colônica, o diagnóstico de DC poderá ser confundido com o da CU ou permanecer por algum tempo com o diagnóstico de DIINC.[1]

As manifestações clínicas de retardo do crescimento e de atraso puberal são frequentes, exclusivos e podem preceder os sintomas gastrointestinais na DC pediátrica.[1]

A escolha do tratamento da DC pediátrica deve ser individualizada, dependendo do tipo do fenótipo não fistulizante não estenosante, estenosante ou penetrante da doença, e pela presença de fatores de riscos adicionais, permitindo classificar o paciente em baixo, médio e alto de risco de complicações durante a evolução da doença.[3]

 Caso clínico 1

Paciente do sexo feminino, 8 anos, natural e procedente da zona leste de São Paulo. Forte dor abdominal, intermitente há 1 ano e diarreia há 6 meses. Previamente hígida, iniciou com **dor abdominal** aos 7 anos e **diarreia mucossanguinolenta** de seis a oito vezes/dia, **despertar noturno**, **urgência para evacuar**, inapetência e **perda de 3 kg desde os 7 anos e 6 meses**. Avaliada na Unidade Básica de Saúde (UBS) com uso de antiparasitário. **Picos febris** (38 a 38,5 °C), intermitentes, no último mês. Encaminhada para ambulatório de gastroenterologia pediátrica.

História sobre os diferentes aparelhos: estado geral: **abatida, emagrecida, palidez e adinamia**; várias **aftas orais**; artralgias – coxofemoral, joelhos, tornozelos, assimétrica, intermitente; **AP**: ndn; **AF**: primo de 1º grau portador de **DC**; mãe portadora de **diabetes** *mellitus* **tipo 1**; vacinas – ausência das vacinas de varicela e febre amarela.

Exame físico: descorada ++/4+, palidez ++/4+, emagrecida, hidratada, **abatida**, anictérica, eupneica, afebril; orofaringe: **várias aftas orais**; tecido celular subcutâneo **escasso**; ausência de adenopatia; P = MV+, sem RA; C = BRNF 2T, sem sopros; abdômen – escavado, RHA+ aumentados, DB negativo, sem visceromegalias; pele – ndn; ânus – tópico, sem lesões; membros inferiores e superiores: boa perfusão periférica, sem edema.

Caso clínico 1 (*continuação*)

Escore Z da estatura: 126 cm = 0.
Escore Z do índice de massa corporal (IMC): 15,1 < -2 (peso = 24 kg) = magreza.
Aferições: pressão arterial = 90 × 60 mmHg; frequência cardíaca = 88 bpm; frequência respiratória = 24 ipm.

Diagnósticos:
1. Sindrômico: diarreia crônica mucossanguinolenta.
2. Etiológico: doença inflamatória intestinal.
3. Fisiopatológico: má-absorção, alteração nutricional e anemia.
4. Topográfico: tratos gastrointestinal e extraintestinal.
5. Anatômico: intestino delgado e grosso.
6. Diferencial:
   - DII (DC, CU)?
   - Colites infecciosas específicas?
   - Polipomatose múltipla familiar?

Exames laboratoriais:
- Hemograma completo, plaquetas, velocidade de hemossedimentação e proteína C-reativa: anemia hipocrômica e microcítica moderada, com elevação de VHS e PCR – sugestivo de anemia ferropriva por sangramento intestinal e processo inflamatório.
- Ferropenia, hipoalbuminemia: perda e exsudação por inflamação da mucosa intestinal.
- Eletrólitos, ureia e creatinina e enzimas hepáticas normais.
- Ileocolonoscopia: íleo terminal – **presença de úlceras aftoides extensas** de 0,5 a 2 cm, com 70% da superfície afetada e 70% da superfície ulcerada; transverso – aparentemente normal; cólon ascendente, sigmoide e reto – idem ao íleo (sugestivo de DC).
- EDA: endoscopicamente normal.
- Biópsias do esôfago estômago duodeno: sem alterações significativas.
- Biópsias do íleo, ceco, cólons e reto: aumento do infiltrado **inflamatório linfoplasmocitário**, com presença de neutrófilos agredindo o epitélio glandular (**criptites**) e **microabscessos** ao **lado de áreas normais** em biópsias de mesma localização anatômica; **úlceras aftoides** em cima de folículos linfoides, com formação de **granuloma não caseoso** na junção da mucosa com a submucosa. Imuno-histoquímica para citomegalovírus, herpes simples negativo, pesquisa de bacilo álcool-acidorresistente negativos. Conclusivo de DC.
- Enterotomografia computadorizada (entero-TC): espessamento das paredes do íleo terminal, submucosa e do mesentério (muito importante a avaliação do delgado para confirmar o comprometimento do íleo terminal, muito frequente na DC, afastados fístulas, estenoses e abscessos intra-abdominais).
- Calprotectina fecal: 4.800 μg/g (alta concentração desta proteína liberada pelos neutrófilos nas fezes em razão do processo inflamatório da mucosa intestinal).
- Parasitológico três amostras – coprocultura, Cryptosporidium e *Isospora belly*, e toxinas A e B do *Clostridium difficile*: todos negativos (fundamental excluir infecções específicas).
- Prova tuberculínica (PPD): não reator (fundamental afastar tuberculose).
- Radiografia de tórax, posteroanterior (PA) e perfil: sem alterações (fundamental afastar tuberculose).

Confirmado diagnóstico de DC:
- Classificação de Paris:[2] A1a (diagnóstico < 10 anos), L3 (ileocolite), B1 (não estenosante, não penetrante) e G0 (sem déficit de crescimento).
- SES-CD (*simplified endoscopic index for Crohn's disease*):[4] 7 pontos = atividade endoscópica moderada.

Capítulo 11 – Doença Inflamatória Intestinal – Doença de Crohn   87

 Caso clínico 1 (*continuação*)

- PCDAI (*pediatric Crohn's disease activity index*):[5] 55 pontos = atividade clínica moderada a severa.
- Avaliação de risco da doença de Crohn pediátrica:[3]
    - B1: fenótipo não fistulizante, não penetrante = baixo risco.
    - Ausência de atraso de crescimento = sem risco adicional.

A opção de tratamento, compartilhada com os familiares deste caso, foi a indução de remissão com nutrição enteral exclusiva (NEE), com fórmula polimérica, via oral (VO), durante 8 semanas. Recebeu no 1º dia da consulta especializada a atualização das vacinas contra varicela e febre amarela e orientação para iniciar a NEE e para retornos semanais. Evoluiu com melhora da dor abdominal no final da 1ª semana da NEE, melhora da diarreia na 2ª semana e ganho de peso gradual após a 3ª semana. Após 3 semanas, iniciou a azatioprina com a monitorização laboratorial do hemograma, enzimas hepáticas e pancreáticas, descrita a seguir. Após a 8ª semana, iniciou o desmame da NEE, com redução de 50% da necessidade calórica programada e introdução de sólidos, com aumento gradual, e avaliação presencial a cada 2 semanas. Na fase de manutenção da remissão, manteve a nutrição enteral complementar com 30% das necessidades calóricas associada à azatioprina. Tolerou a azatioprina sem intercorrências. Logo após a indução de remissão, houve a recuperação do peso e a normalização do índice de atividade da DC (PCDAI) e das provas de atividade inflamatórias, proteína C-reativa e calprotectina fecal. Manteve retornos ambulatoriais a cada 3 a 4 meses, com vigilância clínica e laboratorial a cada 3 a 4 meses, e programação endoscópica em 12 meses para avaliar a cicatrização da mucosa e necessidade ou não de otimização do tratamento.

 Caso clínico 2

Paciente do gênero masculino, 12 anos de idade, procedente de São Paulo, onde nasceu. Há 7 meses apresentou diarreia sem sangue e sem muco por 1 mês. Após resolução espontânea da diarreia, o paciente apresentou abscesso perianal drenado num hospital, mantendo saída de pus após alta, e tratado pelo cirurgião com amoxacilina e metronidazol. Após 4 meses, como mantinha saída de pus, o cirurgião o internou e suturou a região, com deiscência da sutura cirúrgica, após dias. Há 2 meses, como mantinha saída de pus na mesma região perianal, o paciente procurou coloproctologista, que pediu colonoscopia, e foi encaminhado ao nosso serviço de gastroenterologia pediátrica.

Além da queixa relatada, o paciente apresentava diarreia intermitente (três a quatro evacuações/dia, fezes pastosas sem formato ou líquidas), sem sangue e muco, e dor abdominal em fossa ilíaca direita, que não interferia com sua atividade, há 3 meses. Estava medicado com amoxacilina e metronidazol há 6 meses.

Ao exame físico: peso – 50 kg (escore Z de IMC para idade = 1,18); estatura – 155 cm (escore Z de estatura para idade = 0,49); estadio puberal de Tanner – G2 P2; bom estado geral; corado; hidratado; sem febre; abdome – ruídos hidroaéreos normais, dor à palpação da fossa ilíaca direita e, em região perianal, presença de lesão com saída de secreção seropurulenta, conforme Figura 11.1.

Exames que o paciente trouxe:
- **Hemograma:** hemoglobina – 12,8 g/dL; leucócitos – 5.620; plaquetas – 306.000; ferritina – 41,6; VHS – 19; PCR – 0,07; proteínas totais – 8,1 e albumina – 4,69.
- **Provas de função hepática, pancreática e renal:** normais.
- **Colonoscopia (Figura 11.2):** introdução do aparelho até cerca de 30 cm da válvula ileocecal. Íleo terminal com numerosas úlceras (nos 10 cm acima da válvula ileocecal), profundas com fundo fibrinoso, algumas confluentes e friáveis. Válvula ileocecal entreaberta com edema, enantema e ulcerações com fibrina. Ceco enantema leve. Todo cólon e reto normais. Conclusão: provável DC em atividade.

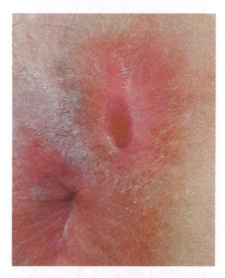

Figura 11.1. Fístula em região perianal com saída de secreção seropurulenta.
Fonte: Acervo da autoria do capítulo.

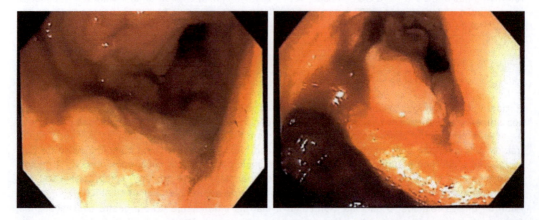

Figura 11.2. Colonoscopia de diagnóstico demonstrando o íleo terminal com numerosas úlceras profundas.
Fonte: Acervo da autoria do capítulo.

 Caso clínico 2 (*continuação*)

- **Biópsias da colonoscopia:** íleo – distorção arquitetural presente intensa, infiltrado inflamatório misto predominantemente neutrofílico, mucosa com sinais de erosão, criptite presente, não identificados microabscessos, nem granulomas. Pesquisa para BAAR negativa, cultura negativa para tuberculose, imuno-histoquímica negativa para microrganismos específicos (CMV e herpes simples) e estruturas fúngicas. Biópsias de todos os demais segmentos colônicos e reto normais.

Foram solicitados os seguintes exames complementares:

- **Ressonância magnética de pelve para fístula:** presença de fístula perianal interesfincteriana, com orifício proximal às 2 horas e 1,5 cm acima da borda anal, com trajeto longitudinal por cerca de 3,2 cm de extensão, com saída junto da linha interglútea esquerda e realce após a injeção intravenosa de contraste indicando alterações inflamatórias/tecido de granulação. Não há evidência de coleções líquidas do seu trajeto.

Caso clínico 2 (continuação)

- **Enterotomografia computadorizada com preparo VO neutro e contraste intravenoso:** íleo terminal com espessamento parietal circunferencial e simétrico, associado a linfonodos regionais em número aumentado.
- **Endoscopia digestiva alta:** esôfago – erosões, menores de 5 mm; estômago – antro com erosões planas sem exsudato; duodeno – normal. Conclusão: esofagite erosiva grau A de Los Angeles e gastrite erosiva de antro. Biópsias: esôfago – normal; estômago – leve atividade; *H. pylori*: negativo; duodeno – normal.
- **Calprotectina fecal:** 161 ug/g.
- **PPD:** 8 mm.
- **Radiografia de tórax:** normal.
- **Carteira de vacinação:** em dia.
- **Rastreamento sorológico:** paciente imune para hepatites B e A, sarampo e varicela. Exames negativos para hepatite C, HIV, citomegalovírus e mononucleose.

Hipóteses diagnósticas:
1. **Doença de Crohn:** fenótipo inflamatório e fistulizante perianal.
   - Classificação de Paris para doença de Crohn:[2] A1b (idade diagnóstico: 10 a < 17 anos), L1 (distal do íleo), L4a (comprometimento alto esôfago e estômago), B1 (não estenosante e não penetrante, isto é inflamatório), B3 (penetrante) e G0 (sem déficit de crescimento).
   - PCDAI:[5] 25 pontos = atividade inflamatória leve.
   - Avaliação de risco da DC pediátrica:[3] B3 – doença penetrante = risco alto.
2. **Tuberculose latente:** PPD > 5 mm e radiografia de tórax normal, sem epidemiologia para tuberculose.
   - Conduta: vacinar contra pneumococo polissacáride 23 valente, influenza e HPV (ainda pandemia de covid-19); antibioticoterapia (por causa da **fístula em região perianal com saída de secreção** seropurulenta) – metronidazol e ciprofloxacino; encaminhado para coloproctologista pediátrico para realizar exame proctológico sob anestesia para drenagem da fístula, curetagem e colocação de seton, caso fosse necessário, para iniciar a terapia biológica com infliximabe. Coloproctologista realizou drenagem da fístula com curetagem profunda, não havia coleções, e não foi necessário colocação de seton (Figura 11.3). **Encaminhado para UBS (vigilância epidemiológica para iniciar com isoniazida** – 10 mg/kg/dia; máximo de 300 mg/dia) durante 6 meses, e notificação de tuberculose latente.

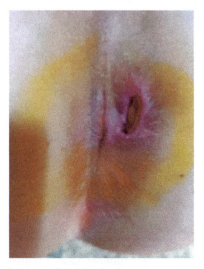

Figura 11.3. Fístula perianal após procedimento de drenagem e curetagem profunda da lesão, sem necessidade de colocação de setons.
Fonte: Acervo da autoria do capítulo.

Caso clínico 2 (*continuação*)

Um mês após o tratamento com isoniazida, iniciou a terapia biológica com infliximabe (5 mg/kg) nos tempos 0, 2 e 6 semanas após a primeira dose e, posteriormente, a cada 8 semanas.

Observação: iniciou o infliximabe nos primeiros meses da pandemia de covid-19, e preferimos evitar o uso concomitante de imunossupressor, portanto iniciou infliximabe em monoterapia.

Evoluiu com desaparecimento da diarreia e da dor abdominal após 6 semanas de infliximabe e fechamento completo da fístula perianal após 3 meses de infliximabe. O exame de calprotectina fecal mantinha-se entre 50 e 80 ao longo da evolução, até que, após 7 meses do início do infliximabe, a calprotectina elevou-se para 540 mg/kg, com paciente assintomático e todos demais exames normais. Solicitou-se nova calprotectina após 1 mês que se mantinha elevada, 517 mg/kg, e o nível sérico de infliximabe imediatamente antes da infusão do próximo infliximabe, que correspondia à semana 38. O nível sérico infliximabe = 1,9 µg/mL; anticorpo anti-infliximabe < 20 U/mL. Decidiu-se, então, otimizar o infliximabe para 10 mg/kg a cada 8 semanas e associar a azatioprina (2,5 mg/kg/dia). A calprotectina após 3 meses da otimização do infliximabe normalizou (36 µg/mL). Após 16 semanas de infliximabe otimizado, nível sérico de infliximabe > 20 µg/mL. Após 9 meses da otimização, continuava assintomático, exames laboratoriais normais, calprotectina normal, sendo solicitadas colonoscopia, endoscopia digestiva alta e enterorressonância magnética, que foram normais. A biópsia do íleo apresentou distorção arquitetural leve, com infiltrado predominantemente linfoplasmocitário, sem sinais de erosão, criptite e microabscessos. Atualmente, há 2 anos e 1 mês em tratamento com infliximabe, mantém-se assintomático com: peso – 62,2 kg (escore Z de IMC para idade = 0,61); estatura – 172 cm (escore Z de estatura para idade = 0,77) e estadio puberal de Tanner: G4 P4. A Figura 11.4 apresenta as curvas de crescimento, segundo a Organização Mundial da Saúde (OMS).

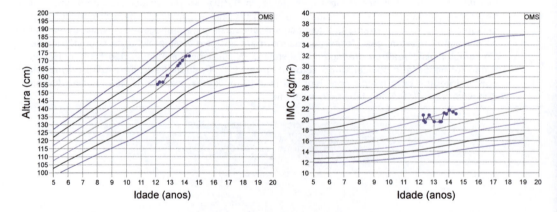

Figura 11.4. Curvas de crescimento, segundo a Organização Mundial da Saúde. O escore Z de estatura para idade aumentou de 0,49 (início do tratamento) para 0,77 após 2 anos e 1 mês de tratamento com infliximabe.
Fonte: Adaptada de Organização Mundial da Saúde.

Diagnóstico

Não há um único padrão-ouro para o diagnóstico de DC. O diagnóstico baseia-se na análise conjunta das informações obtidas por meio de anamnese, exame físico, exames laboratoriais, endoscopia digestiva alta, ileocolonoscopia, histologia dos diversos segmentos da endoscopia digestiva alta/ileocolonoscopia e método diagnóstico por imagem do intestino delgado – enterotomografia computadorizada ou enterorressonância magnética.[1]

Os sintomas mais comuns da DC incluem diarreia crônica, dor abdominal e perda de peso, além de sintomas sistêmicos como mal-estar, anorexia e febre.[6] Anormalidades do crescimento ocorrem em até 30% dos pacientes com DC;[1] a avaliação do desenvolvimento puberal e da idade óssea também é fundamental.[1] Ainda com respeito à anamnese, devem-se investigar viagens recentes; uso de antibióticos; história de apendicectomia, de infecções gastrointestinais e familiar de DII; episódios de abscesso ou fissura perianal ou outro acometimento na região anal.[6]

As manifestações extraintestinais são mais frequentes nos pacientes com DC do que nos de CU, sendo a artrite a mais frequente, seguida por estomatite aftosa e uveíte.[7] A prevalência de artrite periférica é de 10% a 20%.[7] A artralgia/artrite periférica acomete especialmente aqueles com comprometimento colônico e/ou doença perianal, também está associada com eritema nodoso, estomatite e pioderma gangrenoso.[7] Ao contrário da maioria das manifestações extraintestinais, o pioderma gangrenoso é mais comum na CU; entretanto, de frequência baixa (0,4% a 2%).[7] As manifestações oculares são mais frequentes na DC do que na CU; das quais, a episclerite é a mais frequente, enquanto a uveíte é a menos comum.[7]

O exame físico deve ser completo com ênfase no estado nutricional – devendo-se plotar os dados de peso, IMC e estatura atuais e prévios para construção do gráfico de crescimento –, na palpação do abdome, na inspeção oral e perineal, observando se há presença de abscesso, fissura profunda ou fístula perianal.[6]

Quanto aos exames laboratoriais, as infecções entéricas devem ser descartadas, de preferência antes do exame endoscópico; entre estas, *Clostridium difficile* (toxinas A e B), Salmonella, Shigella, Yersinia, Campylobacter, citomegalovírus, herpes simples; e nas populações de risco, a *Giardia lamblia* e a tuberculose intestinal.[1,8] A identificação de um patógeno não exclui o diagnóstico de DII porque tanto o primeiro episódio como as recaídas de DII podem ter como gatilho uma infecção entérica.[8] O monitoramento da doença é imprescindível, sendo os principais marcadores de inflamação a proteína C-reativa, a velocidade de hemossedimentação, as plaquetas e a calprotectina fecal, esta considerada superior a qualquer outro marcador de inflamação do sangue.[9] Não há consenso do limite de corte da calprotectina fecal; entretanto, o valor de 100 µg/g é frequentemente usado para demarcar o limite superior de normalidade, enquanto concentrações superiores a 250 µg/g indicam ajuste de dose da terapia.[10] A recaída da doença pode ser estimada 3 meses antes pelo exame da calprotectina fecal, em que duas dosagens consecutivas elevadas são consideradas melhores preditores de recaída da doença.[10] Outros exames laboratoriais também devem ser solicitados nos diagnóstico e acompanhamento: hemograma; ferritina; eletroforese de proteína; provas das funções hepática e pancreática.[1]

É imprescindível a realização de endoscopia digestiva alta e de ileocolonoscopia com múltiplas biópsias (dois ou mais por segmento), que devem ser obtidas em todos os segmentos visíveis do tubo digestivo, mesmo diante da ausência de lesões macroscópicas.[1] Os achados macroscópicos típicos da DC são: úlceras aftosas da mucosa; ulceração linear ou serpentiforme; o aspecto de pedra de calçamento (*cobblestoning*), que consiste em úlceras profundas longitudinais e transversais; estenose intestinal com dilatação pré-estenótica; e lesões perianais como fístula, abscessos, estenoses e úlceras do canal anal.[1] Os achados típicos microscópicos são o granuloma não caseoso, a inflamação focal crônica e o infiltrado inflamatório transmural.[1] A proposta de remissão histológica consiste na ausência de neutrófilos intraepiteliais, de erosão e de ulceração como mínimo necessário.[11]

Os métodos diagnósticos por imagem são essenciais para avaliar o comprometimento do intestino delgado, tanto no diagnóstico como no seguimento dos pacientes, permitindo determinar a localização, a extensão atividade e a gravidade do processo inflamatório.[12] São representados pela enterotomografia computadorizada – mais disponível, menor custo, exame mais rápido e visualização em apenas um tempo –, enterorressonância magnética – menos disponível, maior custo, exame mais demorado, menor irradiação; um exame que consiste em sequências dinâmicas.[12] Ambos os exames devem ser realizados com preparo por VO neutro (água ou polietilenoglicol) e contraste intravenoso. Espessamento de parede, tanto do intestino delgado como do cólon, deve ser mensurado com *cut-off* de 3 mm.[12] Ambos exames, mencionados acima, podem também evidenciar a presença de complicações como abscessos, estenoses e fístulas.[12] A ultrassonografia de abdome pode também ser um exame para avaliar o intestino delgado; entretanto, ele exige experiência do examinador, mas apresenta a vantagem de ser um método de baixo custo.[12] A ressonância magnética da pelve para fístula é o método de escolha para visualizar fístula na região de pelve.[12]

A partir dos exames endoscópicos alto e baixo e de imagem do intestino delgado, é possível determinar a localização da doença e seu comportamento, segundo a Classificação de Paris.[2] Quanto à localização: L1 = primeiro terço distal do íleo ± limitado ao ceco; L2 = colônica; L3 = ileocolônica; L4a = comprometimento alto proximal ao ângulo de Treitz; L4b = comprometimento alto distal ao ângulo de Treitz e proximal ao primeiro terço distal do íleo. Quanto ao comportamento da doença: B1 = não estenosante e não penetrante; B2 = estenosante; B3 = penetrante; B2B3 = ambos penetrantes e estenosantes, no mesmo tempo ou em tempos diferentes. A gravidade da DC pode ser monitorada com emprego do índice de atividade da doença, como o PCDAI, cuja pontuação podia variar de 0 a 100, classificando os pacientes de acordo com a soma dos pontos em: 0 a 10 = sem atividade inflamatória; 11 a 30 = atividade inflamatória leve; > 30 = atividade inflamatória moderada ou grave.[5] A DC foi, também, categorizada com respeito ao risco do desfecho ou da evolução da doença; assim, o risco da doença foi estratificado em baixo, médio e alto, segundo alguns preditores.[3]

Diagnóstico baseado nos casos clínicos

Caso clínico 1 – Representa o quadro clássico e mais frequente da DC cujo comportamento da doença é não estenosante e não penetrante (isto é, inflamatório), com sintomas de diarreia crônica, dor abdominal e febre, além de manifestações extraintestinais de aftas orais e artralgia, com antecedente familiar de doença autoimune (mãe) e primo de 1º grau com DC. A biópsia evidenciou granuloma não caseoso, que confirma o diagnóstico de DC. Os exames laboratoriais também indicavam doença em atividade.

Caso clínico 2 – O paciente apresentava comportamento penetrante (ou fistulizante) associado ao não estenosante e não penetrante (isto é, inflamatório). Deve-se enfatizar a importância da inspeção da região anal para justamente se buscar a presença de abscessos, fissuras profundas e de fístulas que, quando presentes, são muito sugestivos de DC. Também, é fundamental sempre pesquisar tuberculose antes de se iniciar terapia biológica anti-TNF e, neste caso, constatou-se tuberculose latente. Ainda, neste caso, vale a pena destacar que, embora o paciente estivesse assintomático, o exame de calprotectina fecal é útil para monitorar a doença. Nesse paciente, a concentração aumentada da calprotectina fecal alertou para a possibilidade de recaída da doença. Assim, além de repetir a calprotectina fecal para confirmar seu aumento após 1 mês, solicitou-se o nível sérico do infliximabe. Atualmente, se possível, é interessante solicitar-se a concentração sérica do biológico e do anticorpo (monitorização terapêutica da droga (TDM)) de modo proativo: infliximabe na semana 6 ou 14 e adalimumabe na semana 4 ou 8.[3]

Terapia

Escolha da terapia inicial da indução de remissão da DC pediátrica

As recomendações da ECCO (European Crohn and Colitis Organization) e da ESPGHAN (European Society Pediatric Gastroenterology, Hepatology and Nutrition)[3] para a terapia inicial da indução de remissão da DC pediátrica de baixo risco e sem risco adicional são:
- Nutrição enteral exclusiva (NEE) como 1ª linha na indução de remissão da DC luminal ativa em crianças → nível de evidência 2 (Centro Oxford de Medicina):[13] ensaios randomizados ou estudos observacionais com efeito dramático incluindo estudos cruzados; concordância de 92%.

- Quando a NEE não for uma opção, o corticosteroide poderá ser considerado para indução de remissão da DC pediátrica ativa luminal → nível de evidência 3 (Centro Oxford de Medicina):[13] coortes controladas não randomizadas/estudos de seguimento; concordância de 94%.

Planejamento da terapia de manutenção de remissão do paciente[3]

- Tiopurinas: ECCO e ESPGHAN recomendam que os pacientes que alcançaram a remissão clínica poderão utilizar as tiopurinas para manutenção da remissão → nível de evidência 3; concordância de 88%.
- Metotrexato: ECCO e ESPGHAN recomendam o metotrexato para a manutenção da remissão como 1ª linha entre os imunomoduladores, ou após a falha ou intolerância da tiopurina → nível de evidência 3; concordância de 96%.
- Na prática clínica, iniciamos a tiopurinas (azatioprina ou 6-mercaptopurina) ou metotrexato, fármacos da classe dos imunossupressores, desde o início da NEE, pois a média do início de ação dessas drogas é de 90 dias. No caso clínico 1, a paciente necessitou atualizar duas vacinas de vírus vivo[14] e aguardou 3 semanas para começar a azatioprina (2 a 2,5 mg/kg/dia, VO, 1 vez ao dia).
- Monitorizar o paciente com tiopurinas por meio de hemograma, enzimas hepáticas e amilase mensal durante 3 meses e, a seguir, a cada 3 meses e orientação de uso de protetor solar em virtude dos efeitos colaterais. Deve-se informar aos familiares e pacientes o risco de malignidade, principalmente de linfoma de célula T hepatoesplênico e câncer de pele não melanoma. O metotrexato também deve ser monitorizado com hemograma e provas de função hepática, durante o tempo de tratamento.

Considerações práticas sobre a NEE[15]

1. Pais ou responsáveis devem estar cientes dos benefícios da NEE: indução de remissão clínica, cicatrização da mucosa, crescimento linear e sem os efeitos colaterais do corticoide.
2. Prescrição do volume diário da fórmula da NEE com base nas necessidades calóricas estimadas, por intermédio da equação de Schofield:

**(Meninas de 3 a 10 anos): taxa metabólica basal =
(16,97 × peso) + (161,8 × estatura) + 371,2**

3. Reavaliar o estado nutricional da criança e ajustar as necessidades calórica, semanalmente, e manter até a 8ª semana. Não é necessário internar o paciente.
4. Escolher uma fórmula polimérica, pois é mais palatável, menos onerosa, e administração oral sempre que possível.
5. Aumentar lentamente o volume da fórmula até atingir as necessidades nutricionais em 3 a 4 dias, com controle de eletrólitos (fósforo e cálcio), para evitar a síndrome da realimentação (*refeeding*), que pode ocorrer principalmente em pacientes desnutridos.
6. Suporte multidisciplinar (médico, enfermeiro, nutricionista) e contato telefônico de emergência.
7. Fazer ajuste de acordo com a atividade física do paciente: FAO (Food and Agriculture Organization)/WHO (World Health Organization) – necessidades hídricas diárias podem ser calculadas pelas equações de Holliday e Segar: regra de 100 mL de líquido por 100 kcal metabolizadas.
   - Cálculo final da dieta polimérica (VO):
     - **Taxa metabólica basal (TMB):** 982 calorias.
     - **Ajuste da TMB para atividade física:** 982 × 1,5 = 1.474 calorias.
     - **Necessidades hídricas:** 1.500 mL + 80 mL = 1.580 mL.
     - **Necessidades calóricas:** 1.474 calorias → iniciar com ½ volume (1 mL = 1 cal) (Tabela 11.1).

Tabela 11.1 – Necessidade calórica ao longo do tempo, do paciente do caso clínico 1.

	1º dia	2º dia	3º dia	4º dia	5º dia	6º dia à 8ª semana
7 horas	150 mL	150 mL	150 mL	200 mL	300 mL	350 mL
11 horas			200 mL	250 mL		
15 horas						
18 horas			300 mL	300 mL		
21 horas						

Fonte: Critch J, Day AS, Otley A et al.; NASPGHAN IBD Committee, 2012.

Ajustar as calorias e a oferta hídrica se o paciente referir fome, se aumentar a atividade física e/ou ganho de peso inadequado. Pode-se acrescentar 20% das necessidades calóricas, se necessário. Devem-se garantir as necessidades nutricionais dos macros e micronutrientes.[16]

Nos últimos anos, o professor Arie Levine et al. desenvolveram a dieta de exclusão da doença de Crohn (CDED).[17,18] Recentemente, o estudo randomizado controlado e multicêntrico mostrou que a CDED associada à nutrição enteral parcial (NEP) foi mais tolerada do que NEE em crianças com DC leve a moderada.[19] Ambas as dietas foram eficazes em induzir a remissão clínica na semana 6.[19] A combinação CDED + NEP promoveu a remissão sustentada, mudanças na microbiota fecal e diminuição da permeabilidade intestinal sustentada na semana 12ª significativamente maior do que nos pacientes com NEE.[19] Esses dados suportam o uso de CDED associada à NEP para induzir e manter a remissão em crianças com DC. No entanto, a CDED também exigirá mudança de estilo de vida dos familiares e pacientes com DC e maior avaliação da cicatrização da mucosa, para ser incluída nos próximos consensos de DC pediátrica.

Monitorização da resposta clínica e do tratamento alvo[3,20]

A ECCO e a ESPGHAN reforçam a importância da monitorização do tratamento da DC pediátrica com as seguintes ferramentas:
- **Calprotectina fecal:**
  - A queda da calprotectina fecal após a indução de remissão pode ser o marcador de resposta ao tratamento na monitorização da DC luminal → nível de evidência 3; concordância de 100%.
  - A elevação da calprotectina fecal em paciente com DC luminal em remissão clínica indica a investigação de recaída da doença e a otimização do tratamento → nível de evidência 3; concordância de 92%.
- **Entero-RM e ultrassonografia intestinal:** o envolvimento transmural avaliado pela entero-RM ou ultrassonografia intestinal na DC luminal é um marcador de resposta ao tratamento → nível de evidência 3; concordância de 100%.
- **Escore clínico da atividade da doença:** não utilizar o PCDAI isoladamente para monitorizar a DC luminal, pois não reflete a cicatrização da mucosa → nível de evidência 3; concordância de 100%.

Terapia baseada nos casos clínicos

Caso clínico 1 – A NEE é a terapia de escolha para induzir a remissão da doença na DC não estenosante/não fistulizante, por essa razão a paciente deste caso a recebeu como terapia. O imunossupressor (azatioprina), medicação escolhida para manter a remissão da doença, foi iniciado após 3 semanas da vacinação com vírus vivo porque os imunossupressores, como também a terapia biológica, só podem ser iniciados depois desse período a contar da vacinação com vírus vivo.

Caso clínico 2 – O paciente apresentava DC penetrante, devendo-se, então, iniciar a antibioticoterapia com metronidazol e/ou ciprofloxacino e solicitar ao coloproctologista pediátrico o exame proctológico sob anestesia para drenagem e colocação de setons, se necessário. Em geral, nas fístulas complexas, é necessária a colocação de setons; entretanto, neste caso, a drenagem e a curetagem profunda foram suficientes. Normalmente, nos casos de DC penetrante que indica doença de alto risco, inicia-se terapia combinada de anti-TNF e imunossupressor. Porém, no início da pandemia da covid-19, houve receio quanto ao uso de imunossupressores e, por isso, essa medicação não foi iniciada com o infliximabe. Habitualmente, usa-se o anti-TNF com azatioprina desde o início, havendo menor risco de produção de anticorpos contra o biológico e, provavelmente, efeito sinérgico. Neste caso, a azatioprina foi, posteriormente, introduzida e mantida. A dosagem do nível sérico do infliximabe, quando a concentração da calprotectina fecal tornou-se elevada, confirmou que não havia quantidade de infliximabe suficiente e, como o anticorpo não estava alto, a otimização da dose do infliximabe para 10 mg/kg evitou a ocorrência de recaída da doença.

Considerações finais

O diagnóstico precoce da DC pediátrica e a terapia personalizada de indução e da manutenção da remissão são importantes metas para evitar as complicações da doença, com a monitorização e os ajustes contínuos do tratamento, para se atingirem os alvos terapêuticos planejados.[20]

Referências bibliográficas

1. Levine A, Koletzko S, Turner D et al.; European Society of Pediatric Gastroenterology, Hepatology and Nutrition. ESPGHAN revised Porto criteria for the diagnosis of inflammatory bowel disease in children and adolescents. J Pediatr Gastroenterol Nutr. 2014 Jun;58(6):795-806.
2. Levine A, Griffiths A, Markowitz J et al. Pediatric modification of the Montreal classification for inflammatory bowel disease: the Paris classification. Inflamm Bowel Dis. 2011 Jun; 17(6):1314-21.
3. Rheenen PF, Aloi M, Assa A et al. The medical management of paediatric Crohn's disease: an ECCO-ESPGHAN guideline update. J Crohn's Colitis. 2020 Oct 7:jjaa161.
4. Daperno M, D'Haens G, Assche G et al. Development and validation of a new, simplified endoscopic activity score for Crohn's disease: the SES-CD. Gastrointest Endosc. 2004 Oct;60(4):505-12.
5. Hyams JS, Ferry GD, Mandel FS et al. Development and validation of a pediatric Crohn's disease activity index. J Pediatr Gastroenterol Nutr. 1991 May;12(4):439-47.
6. Gomollón F, Dignass A, Annese V et al.; European Crohn's and Colitis Organisation (ECCO). 3rd European evidence-based consensus on the diagnosis and management of Crohn's disease, 2016 – Part I: Diagnosis and medical management. J Crohn's Colitis. 2017 Jan;11(1):3-25.
7. Greuter T, Vavricka SR. Extraintestinal manifestations in inflammatory bowel disease: epidemiology, genetics and pathogenesis. Expert Rev Gastroenterol Hepatol. 2019 Apr;13(4):307-17.
8. Feakins R, Torres J, Borralho-Nunes P et al. ECCO topical review on clinicopathological spectrum and differential diagnosis of inflammatory bowel disease. J Crohn's Colitis. 2022 Mar 14;16(3):343-68.
9. Colombel JF, Narula N, Peyrin-Biroulet L. Management strategies to improve outcomes of patients with inflammatory bowel diseases. Gastroenterology. 2017 Feb;152(2):351-61.e5.
10. Maaser C, Sturm A, Vavricka SR et al.; European Crohn's and Colitis Organisation (ECCO); European Society of Gastrointestinal and Abdominal Radiology (ESGAR). ECCO-ESGAR guideline for diagnostic assessment in IBD – Part I: Initial diagnosis, monitoring of known IBD, detection of complications. J Crohn's Colitis. 2019 Feb 1;13(2):144-64.

11. Magro F, Sabino J, Rosini F et al. ECCO position on harmonization of Crohn's disease mucosal histopathology. J Crohn's Colitis. 2022 Jan 11:jjac006.
12. Kucharzik T, Tielbeek J, Carter D et al. ECCO-ESGAR topical review on optimizing reporting for cross-sectional imaging in IBD. J Crohn's Colitis. 2021 Oct 10:jjab180.
13. OCEBM Levels of Evidence Working Group. The Oxford levels of evidence. 2011. Disponível em: https://www.cebm.net/wp-content/uploads/2014/06/CEBM-Levels-of-Evidence-2.1.pdf.
14. Rahier JF, Ben-Horin S, Chowers Y et al.; European Crohn's and Colitis Organisation (ECCO). European evidence-based consensus on the prevention, diagnosis and management of opportunistic infections in inflammatory bowel disease. J Crohn's Colitis. 2009 Jun;3(2):47-91.
15. Critch J, Day AS, Otley A et al.; NASPGHAN IBD Committee. Use of enteral nutrition for the control of intestinal inflammation in pediatric Crohn disease. J Pediatr Gastroenterol Nutr. 2012 Feb;54(2):298-305.
16. Zamberian P, Feferbaum R. Necessidades nutricionais da criança com terapia nutricional – Manual de suporte nutricional da Sociedade Brasileira de Pediatria. Departamento Científico de Suporte Nutricional da Sociedade Brasileira de Pediatria, 2019. p. 30-8.
17. Sigall-Boneh R, Pfeffer-Gik T, Segal I et al. Partial enteral nutrition with a Crohn's disease exclusion diet is effective for induction of remission in children and young adults with Crohn's disease. Inflamm Bowel Dis. 2014 Aug;20(8):1353-60.
18. Boneh RS, Shabat CS, Yanai H et al. Dietary therapy with the Crohn's disease exclusion diet is a successful strategy for induction of remission in children and adults failing biological therapy. J Crohn's Colitis. 2017 Oct 1;11(10):1205-12.
19. Levine A, Wine E, Assa A et al. Crohn's disease exclusion diet plus partial enteral nutrition induces sustained remission in a randomized controlled trial. Gastroenterology. 2019 Aug;157(2):440-50.e8.
20. Turner D, Ricciuto A, Lewis A et al.; International Organization for the Study of IBD. STRIDE-II: an update on the Selecting Therapeutic Targets in Inflammatory Bowel Disease (STRIDE) Initiative of the International Organization for the Study of IBD (IOIBD): determining therapeutic goals for treat to target strategies in IBD. Gastroenterology. 2021 Apr;160(5):1570-83.

Capítulo 12

Doença Inflamatória Intestinal – Colite Ulcerativa

Elizete Aparecida Lomazi
Jane Oba
Adriana Nogueira da Silva Catapani

Introdução

A colite ulcerativa (CU) é uma doença crônica inflamatória recorrente, idiopática. Ela e a doença de Crohn (DC) são as duas principais formas clínicas de doença inflamatória intestinal (DII).[1,2] A inflamação da CU é limitada à mucosa do cólon e reto, de forma contínua, na maioria dos pacientes, embora o íleo terminal também possa estar levemente inflamado.[2]

Na criança, a CU é mais extensa do que no adulto, exibe ampla heterogeneidade no seu curso e frequentemente requer hospitalizações.[3] A doença predomina em adolescentes, ocasionalmente pode ocorrer antes dos 6 anos de idade. As crianças têm características únicas que as diferenciam dos adultos, como atraso no crescimento e no desenvolvimento puberal e prejuízo da densidade mineral óssea, mas na CU essas características são menos intensas do que na DC.[4] Além de ser uma doença incapacitante, com necessidades psicossociais específicas, a CU associa-se com manifestações extraintestinais como artralgia, colangite esclerosante primária e, a longo prazo, maior risco de câncer.[5] Exacerbações agudas e graves da CU (colite aguda grave) constituem uma emergência médica e são descritas altas taxas cumulativas de colectomia (8% em 1 ano, 26% em 5 anos e 20% a 41% em 10 anos) para a doença clinicamente refratária.[6] Em até 30% dos casos não há acometimento retal.[7]

A fisiopatologia é desconhecida, mas as hipóteses incluem causas multifatoriais como predisposição genética, respostas imunes desreguladas, fatores ambientais.[8,9]

Avaliar objetivamente a extensão e a gravidade da inflamação é essencial para a seleção do tratamento clínico e por ter implicações prognósticas a curto, médio e longo prazo. A Classificação de Paris descreve a CU com base na localização e na extensão da doença e permite avaliar sua evolução dinâmica e a intensidade do quadro clínico.[10] O escore de pontuação PUCAI (*pediatric ulcerative colitis activity index*) permite quantificar a atividade inflamatória da CU que corresponde à definição clínica e objetiva da gravidade da doença (Tabela 12.1).[11] Além disso, o escore PUCAI tem boa correlação com os aspectos endoscópicos da mucosa e é superior ao escore PCDAI da DC.[3]

Tabela 12.1 – Índice de atividade da colite ulcerativa pediátrica PUCAI (*pediatric ulcerative colitis activity index*).

Dor abdominal	
Sem dor	0
A dor pode ser ignorada	5
A dor não pode ser ignorada	10
Sangramento retal	
Nenhum	0
Apenas pequena quantidade, em < 50% das evacuações	10
Pequena quantidade na maioria das evacuações	20
Grande quantidade (> 50% das evacuações)	30
Consistência das fezes na maioria das evacuações	
Formadas	0
Parcialmente formadas	5
Completamente sem forma	10
Número de evacuações em 24 horas	
0 a 2	0
3 a 5	5
6 a 8	10
> 8	15
Evacuação noturna (qualquer episódio que cause despertar)	
Não	0
Sim	10
Nível de atividade	
Sem limitação das atividades	0
Limitação ocasional das atividades	5
Grave limitação das atividades	10
Soma dos pontos (0 a 85)	
0 a 9	Remissão
10 a 34	Doença leve
35 a 64	Doença moderada
65 a 85	Doença grave

Fonte: Turner D, Otley AR, Mack D et al., 2007.

Caso clínico 1

Masculino, 10 anos de idade, obeso. Há 4 meses iniciou diarreia, fezes líquidas, com sangue, várias vezes ao dia, inclusive noturna, dor abdominal, perda de 9 kg em 2 meses. Realizada primeira colonoscopia com laudo de DII e iniciado tratamento com sulfassalazina 3 g/dia, via oral, por 1 mês, sem melhora. Substituída por mesalazina 1,6 g/dia por mais 1 mês, sem melhora, e o paciente foi encaminhado para serviço especializado em DII.

Exame físico de entrada: peso – 43 kg; altura – 138 cm; Tanner: G2 P3; descorado ++; abdome doloroso; inspeção anal sem alterações. Exames laboratoriais revelaram anemia (Hb – 8,3 g/dL e Ht – 24,4%); leucocitose (23.000 leucócitos); trombocitose (270.000 plaquetas); proteína C-reativa (PCR) – 0,2 mg/dL) e velocidade de hemossedimentação (VHS – 20 mmHg).

Solicitada nova colonoscopia: íleo terminal – mucosa de aspecto habitual. Toda a superfície mucosa desde o ceco e todo o cólon – enantema e friabilidade difusa da mucosa, pequenas erosões e raras ulcerações, recobertas por fibrina.

Resultado das biópsias: íleo – mucosa com aspecto normal. Ceco, cólon, sigmoide e reto – colite crônica moderada com atividade leve e microabscessos em cripta. Sigmoide e reto – colite crônica moderada com atividade leve.

Diante desses resultados, foram feitas as seguintes hipóteses diagnósticas:

Pancolite ulcerativa: com úlceras rasas, sugestiva de **colite ulcerativa**, porém poupando o reto, portanto poderia ser uma **colite ulcerativa atípica**. Mas em razão do envolvimento sistêmico (emagrecimento) poderia ser uma pancolite da **DC**. Endoscopia digestiva (EDA) alta e enterorressonância magnética (entero-RM) estavam normais.

Diagnóstico definitivo: colite ulcerativa atípica → **PUCAI = 60**; **Classificação de Paris = E4 S1**.

Conduta: prednisona 40 mg/dia + sulfassalazina. Após 2 semanas com este tratamento, **PUCAI = 60 pontos** → fácies cushingoide. Introdução de terapia biológica com infliximabe (IFX) 5 mg/kg/dose, indução nas semanas 0, 2 e 6 com posterior manutenção a cada 8 semanas. Na 2ª dose de IFX do esquema de indução, ↓ **PUCAI = 45**, o paciente refere melhora importante dos sintomas, mas, 2 dias antes da próxima infusão apresentou enterorragia com diarreia e dor abdominal leve. Mantida conduta e, após 3ª dose IFX, estava sem sangue nas fezes. Após 8 semanas, retorno da 1ª dose de manutenção, refere que 10 dias após a última infusão, iniciou aumento na frequência evacuatória, três a quatro vezes/dia e voltou a apresentar sangramento intermitente nas fezes e dor abdominal antes de evacuar. Ainda mantinha **PUCAI = 45**.

Desfecho: apesar de o paciente ainda não estar em remissão clínica (PUCAI = 45), foi mantido o tratamento com IFX e solicitado retorno em 12 semanas. Ao iniciar a manutenção, o paciente apresentava melhora clínica e laboratorial com redução do índice de atividade **PUCAI = 5**. Dezesseis semanas após as infusões de IFX, **PUCAI = 0**; **calprotectina = 252 mcg/g**, totalmente assintomático, com ganho de peso e estatura e evolução puberal adequados.

Caso clínico 2

Menina, 9 anos e 11 meses. Peso – 29 kg; estatura – 1,38 m; IMC – 15,2. Há 5 meses, iniciou diarreia, quatro a cinco vezes/dia, associada à perda de peso de 2 kg. Evoluiu com hematoquezia e queda do estado geral.

Exames laboratoriais: VHS – 108 mmHg; Hb – 9,8 g%; Ht – 30,9%.

Solicitada primeira colonoscopia: íleo terminal – 15 cm com aspecto endoscópico preservado. Segmentos cólicos e reto com inúmeras erosões planas e úlceras de até 10 mm, friáveis, recobertas por fibrina espessa desde o ceco até o cólon sigmoide distal. Conclusão: pancolite.

Resultado das biópsias: colite crônica inespecífica erosiva em moderada atividade e retite crônica ativa inespecífica em moderada atividade.

Caso clínico 2 (continuação)

Diagnóstico: CU pancolite → **PUCAI = 50**; **Classificação de Paris = E4 S0**.
Tratamento inicial: mesalazina 500 mg, 1 comprimido, via oral (VO), a cada 12 horas (dose: 32 mg/kg/dia).
Evolução: após 1 mês do início do tratamento, melhora parcial dos sintomas, diminuição do número de evacuações para três vezes ao dia, PUCAI = 20
Exames laboratoriais: VHS – 106 mmHg; PCR – 1,09 mm/dL; Hb – 10,3 g%; Ht – 33,6%.
Conduta: aumento da dose de mesalazina para 70 mg/kg/dia e introdução de sulfato ferroso. Após 5 meses – peso: 31 kg; estatura: 1,4 m; IMC: 15,81 e assintomática, com exames laboratoriais normais. Em 9 meses de início do tratamento com mesalazina, retorna com crises de diarreia com sangue e perda de peso – peso: 29,2 kg; estatura: 1,4 m; IMC: 14,8.
Solicitada segunda colonoscopia: íleo terminal, ceco, cólon ascendente e transverso – mucosa de aspecto habitual. Descendente e sigmoide – úlceras com profundidade moderada, não confluentes, 1 a 2 cm, diminuição do número de haustrações e retrações cicatriciais da mucosa. Reto – mucosa com ulcerações isoladas, rasas com cerca de 0,7 a 0,8 cm, fundo recoberto com fibrina. Conclusão: retite e colite ulcerativa de moderada intensidade.
Conduta: aumento de dose da mesalazina para 100 mg/kg/dia (dose máxima). Após 1 ano de tratamento com mesalazina, com melhora da colonoscopia, mas ainda com lesão em reto e cólon esquerdo, com aumento da dose de mesalazina (100 mg/kg/dia) há 2 meses, paciente retorna aos 11 anos de idade com ganho de peso (31,6 kg), estatura (1,41 m) e de IMC (15,95), porém manteve atividade da doença com diarreia e sangramento, **PUCAI = 50**. Introdução de prednisona 1 mg/kg/dia. Após várias tentativas de desmame do corticosteroide, por quase 12 meses, sem sucesso, chegou a apresentar **PUCAI = 0**, mas com queda na curva de estatura. Como o paciente apresenta CU corticodependente, foi introduzida a terapia biológica com anti-TNF, infliximabe (IFX) na dose de 5 mg/kg, endovenoso (EV), em 0, 2 e 6 semanas (indução) e posterior manutenção a cada 8 semanas.
Controles colonoscópicos:
- Após 1 ano de IFX: colite erosiva esquerda em atividade leve.
- Após 3 anos de IFX: ileocolonoscopia dentro dos limites da normalidade.

Retorno aos 15 anos e 10 meses; peso – 51,3 kg; estatura: 1,62 m; IMC: 19,5; Tanner: M4 P4; assintomática e PUCAI = 0.
Evolução laboratorial: calprotectina – 213 mcg/g; VHS – 3 mmHg; PCR < 0,09 mg/dL; Hb – 13,5 g% e Ht – 39,3%.

Diagnóstico

O diagnóstico é feito a partir de uma combinação de sintomas, história clínica, exames físicos, laboratoriais, de imagem e biópsias.[2]

Quadro clínico

Diarreia com sangue é o sintoma de apresentação mais comum, semelhante aos adultos. Os pacientes também apresentam fadiga, anemia, dor abdominal, perda de peso.[4] Na colite aguda grave (PUCAI > 65), que caracteriza uma emergência médica, os pacientes têm, além da diarreia franca com sangue, dor abdominal intensa, tenesmo, febre e taquicardia.[6]

Durante os períodos de doença ativa, devemos excluir a possibilidade de colite relacionada ao 5-ASA, intolerância à lactose, síndrome do intestino irritável e doença celíaca. Incluir a pesquisa de infecções entéricas concomitantes por Salmonella, Shigella, Yersinia, Campylobacter e por citomegalovírus por meio de imuno-histoquímica nas biópsias. Infecção por *Clostridiodes difficile* ocorre em até 20% a 30% dos pacientes. A pesquisa de toxinas A e/ou B ou PCR nas fezes pode diferenciar a infecção de falsa reativação da doença. Incluir *Giardia lamblia* para os pacientes procedentes de zonas endêmicas.

Exames

- **Laboratoriais:** hemograma completo, provas de atividade inflamatória (PCR e VHS), eletrólitos, vitaminas e sais minerais (perfil de ferro, zinco, magnésio, ácido fólico, vitamina B12, vitamina D).
- **Marcadores sorológicos:** na CU, os pANCA (anticorpos contra as estruturas citoplasmáticas de neutrófilos, padrão perinuclear) têm baixa acurácia e, em geral, não são solicitados de rotina. Ficam reservados aos casos em que há dificuldade em diferenciar da DC.
- **Calprotectina fecal:** o consenso STRIDE-II considerou normal CF < 250 µg/g para todas as faixas etárias, por considerar o intervalo de 100 a 250 µg/g uma zona cinzenta.[12] Os valores de CF nas crianças se assemelham aos dos adultos a partir dos 4 anos de idade.
- **Ileocolonoscopia:** os aspectos endoscópicos iniciais da CU são eritema, granularidade que facilmente sangra ao contato com o aparelho até ulcerações superficiais de mucosa e/ou submucosa. A cicatrização da mucosa é amplamente aceita como a principal estratégia de tratamento da CU, dada sua comprovada associação com menores taxas de escalonamento de terapia, de hospitalização e de cirurgias. Na CU típica, a colonoscopia e a histologia somente são suficientes, e não é necessário complementar a investigação com imagens do intestino delgado ou com endoscopia digestiva alta.[4]
- **Anatomopatológicos:** geralmente os achados microscópicos sugestivos de CU são inespecíficos – distorção da arquitetura das criptas, atrofia mucosa e um infiltrado inflamatório transmucoso difuso de plasmócitos basais, criptite e abscesso de criptas.

Diagnóstico baseado nos casos clínicos

Caso clínico 1 – Colonoscopia ao diagnóstico mostrou uma pancolite ulcerativa com úlceras rasas, acometimento contínuo e superficial da mucosa apontando para colite ulcerativa, porém poupava o reto, portanto poderia ser uma CU atípica ou, como o paciente apresentava envolvimento sistêmico, caracterizado por perda de peso, poderia ser uma pancolite da DC. Por isso, foram solicitadas endoscopia digestiva alta e investigação com exame de imagem de intestino delgado para descartar DC e estabelecer diagnóstico de CU atípica, uma vez que, em apenas 30% dos casos, não ocorre acometimento retal.[4]

Uma evolução com refratariedade da atividade inflamatória, expressa por valores resilientes de PUCAI, é característica encontrada na CU pediátrica que, ao contrário dos casos de CU em indivíduos adultos, tem maior percentual de pacientes com acometimento extenso e maiores taxas de uso de corticosteroide por não resposta à mesalazina.[13]

Caso clínico 2 – O caso tem características típicas, facilitando a definição do diagnóstico. É preciso considerar que as DII são doenças crônicas e recidivantes, cuja evolução merece um tratamento com base nas melhores recomendações disponíveis. O tratamento não tem por objetivo remitir os sintomas, mas obter a remissão laboratorial e colonoscópica e viabilizar o crescimento e o desenvolvimento puberais no momento adequado, dentro dos preceitos do atendimento pediátrico.

Terapia
Dieta

As interações entre os nutrientes da dieta e a imunidade intestinal são complexas. Há argumento convincente para que fatores ambientais, como a dieta ocidental, tenham um papel na causa e no curso da DII, uma vez que três fatores importantes na patogênese da DII podem ser modulados e controlados pela dieta – microbiota intestinal, sistema imunológico e função de barreira epitelial.

Tratamento medicamentoso

O tratamento medicamentoso na CU pediátrica pode ser dividido em indução da remissão e manutenção da remissão da doença:

- **Doença leve – (PUCAI de 10 a 34):** 5-aminossalicilato oral (5-ASA) como terapia de 1ª linha é moderadamente eficaz. A terapia combinada com 5-ASA oral e tópico (retal) deve ser usada para indução da remissão porque é mais eficaz do que a terapia tópica isolada.
- **Doença moderada – (PUCAI de 34 a 64):** 5-ASA, semelhante ao administrado aos pacientes com doença mais leve, usando-se as doses no limite superior. Se o paciente não apresentar resposta clínica (diminuição do PUCAI em 20 pontos) na 1ª semana, associar corticosteroide oral (algoritmo – Figura 12.1). A dependência de corticosteroide deve ser evitada.
- **Doença grave – (PUCAI de 65 a 85):** se o paciente não apresentar alterações sistêmicas, iniciar corticosteroide oral (dose de 1 mg/kg, máximo de 40 mg – Tabela 12.2) e 5-ASA de forma semelhante aos casos de doença moderada. A colite aguda grave é uma emergência médica definida pelo índice de PUCAI de pelo menos 65 pontos. Essa condição implica risco de morte para o paciente, que, além de evacuações com sangue, tem instabilidade hemodinâmica e vários indicadores laboratoriais de inflamação sistêmica grave. Essa situação exige internação imediata e não será abordada neste capítulo.

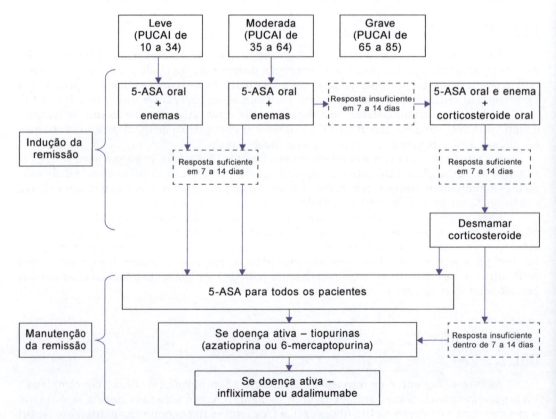

Figura 12.1. Algoritmo do tratamento da CU leve a moderada.
5-ASA: ácido 5-aminossalicilato; PUCAI: *pediatric ulcerative colitis activity index*.
Fonte: Adaptada de Turner D, Ruemmele FM, Orlanski-Meyer E et al., 2018.

Tabela 12.2 – Medicação e dose recomendada.

Medicação	Dose
Aminossalicilatos	
Sulfassalzina	40 a 70 mg/kg/dia VO; máximo de 4,8 g/dia
Mesalazina (Asacol®, Asalit® e Pentasa®) – microângulos de liberação prolongada	• 60 a 80 mg/kg/dia VO, dose única; máximo de 4,8 g/dia • Mesalazina via retal: 25 mg/kg até 1 g/dia
Corticosteroides	
Prednisona	1 mg/kg/dia VO, 1 vez/dia; máximo de 40 mg/dia; ± 8 a 10 semanas
Prednisolona	
Metilprednisolona	1 a 1,5 mg/kg; máximo de 60 mg/dia EV
Hidrocortisona	2 a 4 mg/kg/dose; máximo de 100 mg/dose, 4 vezes/dia EV
Imunossupressores	
Azatioprina	1 a 2,5 mg/kg/dia VO
6-mercaptopurina	1 a 1,5 mg/kg/dia VO
Ciclosporina	4 a 6 mg/kg/dia
Tacrolimo	0,2 mg/kg/dia
Terapia biológica	
Infliximabe (Remicade®)	5 mg/kg/dose EV, nas semanas 0, 2 e 6 (indução) e depois a cada 8 semanas (manutenção)

Adalimumabe (Humira®)	Administrado a cada 2 semanas, SC
	• Indução: > 40 kg/peso = 160 mg – 1ª dose; 80 mg – 2ª dose
	• Indução: < 40 kg/peso = 80 mg – 1ª dose; 40 mg – 2ª dose
	• Manutenção: > 40 kg/peso = 40 mg
	• Manutenção: < 40 kg/peso
	  - Doença ativa grave = 20 mg
	  - Doença ativa moderada = 10 mg

EV: via endovenosa; SC: via subcutânea; VO: via oral.
Fonte: Adaptada de European Crohn's and Colitis Organisation (ECCO) e European Society of Paediatric Gastroenterology, Hepatology and Nutrition (ESPGHAN), 2018.

Recentemente, o consenso STRIDE-II atualizou as estratégias de tratamento das DII (*treat to target*) com o objetivo de bloquear a progressão das lesões intestinais e alcançar o controle ampliado da doença (remissão clínica e endoscópica).[12] Por esse motivo, consideramos rever ou escalonar o tratamento da CU nas seguintes situações (algoritmo): a) se não houver resposta clínica (diminuição de PUCAI inferior a 20 pontos) após 7 a 10 dias de tratamento; b) se não tiver resposta clínica (aumento de 20 pontos do PUCAI a qualquer momento); ou c) se não tiver cicatrização da mucosa, recuperação do crescimento e o restabelecimento da qualidade de vida relacionada à saúde e das incapacidades a longo prazo.

Terapia baseada nos casos clínicos

Caso clínico 1 – Paciente com pancolite, forma mais comum na faixa etária pediátrica, PUCAI inicial de 60 (colite grave), iniciado tratamento com mesalazina e corticosteroide como recomendado no algoritmo. Após 2 meses de tratamento, queda do PUCAI = 45 (atividade moderada), já apresentava desenvolvimento puberal, Tanner G2 P3. Como não se pode perder o início do estirão estatural, que só ocorrerá de maneira adequada se doença em remissão, foi indicada a terapia biológica.

Após 8 semanas de tratamento com IFX 5 mg/kg/dose, ainda apresentava sintomas e PUCAI = 45 (atividade moderada). Portanto, paciente não está em remissão. Neste momento, poderíamos pensar o porquê disso. Ideal dosar nível sérico e anticorpo anti-IFX e ver se necessário otimizar IFX ou troca da medicação por se tratar de um não respondedor primário ao anti-TNF ou, até mesmo, avaliar se não seria caso de cirurgia.

Como o serviço não dispunha de nível sérico, a conduta foi mantida e reavaliada depois de mais 4 semanas, quando o paciente apresentou melhora clínica, laboratorial e redução do PUCAI = 5.

Assim, a não resposta primária ao anti-TNF não deve ser considerada antes de 4 semanas após as infusões de indução. Revisão sistemática, de 2016, mostra taxas de resposta em até 12 meses.[14]

Caso clínico 2 – Considerando PUCAI = 50 ao diagnóstico (atividade moderada), segundo o algoritmo,[3] usar 5-ASA em doses no limite superior, não deveria ter sido iniciado o tratamento com 32 mg/kg e as doses deveriam ter sido aumentadas para 68 mg/kg após 1 mês. Após a paciente ficar 8 meses assintomática, nova colonoscopia mostrou retite e colite esquerda com PUCAI = 50 (atividade moderada), a conduta foi de aumento de dose de mesalazina para 100 mg/kg, somente VO. Aqui poderia ser considerada a mesalazina VO associada ao enema ou já iniciar corticosteroide.

A espera de 12 meses em tentativas de desmame do corticosteroide, visto que a paciente era corticodependente deveria ter sido abreviada com a indicação de IFX mais precoce, pois houve perda significativa de ganho estatural, massa mineral óssea e os demais efeitos colaterais do corticoide, ainda mais prejudiciais na adolescência.[15]

Considerações finais

A CU, por ser uma doença crônica, progressiva, que não tem cura, compromete não apenas o crescimento da criança, mas também seu desenvolvimento psicossocial e gera incapacidades. O diagnóstico precoce e as novas estratégias de tratamento mudaram o paradigma do tratamento do simples controle dos sintomas para o controle ampliado da doença: remissão clínica e endoscópica; melhora da qualidade de vida relacionada à saúde e das incapacidades.

Referências bibliográficas

1. Rosen MJ, Dhawan A, Saeed SA. Inflammatory bowel disease in children and adolescents. JAMA Pediatr [Online]. 2015 Nov 1;169(11):1053-60. doi: 10.1001/jamapediatrics.2015.1982.
2. Kobayashi T, Siegmund B, Le Berre C et al. Ulcerative colitis. Nat Rev Dis Prim [Online]. 2020;6(1):74. Disponível em: www.nature.com/nrdp.
3. Turner D, Ruemmele FM, Orlanski-Meyer E et al. Management of paediatric ulcerative colitis – Part I: Ambulatory care – An evidence-based guideline from European Crohn's and Colitis Organisation and European Society of Paediatric Gastroenterology, Hepatology and Nutrition. J Pediatr Gastroenterol Nutr. 2018;67(2):257-91.
4. Levine A, Koletzko S, Turner D et al. ESPGHAN revised Porto criteria for the diagnosis of inflammatory bowel disease in children and adolescents. J Pediatr Gastroenterol Nutr. 2014;58(6):795-806.
5. Orlanski-Meyer E, Aardoom M, Ricciuto A et al. Predicting outcomes in pediatric ulcerative colitis for management optimization: systematic review and consensus statements from the pediatric inflammatory bowel disease – Ahead program. Gastroenterology [Online]. 2021 Jan 1;160(1):378-402.e22 [citado em 3 mar. 2022]. doi: 10.1053/j.gastro.2020.07.066.
6. Turner D, Ruemmele FM, Orlanski-Meyer E et al. Management of paediatric ulcerative colitis – Part 2: Acute severe colitis – An evidence-based consensus guideline from the European Crohn's and Colitis Organisation and the European Society of Paediatric Gastroenterology, Hepatology and Nutrition. J Pediatr Gastroenterol Nutr. 2018;67(2):292-310.

7. Kaplan GG, Windsor JW. The four epidemiological stages in the global evolution of inflammatory bowel disease. Nat Rev Gastroenterol Hepatol [Online]. 2021;18:56-66 [citado em 16 jun. 2021]. Disponível em: www.nature.com/nrgastro.
8. Chang JT. Pathophysiology of inflammatory bowel diseases. New Engl J Med (NEJM) [Online]. 2020;2652-64 [citado em 11 jan. 2021]. Disponível em: https://www.nejm.org/doi/10.1056/NEJMra2002697?url_ver=Z39.88-2003&rfr_id=ori%3Arid%3Acrossref.org&rfr_dat=cr_pub++0pubmed.
9. Keshteli AH, Madsen KL, Dieleman LA. Diet in the pathogenesis and management of ulcerative colitis: a review of randomized controlled dietary interventions. Nutrients. 2019 Jun 30;11(7):1498. doi: 10.3390/nu11071498.
10. Levine A, Griffiths A, Markowitz J et al. Pediatric modification of the Montreal classification for inflammatory bowel disease: the Paris classification. Inflamm Bowel Dis. 2011 Jun;17(6):1314-21.
11. Turner D, Otley AR, Mack D et al. Development, validation and evaluation of a pediatric ulcerative colitis activity index: a prospective multicenter study. Gastroenterology. 2007;133(2):423-32.
12. Turner D, Ricciuto A, Lewis A et al. STRIDE-II: an update on the Selecting Therapeutic Targets in Inflammatory Bowel Disease (STRIDE) Initiative of the International Organization for the Study of IBD (IOIBD): determining therapeutic goals for treat to target strategies in IBD. Gastroenterology. 2021;160(5):1570-83.
13. Jakobsen C, Bartek Jr J, Wewer V et al. Differences in phenotype and disease course in adult and paediatric inflammatory bowel disease: a population-based study. Published correction appears in Aliment Pharmacol Ther. 2012 Apr;35(7):864.
14. Ding NS, Hart A, De Cruz P. Systematic review: predicting and optimizing response to anti-TNF therapy in Crohn's disease: algorithm for practical management. Aliment Pharmacol Ther. 2016;43(1):30-51. doi: 10.1111/apt.13445.
15. Duchatellier CF, Kumar R, Krupoves A et al. Steroid administration and growth impairment in children with Crohn's Disease. Inflamm Bowel Dis. 2016 Feb;22(2):355-63.

Capítulo 13

Doença Inflamatória Intestinal de Início Muito Precoce

Vera Lucia Sdepanian
Leticia Helena Caldas Lopes
Maissara Obara Venturieri
Juliana Tiemi Saito Komati
Carolina Sanchez Aranda Lago

Introdução

As doenças inflamatórias intestinais (DII) são complexas, caracterizadas por manifestações crônicas e heterogêneas, induzidas pela interação de fatores ambientais, genéticos, da microbiota intestinal e imunológicos.[1]

Uhlig et al. (Tabela 13.1) classificaram de DII de início precoce os pacientes com idade inferior a 10 anos, enquanto de início muito precoce aqueles com idade inferior a 6 anos.[2]

Tabela 13.1 – Subgrupos das doenças inflamatórias intestinais de acordo com a idade.

Grupo	Idade (anos)
DII pediátrica	< 17
DII de início precoce	< 10
DII de início muito precoce	< 6
DII da infância	< 2
DII neonatal	Até 28 dias de vida

Fonte: Uhlig HH, Schwerd T, Koletzko S et al.; COLORS in IBD Study Group and NEOPICS, 2014.

Há um crescente aumento da incidência da DII, especialmente em crianças com idades cada vez menores.[3] Atualmente, estima-se que a DII de início muito precoce corresponda a 3% a 15% de todos os pacientes pediátricos com DII.[4]

A DII de início muito precoce caracteriza-se por apresentar curso mais agressivo[5] e maior associação familiar que sugerem haver maior contribuição genética no desenvolvimento da DII de início muito precoce.[6]

De fato, em cerca de 30% desses pacientes há presença de variantes em genes únicos que correspondem a doenças monogênicas relacionadas às imunodeficiências primárias, denominadas como erros inatos da imunidade (EII).[7] Há entre 80 e 90 defeitos genéticos associados a esse grupo de doenças, conhecidos com DII monogênicas. Possivelmente o acesso a avaliações genéticas mais completas auxilie nas novas descobertas associando outros defeitos genéticos com a DII monogênica.[8]

As DII monogênicas que cursam com início muito precoce identificadas até o momento podem ser divididas em seis categorias: 1) desregulação imunológica geral; 2) defeitos de células B e T; 3) defeitos de fagocitose; 4) síndromes auto e hiperinflamatórias; 5) disfunção da barreira epitelial; e 6) outras condições.[3]

Independentemente do tipo de herança (mono ou poligênica), as crianças pequenas que desenvolvem DII sofrem com maior morbidade e maior risco de complicações. Em razão da diversidade fenotípica e da reposta, muitas vezes insatisfatória aos tratamentos disponíveis, o acompanhamento dos pacientes com DII de início muito precoce constitui um desafio para os gastroenterologistas pediátricos.[9] Vale também destacar que DII monogênica foi diagnosticada em pacientes entre 6 e 18 anos de idade com doença grave e resistente à terapêutica submetidos a testes genéticos na frequência de 18% (4 de 22)[7] e 26% (7 de 27),[10] em pelo menos dois estudos. Assim o diagnóstico da DII monogênica é definitivamente intrigante.

Caso clínico 1

Lactente de 1 ano, gênero masculino, natural e procedente de São Paulo, nascido a termo, peso de nascimento 3,64 kg e comprimento de 49 cm. Recebeu aleitamento misto desde o 1º dia de vida, com desenvolvimento ponderoestatural e neuropsicomotor adequados.

Hígido até os 7 meses de vida, quando passou a apresentar evacuações pastosas, com sangue vivo e muco. Aos 10 meses, apresentou febre prolongada e piora do sangramento, necessitando de internação, para antibioticoterapia e transfusões de concentrados de hemácias.

A endoscopia digestiva alta (EDA), realizada com 1 ano de idade, evidenciou úlcera e pólipo inflamatório esofágicos, pangastrite erosiva e erosão duodenal. Evoluiu com diarreia líquida, evacuações frequentes, com sangue e muco. A colonoscopia realizada com 1 ano e 3 meses de idade demonstrou pancolite ulcerativa. Durante o procedimento, houve perfuração intestinal resultante de intensa friabilidade da mucosa, e o paciente foi submetido à ileostomia. A biópsia evidenciou processo inflamatório crônico em atividade, com pesquisa negativa para agentes infecciosos.

Recebeu terapia enteral exclusiva com dieta polimérica (Modulen®) por 12 semanas, após a perfuração intestinal, além de corticosteroide e azatioprina, havendo diminuição da frequência das evacuações, porém mantendo sangramento.

A partir de 1 ano e meio de idade, passou a apresentar quadros respiratórios recorrentes, aos quais associava-se piora do padrão evacuatório e do sangramento intestinal. Na vigência dos quadros infecciosos, necessitava de antibioticoterapia, evoluindo geralmente com melhora em relação às queixas gastrointestinais, passando a receber antibiótico profilático.

Evoluiu, ainda no 2º ano de vida, com úlceras esofágicas estenosantes recorrentes, necessitando de dilatações frequentes resultantes de impactação alimentar. Apresentou, ainda, úlcera de córnea diagnosticada com 1 ano e meio, que evoluiu para cronificação e perda da visão do olho esquerdo aos 2 anos.

Por se tratar de doença inflamatória intestinal de evolução grave, não responsiva à terapia convencional e tendo sido descartada a doença granulomatosa crônica, foi indicado tratamento com imunobiológico, aos 4 anos e 6 meses, após teste tuberculínico negativo e radiografia de tórax normal. O paciente iniciou o tratamento com adalimumabe a cada 14 dias, mantendo paralelamente investigação de erro inato da imunidade e acompanhamento pela imunologia. Após o início da medicação, houve melhora em relação às queixas de impactação esofágica, diarreia e sangramento; no entanto, evoluiu com colite por desuso do segmento excluído, com úlceras e estenose retal, o que impossibilitou a reconstrução do trânsito intestinal. Aos 5 anos e meio, a dose de adalimumabe foi otimizada para 1 vez por semana e, após 3 meses, foi possível a suspensão do corticosteroide.

Dos 5 aos 10 anos de idade, manteve recorrência das infecções bacterianas de vias aéreas (rinossinusites e um episódio de pneumonia) que resultaram na interrupção temporária do imunobiológico e, consequentemente, reagudizações da colite de desuso, com saída de pus e muco pelo ânus. Aos 10 anos, passou a receber infusões regulares de imunoglobulina, após sequenciamento completo do exoma por sequenciamento de nova geração (NGS), com variante genética encontrada no gene XIAP, do inglês, *X-linked inhibitor of apoptosis protein*. A XIAP é uma proteína codificada por esse gene que interrompe a morte celular apoptótica. Existe um grupo específico dentro dos EII que cursam com desregulação imunológica e suscetibilidade a infecções pelo vírus Epstein-Barr. Mutações no gene XIAP

Caso clínico 1 (continuação)

ocasionam a doença XLP2, do inglês, X-linked lymphoproliferative disease tipo 2. Pessoas com XLP2 são mais propensas a desenvolver linfo-histiocitose hemofagocítica, com baço aumentado (esplenomegalia) e podem ter inflamação grave do intestino grosso (colite). O tratamento definitivo é o transplante de células-tronco hematopoiéticas (TCTH) alogênico.[11]

Aos 11 anos, apresentou quadro febril, com lesões orais, que motivaram a suspensão do adalimumabe, evoluindo com disfagia e presença de úlceras em esôfago à EDA. Recebeu tratamento empírico com aciclovir, apesar de a pesquisa do vírus no tecido ter sido negativa. Após término do tratamento, manteve febre, sendo diagnosticada osteomielite do 5º pododáctilo, secundária a trauma, que evoluiu para cronicidade. Pela recorrência dos quadros infecciosos e com a possibilidade de transplante, o imunobiológico foi suspenso definitivamente, aos 11 anos de idade, mantendo tratamento com antibióticos de largo espectro e infusão de imunoglobulina.

O transplante de medula óssea haploidêntico (doador irmão) foi realizado aos 12 anos, porém o paciente faleceu antes da "pega" da medula por choque séptico.

A Figura 13.1 apresenta o gráfico de crescimento segundo a estatura para a idade do referido paciente.

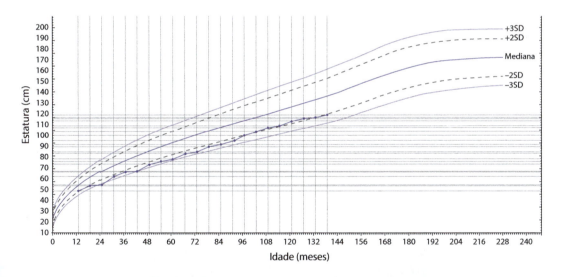

Figura 13.1. Gráfico de crescimento, segundo a estatura para a idade do paciente.
Fonte: Desenvolvida pela autoria do capítulo.

 Caso clínico 2

Gênero feminino, 8 anos de idade, iniciou acompanhamento em serviço especializado de doença inflamatória intestinal pediátrica aos 10 meses de vida.

Filha de pais não consanguíneos, nascida a termo de 38 semanas, eutrófica, recebeu alta com 3 dias de vida, sem intercorrências. Antecedentes familiares: irmã, 3 anos de idade mais nova, cujo primeiro atendimento, no mesmo ambulatório especializado, aos 3 meses de idade, identificou a presença de fístula perianal.

Caso clínico 2 (continuação)

Desde 1 semana de vida, chorosa, com cólica sem melhora com medicação. Aproximadamente aos 3 meses, iniciou diarreia (fezes líquidas, dez vezes ao dia, esporadicamente com sangue), quadros recorrentes de febre, broncoespasmo e broncopneumonia, com necessidade de internações e com dificuldade de ganho ponderoestatural. Feita hipótese diagnóstica de alergia à proteína do leite de vaca, sem alteração de quadro clínico com dieta exclusiva com aminoácidos livres. Ainda no 1º ano de vida, evoluiu com infecção do trato urinário de repetição e anemia hipomicrocítica com necessidade de hemotransfusão. Apresentou fístula perianal e foi submetida à cirurgia que identificou mais três fístulas com necessidade de ostomia aos 9 meses. O anátomo patológico da peça cirúrgica foi sugestivo de doença de Crohn, com mucosa colônica com extensas áreas ulceradas e intenso exsudato fibrinoleucocitário. Tecido de granulação com exocitose de neutrófilos atingindo parede muscular. Lesões intercaladas por mucosa preservada e parede muscular íntegra. Presença de raros eosinófilos, ausência de granulomas e sem sinais de malignidade.

Aos 10 meses de idade, foi encaminhada para internação, no nosso hospital, em regular estado geral, palidez cutânea, com colostomia hiperemiada com eliminação de secreção acinzentada e presença de fístula enterocutânea nesta região. Também apresentava fístula perianal que se estendia até a região genital. Realizou EDA que foi normal. Pela colostomia localizada em hipocôndrio esquerdo, o endoscópio percorreu todo o colo até o íleo terminal que demonstrou, em íleo terminal, presença de pseudopólipos e uma úlcera de 5 mm, com borda irregular e elevada; colo transverso com algumas úlceras rasas com fibrina, medindo entre 5 e 10 mm, pseudopólipos e friabilidade de mucosa, observa-se ainda um pólipo séssil com superfície lisa e avermelhada medindo cerca de 5 mm. A introdução do aparelho de colonoscopia pelo ânus percorreu o reto e sigmoide por cerca de 10 cm (até o nível de pele), observando-se mucosa com friabilidade discreta, presença de alguns pseudopólipos em padrão de pedra de calçamento em sigmoide; ainda no reto, observa-se um pólipo séssil com superfície lisa e avermelhada, medindo cerca de 5 mm. Nesta mesma internação, após os procedimentos endoscópicos e em vigência de antibioticoterapia de largo espectro, a paciente foi submetida à drenagem cirúrgica da coleção em região de colostomias e colocação de setons, ilustrados na Figura 13.2.

Posteriormente ao tratamento cirúrgico, recebeu prednisolona (2 mg/kg/dia), ceftriaxone (100 mg/kg/dia), azatioprina (2 mg/kg/dia) e fórmula de aminoácidos livres exclusiva por 7 semanas, evoluindo com melhora do estado geral, fezes pastosas sem sangramento. Esta internação teve duração de 3 meses.

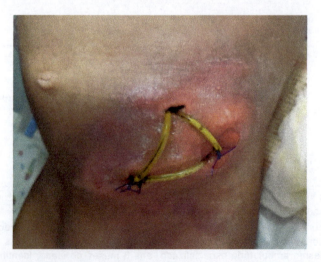

Figura 13.2. Região abdominal após drenagem cirúrgica da coleção em região de colostomias e colocação de setons.
Fonte: Acervo da autoria do capítulo.

Caso clínico 2 (continuação)

Com 1 ano e 4 meses, em acompanhamento ambulatorial, foi preenchido processo para imunobiológico (adalimumabe), após teste tuberculínico e radiografia de tórax normais. Contudo, só iniciou tratamento com 1 ano e 10 meses, pois teve inúmeras infecções de repetição e demorou para conseguir dispensação da medicação. Inicialmente, realizou adalimumabe a cada 14 dias (10 mg por via subcutânea) e, depois de 3 meses, na dose de 20 mg, que foi interrompido aos 3 anos e 1 mês, quando realizou ileostomia com colectomia total (Figura 13.3) em razão da refratariedade ao tratamento medicamentoso. A Figura 13.4 apresenta um segmento da peça cirúrgica do colo.

Posteriormente, paciente apresentou diversas recaídas, várias internações e recebeu diversos esquemas de antibiótico.

Estava sendo acompanhada pela imunologia pediátrica desde o 1º ano de vida em consequência do diagnóstico DII muito precoce – na infância. Realizou diversos exames para investigar EII e foi diagnosticada aos 3 anos de idade com deficiência de interleucina 10 (IL-10). Aos 5 anos e 2 meses foi submetida ao TCTH haploindêntico, com a mãe como doadora. Evoluiu com diversas complicações infecciosas, de doença enxerto *versus* hospedeiro, sem conseguir reconstruir o trânsito intestinal.

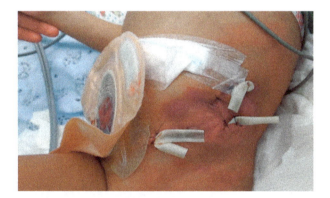

Figura 13.3. Foto após a paciente ter sido submetida à ileostomia e à colectomia total com colocação de drenos nas fístulas enterocutâneas identificadas.
Fonte: Acervo da autoria do capítulo.

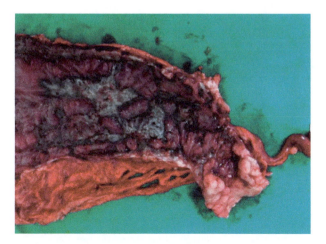

Figura 13.4. Segmento da peça cirúrgica do colo ressecado.
Fonte: Acervo da autoria do capítulo.

Com respeito à irmã desta paciente, a Figura 13.5 mostra as lesões penetrantes em regiões perianal e genital na primeira consulta, aos 3 meses de idade.

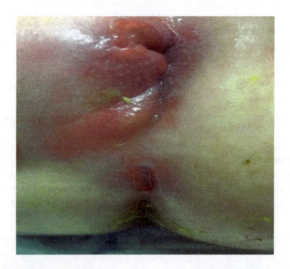

Figura 13.5. Lesões penetrantes em regiões perianal e genital na primeira consulta, aos 3 meses de idade.
Fonte: Acervo da autoria do capítulo.

Ainda com respeito à irmã, a Figura 13.6 apresenta a evolução das lesões no curso de seu acompanhamento, que também motivaram o procedimento cirúrgico de ileostomia com colectomia total, e houve posterior interrupção da progressão dessas lesões fistulizantes. O diagnóstico de deficiência de IL-10 confirmou-se aos 8 meses de vida, em concomitância com a irmã, e foi encaminhada também ao centro para TCTH.

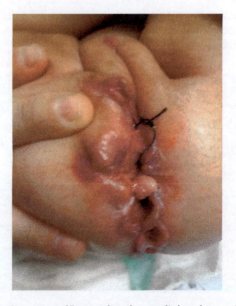

Figura 13.6. Lesões penetrantes em regiões perianal e genital ao longo do acompanhamento.
Fonte: Acervo da autoria do capítulo.

Diagnóstico
Sinais de alarme para DII monogênica[2]

- Idade de início dos sintomas antes dos 6 anos de idade.
- História familiar de DII e/ou imunodeficiência em membros da família, predominantemente nos de sexo masculino, ou consanguinidade.
- Infecções recorrentes ou atípicas, intestinais ou não intestinais.
- Doença perianal de início muito precoce ou grave, como fístulas e abscessos.
- DII muito grave e/ou sem resposta à terapia convencional.
- Lesões em pele, distrofia de unha ou anormalidade no cabelo.
- Anormalidade dos órgãos linfoides, como abscessos em linfonodos, esplenomegalia.
- Associação com quadros de autoimunidade, por exemplo, artrite, colangite esclerosante primária, anemia ou distúrbio endócrino.
- Desenvolvimento precoce de tumores, como linfoma não Hodgkin, tumores de pele, hamartomas e tumores de tireoide.

Investigação diagnóstica da DII monogênica[2,8]

- Hemograma completo, para avaliar se há presença de neutropenia, trombocitopenia, linfopenia.
- Dosagem sérica de imunoglobulinas: IgA, IgG, IgM e IgE.
- Dosagem de subclasses IgG.
- Quantificação de linfócitos T e subpopulação: CD3, CD4 e CD8.
- Quantificação dos linfócitos B (CD19).
- Dosagem de iso-hemaglutininas.
- Teste cutâneo de hipersensibilidade tardia – PPD, candidina.
- Di-hidrorodamina.
- Resposta de anticorpos contra antígenos das vacinas: rubéola, sarampo, varicela-zóster e pneumococo.
- Complemento total, sérico C3, sérico C4 e CH50.
- Resposta linfoproliferativa à fito-hemaglutinina (PHA).
- Estudo genético:
  - Sequenciamento de Sanger, para quando há suspeita de um gene candidato.
  - Painel de éxons de genes relacionados à DII monogênica (painel de exoma).
  - Sequenciamento completo do exoma por NGS.
  - Sequenciamento completo do genoma.

A triagem genética para DII monogênica é recomendada em todos os pacientes de início muito precoce (< 6 anos).[3] Embora seja um diagnóstico raro, a forma monogênica de DII deve ser considerada em pacientes com DII pediátrica, ou na idade adulta, que apresentem doença refratária ao tratamento, especialmente naqueles com comorbidades extraintestinais e/ou história familiar.[8]

As tecnologias de sequenciamento em painel, exoma e sequenciamento genômico têm força diagnóstica complementar. Devem ser guiadas pela disponibilidade e pelo grau de suspeição diagnóstica. A avaliação funcional de novos defeitos genéticos e de variantes de significado desconhecido é necessária para estabelecer a causalidade.[3]

O diagnóstico e o cuidado de um paciente com suspeita ou confirmação de DII monogênica devem ser realizados por uma equipe multidisciplinar, incluindo gastroenterologistas, geneticistas, imunologistas e outros subespecialistas, dependendo do defeito genético individual, comorbidades e manifestações extraintestinais.[3]

A Tabela 13.2 apresenta os fenótipos da DII monogênica.[3]

Tabela 13.2 – Fenótipos da doença inflamatória intestinal monogênica.

Características fenotípicas		Desordens ou defeito genético
Infecção recorrente (típica/atípica)	*Staphylococcus aureus*, micobactérias, fungos ou citomegalovírus em pacientes sem terapia imunossupressora	Imunodeficiência primária (doença granulomatosa crônica)
Ativação imune com ou sem infecção	Linfo-histiocitose hemofagocítica (HLH)	• XIAP e STXBP2 • HLH não é específico, pois é complicação conhecida de infecção por citomegalovírus e Epstein-Barr em pacientes recebendo imunomoduladores como tiopurinas
Doenças autoimunes	Síndrome de desregulação imune, poliendocrinopatia e enteropatia ligada ao X (IPEX ou IPEX-*like*)	FOXP, LRBA, CTLA4, STAT3 e STAT1
Características dermatológicas	• Leucoplasia oral • Displasia ectodérmica com unhas displásicas e dentes cônicos	• Telomeropatias • Deficiência de NEMO (do inglês: *nuclear factor-kappa B essential modulator*)
Tumores	Cabelos lanosos com tricorrexe nodosa	Síndrome trico-hepatoentérica TTC37A ou SKIVL2
Doenças intestinais	• Linfomas de células B • Adenocarcinomas gástricos • Atresia intestinal múltipla • Doença fistulizante perianal complexa que acompanha inflamação luminal – principalmente no 1º ano de vida • Apoptose de células epiteliais intestinais • Eosinofilia tecidual • Enteropatia com achatamento das vilosidades, semelhante à doença celíaca • Hipoplasia de célula germinativa • Granulomas e macrófagos pigmentados	• Defeitos de sinalização de IL-10 • CTLA4 e LRBA • TTC7A • IL-10, IL-10RA, IL-10RB, TGFB1 ou XIAP (inibidor de apoptose ligado ao X) • TTC7A, LRBA, XIAP, SH2D1A, ARPC1B ou COL7A1 • IPEX, síndrome IPEX-*like* ou WAS (síndrome de Wiskott-Aldrich) • IPEX ou síndrome IPEX-*like* e ICV (imunodeficiência comum variável) • Defeito da imunidade humoral: deficiência de ICOS ou deficiência da BTK • Doença granulomatosa crônica

Fonte: Uhlig HH, Charbit-Henrion F, Kotlarz D et al.; Paediatric IBD Porto Group of ESPGHAN, 2021.

Diagnóstico baseado nos casos clínicos

Caso clínico 1 – Um lactente de 7 meses, com desmame precoce que apresente mudança do padrão evacuatório com sangramento intestinal, frequentemente suscitará a suspeita de alergia alimentar. De fato, esse é um diagnóstico diferencial frequente da DII do lactente. Quadros graves e atípicos, como o relatado, com febre prolongada e necessidade de transfusão sanguínea, ou refratariedade ao tratamento para DII, são sinais de alarme DII monogênica.[2,3,8]

Caso clínico 2 – A paciente apresentava quadro clínico compatível com DII (diarreia com sangue e muco nas fezes, fístula perianal que se estende até a região genital e dificuldade de ganho ponderoestatural), exames séricos com provas inflamatórias elevadas (plaquetas 690.000, proteína C-reativa 50 mg/dL, velocidade de hemossedimentação VHS 50 mm e calprotectina fecal acima de 1.800 mcg/g fezes) e exame endoscópico com aspecto em pedras de calçamento com ulcerações profundas. Além de todo esse quadro, a presença de fístulas complexas, iniciadas antes dos 2 anos de idade, e a presença a infecções de repetição são determinantes para a investigação de DII monogênica.

Terapia

O tratamento da DII de início muito precoce é desafiador tendo em vista a alta morbidade dos pacientes e o curso mais agressivo da doença.[5] Assim como ocorre nas demais faixas etárias, o tratamento baseia-se no uso de imunomoduladores e imunobiológicos; no entanto, em razão das diferenças da farmacocinética, as crianças mais novas tendem a necessitar de doses mais altas ou de intervalos menores entre as doses para alcançar a cicatrização da mucosa.[9] O tempo de exposição a corticosteroides[5] e a necessidade de intervenções cirúrgicas também tendem a ser maiores nesses pacientes.[9]

A azatioprina na dose de 2 a 3 mg/kg/dia é bem tolerada e pode ser usada em monoterapia ou em associação com os imunobiológicos. A forma de apresentação disponível no Brasil (comprimidos de 50 mg) implica a necessidade de fracionamento e de diluição para administração em crianças de peso baixo que não conseguem deglutir os comprimidos, o que cria a possibilidade de sub ou superdosagens.[9]

Em decorrência da gravidade da doença de início muito precoce, é frequente a necessidade do uso de imunobiológicos. Os anticorpos monoclonais antifator de necrose tumoral (infliximabe e adalimumabe) podem ser, inclusive, úteis no tratamento de várias doenças monogênicas que se apresentam como DII. Seu uso, entretanto, é contraindicado na doença granulomatosa crônica por implicar aumento da mortalidade.[9] Dessa forma, é recomendável a exclusão desse diagnóstico antes da sua prescrição.

Há uma carência de estudos sobre o uso de vedolizumabe e ustequinumabe no tratamento da DII de início muito precoce, embora haja relatos de casos com graus variáveis de sucesso.[9]

A vacinação é outro aspecto importante a ser considerado. Vacinas de agentes vivos atenuados não devem ser aplicadas em pacientes recebendo imunossupressão. O melhor momento para aplicação destas, considerando seus riscos, deve ser avaliado em conjunto com imunologista.[9]

Algumas doenças monogênicas, que se manifestam como DII de início muito precoce, têm tratamento específico. O Quadro 13.1 demonstra as opções terapêuticas para pacientes com DII monogênica.[9]

Quadro 13.1 – Opções terapêuticas para pacientes com doença inflamatória intestinal monogênica.

Defeito genético	*Considerações terapêuticas*
XIAP (doença linfoproliferativa ligada ao X)	TMO, proteína ligadora de IL-18 em estudo
CYBB e outras etiologias de DGC	Bloqueio de IL-1 (Anakinra®); inibidores de FNT não devem ser usados devido ao risco de infecções fúngicas
IL-10, IL-10RA e IL-10RB	TMO
TTC7A	TMO pode ser considerado, entretanto, o sucesso tem sido limitado
LRBA	Abatacepte, sirolimo, colchicina, TMO
CTLA4	Abatacepte, sirolimo, TMO
MEFV (febre familiar do mediterrâneo)	Bloqueio de IL-1 (Anakinra®), colchicina
NLRC4	Proteína ligadora de IL-18

DGC: doença granulomatosa crônica; FNT: fator de necrose tumoral; TMO: transplante de medula óssea.
Fonte: Kelsen JR, Sullivan KE, Rabizadeh S et al., 2020.

Terapia baseada nos casos clínicos

Caso clínico 1 – Em razão do acometimento esofágico associado à presença de úlceras simulando doença de Crohn, foi prescrita dieta enteral exclusiva com Modulen®. A resposta clínica à dieta, assim como ao corticosteroide e ao imunossupressor, foi incompleta, como frequentemente observado nas doenças monogênicas. Com respeito ao tratamento com adalimumabe, a remissão clínica e endoscópica só foi possível após a otimização da dose, observação frequente na DII de início muito precoce e, em particular, nos lactentes.[7] Os quadros infecciosos recorrentes são sugestivos de doença monogênica; no entanto, podem estar presentes também nos pacientes com DII de herança poligênica em consequência ao tratamento, muitas vezes ocasionando interrupções deste. O prejuízo da estatura observado no paciente relatado é frequente entre as crianças com DII de início muito precoce e pode estar relacionado tanto aos mecanismos genéticos como ao uso de corticosteroides, ao próprio processo inflamatório e às reagudizações, quando o paciente pode apresentar vômitos, síndrome de má absorção e anorexia.[12]

Caso clínico 2 – Inicialmente, realizou-se tratamento para manejo da inflamação intestinal, objetivando remissão da doença com terapia enteral exclusiva com fórmula de aminoácidos livres por 7 semanas, corticosteroideterapia oral e imunossupressão com azatioprina e imunobiológico (adalimumabe). Após diagnóstico de deficiência de IL-10, foi realizado o transplante de medula óssea.

Considerações finais

As crianças com menos de 6 anos de idade e inflamação intestinal constituem o grupo de DII de início muito precoce. O manejo é desafiador e multidisciplinar, e os pacientes muitas vezes têm quadro clínico complexo, cujo diagnóstico perpassa exames ainda de difícil acesso (genética molecular) e limitado arsenal terapêutico.

Referências bibliográficas

1. De Souza HSP, Fiocchi C, Iliopoulos D. The IBD interactome: an integrated view of aetiology, pathogenesis and therapy. Nat Rev Gastroenterol Hepatol. 2017;14(12):739-49.
2. Uhlig HH, Schwerd T, Koletzko S et al.; COLORS in IBD Study Group and NEOPICS. The diagnostic approach to monogenic very early onset inflammatory bowel disease. Gastroenterology. 2014 Nov;147(5):990-1007.e3. doi: 10.1053/j.gastro.2014.07.023.
3. Uhlig HH, Charbit-Henrion F, Kotlarz D et al.; Paediatric IBD Porto Group of ESPGHAN. Clinical genomics for the diagnosis of monogenic forms of inflammatory bowel disease: a position paper from the Paediatric IBD Porto Group of European Society of Paediatric Gastroenterology, Hepatology and Nutrition. J Pediatr Gastroenterol Nutr. 2021 Mar 1;72(3):456-73. doi: 10.1097/MPG.0000000000003017.
4. Heyman MB, Kirschner BS, Gold BD et al. Children with early-onset inflammatory bowel disease (IBD): analysis of a pediatric IBD consortium registry. J Pediatr. 2005 Jan; 146(1):35-40. doi: 10.1016/j.jpeds.2004.08.043.
5. Oliva-Hemker M, Hutfless S, Al-Kazzi ES et al. Clinical presentation and five-year therapeutic management of very early-onset inflammatory bowel disease in a large North American cohort. J Pediatr. 2015 Sep;167(3):527-32.e1-3 [Epub 2015 May 15]. doi: 10.1016/j.jpeds.2015.04.045. PMID: 25982142.
6. Moller FT, Andersen V, Wohlfahrt J et al. Familial risk of inflammatory bowel disease: a population-based cohort study 1977-2011. Am J Gastroenterol. 2015 Apr;110(4):564-71. doi: 10.138/ajg2015.50.
7. Charbit-Henrion F, Parlato M, Hanein S et al. Diagnostic yield of next-generation sequencing in very early-onset inflammatory bowel diseases: a multicentre study. J Crohn's Colitis. 2018 Aug 29;12(9):1104-12. Erratum in: J Crohn's Colitis. 2021 Mar 5;15(3):517-8. doi: 10.1093/ecco-jcc/jjy068. PMID: 29788237; PMCID: PMC6113703.

8. Nambu R, Warner N, Mulder DJ et al. A systematic review of monogenic inflammatory bowel disease. Clin Gastroenterol Hepatol. 2022 Apr;20(4):e653-63 [Epub 2021 Mar 18]. doi: 10.1016/j.cgh.2021.03.021. PMID: 33746097; PMCID: PMC8448782.
9. Kelsen JR, Sullivan KE, Rabizadeh S et al. North American Society for Pediatric Gastroenterology, Hepatology and Nutrition position paper on the evaluation and management for patients with very early-onset inflammatory bowel disease. J Pediatr Gastroenterol Nutr. 2020 Mar;70(3):389-403. doi: 10.1097/MPG.0000000000002567. PMID: 32079889.
10. Uchida T, Suzuki T, Kikuchi A et al. Comprehensive targeted sequencing identifies monogenic disorders in patients with early-onset refractory diarrhea. J Pediatr Gastroenterol Nutr. 2020 Sep;71(3):333-9. doi: 10.1097/MPG.0000000000002796.
11. Mudde ACA, Booth C, Marsh RA. Evolution of our understanding of XIAP deficiency. Front Pediatr. 2021 Jun 17;9:660520. doi: 10.3389/fped.2021.660520.
12. Ouahed J, Spencer E, Kotlarz D et al. Very early onset inflammatory bowel disease: a clinical approach with a focus on the role of genetics and underlying immune deficiencies. Inflamm Bowel Dis. 2020 May 12;26(6):820-42. doi: 10.1093/ibd/izz259. PMID: 31833544; PMCID: PMC7216773.

Capítulo 14

Dor Abdominal Funcional

Natascha Silva Sandy
Lucas Rocha Alvarenga
Maria Angela Bellomo Brandão

Introdução

A queixa de dor abdominal crônica (DAC) é muito comum na faixa etária pediátrica. A primeira definição de DAC data de 1958 e foi feita por Apley et al.:[1] três ou mais episódios de dor abdominal, com intensidade suficiente para interromper as atividades habituais, em um período não inferior a 3 meses. Desde então, houve significante progresso com relação ao melhor entendimento da fisiopatologia complexa e multifatorial da DAC na infância e na adolescência. Atualmente, a Academia Americana de Pediatria (AAP) em conjunto com a Sociedade Norte-Americana de Gastroenterologia, Hepatologia e Nutrição Pediátricas (NASPGHAN), define DAC como um quadro de dor abdominal de longa duração (usualmente mais de 3 meses) com padrão contínuo ou intermitente.[2] Embora a prevalência exata não seja bem definida, uma vez que varia de acordo com a idade e os critérios utilizados, os estudos apontam que a DAC é responsável por 2% a 4% das consultas em atenção primária e até 50% das consultas de gastroenterologistas pediátricos.[3] Classicamente, são descritos dois picos de incidência da DAC em crianças e adolescentes: entre 4 e 6 anos de idade; e entre 7 e 12 anos de idade.[4,5] A maioria dos casos (90% a 95%) não tem uma etiologia anatômica, metabólica, infecciosa, inflamatória ou neoplásica associada, sendo esta entidade denominada "dor abdominal funcional" (DAF).[2,6] O enfoque do presente capítulo será na abordagem diagnóstica e nos aspectos terapêuticos na DAF.

Caso clínico 1

Paciente afrodescendente masculino, 9 anos e 3 meses de idade, com queixa de dor abdominal esporádica localizada em flancos e fossas ilíacas há 2 anos. Encaminhado ao gastroenterologista pediátrico com diagnóstico de intolerância à lactose pela persistência e cronicidade da dor abdominal, apesar de boa adesão à dieta sem lactose. A criança não soube descrever o tipo de dor, porém não havia fatores desencadeantes, agravantes ou de melhora (não apresentava melhora com massagem ou simeticona). Desde o início do quadro, houve exclusão da lactose da dieta, porém sem melhora. A dor não tem intensidade ou duração suficientes para interromper as atividades da vida diária ou gerar absenteísmo escolar. A frequência varia de um a dois episódios por semana até episódios diários. O hábito intestinal apresenta evacuações em pequena quantidade e endurecidas, a cada 2 ou 3 dias, tendo apresentado dois episódios de sangramento (raias de sangue nas fezes e pequena quantidade em vaso sanitário), sendo o último episódio há 7 dias. Não apresenta outras queixas relacionadas à evacuação.

Caso clínico 1 (continuação)

O diagnóstico prévio de intolerância à lactose fora estabelecido com base no teste genético realizado aos 7 anos de idade. O paciente faz acompanhamento regular de puericultura com pediatra do convênio e os pais reportam que sempre cresceu e desenvolveu-se bem, sem antecedentes mórbidos. História familiar negativa para queixas ou para doenças gastrointestinais.

Relatório alimentar de um dia típico: café da manhã às 9 horas na escola, onde também é oferecido almoço às 11h30 – que eventualmente é aceito pela criança, a depender do cardápio; repete o almoço em casa, ao chegar da escola, às 12h30, composto de arroz, proteína (maioria das vezes, salsicha), salada eventualmente e sem legumes, suco raramente; às 15 horas, lanche da tarde de bisnaguinha sem lactose com frios ou fruta (maçã, pera ou laranja); às 18 horas, pão de forma com ovo frito; jantar às 20h30, consistindo de arroz, feijão, proteína animal, legumes eventualmente (batata, beterraba) e salada todos os dias; iogurte ou leite fermentado eventualmente antes de dormir às 22 horas. Reportado o consumo de "guloseimas" na escola; refrigerante em média duas vezes por semana; ingesta hídrica total de aproximadamente 1 L/dia.

Ao exame físico: bom estado geral, corado, hidratado, acianótico, anictérico, eupneico; peso e estatura entre os percentis 50 e 75, estágio pré-puberal; abdome indolor à palpação, com ruídos hidroaéreos presentes, fígado no rebordo costal direito, baço não percutível, sem massas palpáveis; demais aspectos do exame físico sem alterações. Inspeção anal não revelou fissuras e não foi realizado toque retal.

Na primeira consulta com o especialista, o paciente e a família foram acolhidos e receberam o diagnóstico de constipação intestinal crônica (CIC) com orientações dietéticas de maior quantidade de frutas e verduras, além de orientações a respeito da provável natureza benigna do quadro, visto a ausência de sinais de alarme. O tratamento farmacológico inicial foi realizado com polietilenoglicol (PEG) 4000. Retornou depois de 2 e 4 semanas, sem ter apresentado episódios de dor no período. Houve uma mudança significativa na alimentação da criança e dos pais, apresentando hábito intestinal em dias alternados com fezes formadas e consistência normal (Bristol 3), sem esforço evacuatório e sem novos episódios de sangramentos.

 ## Caso clínico 2

Paciente caucasiana feminina de 9 anos de idade, com crises de dor abdominal há 5 anos. Compareceu à consulta acompanhada pela avó que referia que a criança se queixa de dor abdominal difusa desde os 4 anos de idade, de intensidade moderada, uma a duas vezes por semana, e de resolução espontânea ou com uso de analgésico comum. As crises de dor causam absenteísmo escolar de uma a duas vezes por mês. Hábito intestinal a cada 2 a 3 dias, fezes endurecidas em cíbalos e sem relação com a dor abdominal. Nega vômitos associados aos episódios, porém com náuseas eventualmente. Refere que a ingestão de alimentos gordurosos ou as refeições em quantidade excessiva podem ser potenciais fatores desencadeantes ou agravantes da dor.

Relatório alimentar de um dia típico: café da manhã em casa contendo 1 copo de leite (sem lactose) acompanhado de uma bisnaguinha com requeijão; almoço e jantar com arroz, feijão, poucos legumes e uma proteína (entre frango, carne, ovo ou peixe). Não aceita frutas e tem baixa ingesta hídrica; consumo de suco industrializado ou iogurtes, quatro a cinco vezes ao dia.

Interrogatório complementar: episódio de cefaleia temporal a cada 1 a 2 meses, às vezes acompanhada de náuseas e dor abdominal. Nega inapetência, apatia, emagrecimento, diarreia, febre, alterações urinárias, diarreia, sangramentos, anemia e/ou dores articulares. Previamente hígida, com história de internação breve em enfermaria por quadro de bronquiolite viral aguda. Antecedentes familiares: mãe e avó materna com histórico de enxaqueca.

Além de seguimento de puericultura, já havia sido avaliada por especialista ambulatorialmente e, há pouco tempo, foi outra vez avaliada em regime de internação hospitalar. Desde o início do quadro álgico foi feito tratamento para parasitoses por seis vezes, apesar de ter amostras de fezes negativas em múltiplas ocasiões. Foi levada ao pronto-atendimento em três ocasiões, e na última, há cerca de 1 ano, ficou internada por 3 dias, sendo submetida a diversos exames complementares. A endoscopia

Caso clínico 2 (continuação)

digestiva alta (EDA) apresentou laudo normal e os seguintes resultados de biópsias: esôfago – esofagite inespecífica leve; estômago – gastrite inespecífica leve, pesquisa para *H. pylori* negativa; duodeno – duodenite inespecífica leve. Foi submetida a duas tomografias computadorizadas (TC) e uma ultrassonografia (USG) de abdome durante a internação: TC de crânio; TC de abdome; e USG abdominal normais. Entre os exames bioquímicos, realizou hemograma, aspartato aminotransferase (AST), alanina aminotransferase (ALT), fosfatase alcalina (FALC), gamagultamiltransferase (GGT) e amilase: todos sem alterações. Calprotectina fecal de 134 μ/g. Recebeu alta com prescrição de 20 mg de omeprazol 1 vez ao dia, porém refere que não houve melhora do quadro, e a medicação foi suspensa há 3 meses.

Ao exame físico: bom estado geral, corada, hidratada, acianótica, anictérica, eupneica; peso e estatura no percentil 50; abdome indolor à palpação, com ruídos hidroaéreos presentes, fígado no rebordo costal direito, baço não percutível, sem massas palpáveis; demais aspectos do exame físico sem alterações.

Recebeu o diagnóstico de CIC em associação à DAF. Como parte da terapêutica, a criança e a avó receberam orientações a respeito da natureza benigna do quadro, além de orientações dietéticas (direcionadas ao consumo excessivo de sucos industrializados) e a constipação intestinal foi tratada com PEG. A paciente foi encaminhada ao nutricionista para auxílio com estratégias para ampliação do cardápio da criança. A paciente evoluiu com melhora importante da constipação e melhora relativa/parcial da dor abdominal após o tratamento – ainda apresentava episódios de dor, porém deixou de faltar à escola. Foi discutida com a família a possível terapêutica com amitriptilina, porém, em decisão compartilhada com a família e visto a melhora relativa da dor e potenciais efeitos colaterais, optou-se por não proceder com essa terapêutica.

Diagnóstico

O diagnóstico das doenças gastrointestinais funcionais baseia-se em avaliação clínica bem definida conforme os Critérios de Roma, atualmente na sua quarta edição (Roma IV), publicada em 2016.[7,8] Essa última edição inaugurou uma era do diagnóstico das doenças gastrointestinais funcionais (abreviadas por FGID, do inglês *functional gastrointestinal diseases*) em que os diagnósticos funcionais podem ser realizados com base nos sintomas e sem a necessidade ou obrigatoriedade da exclusão de doença orgânica. Esse conceito foi reforçado com a substituição da frase "nenhuma evidência de doença orgânica" por "após apropriada avaliação médica, os sintomas não podem ser atribuídos a outra condição médica" em todas as definições das FGID. Dessa forma, abandonou-se a obrigatoriedade implícita de realizar qualquer exame complementar para firmar um diagnóstico de FGID. Além disso, o Roma IV tornou os critérios mais específicos para cada distúrbio funcional e ressaltou que as FGID podem coexistir com outras condições que cursam com sintomas gastrointestinais (p. ex., dor abdominal funcional coexistindo com doença inflamatória intestinal ou doença celíaca). O novo documento também reforçou e ampliou o entendimento da fisiopatologia da dor abdominal funcional e de seus fatores influenciadores, principalmente o eixo cérebro-intestino e a microbiota intestinal.

Tratando-se de FGID, o diagnóstico da DAF consiste inicialmente em exame clínico minucioso, cujos aspectos que necessariamente devem ser abordados são apresentados no Quadro 14.1. A história clínica detalhada associada a um exame físico direcionado é, na maioria dos casos, suficiente para estabelecer o diagnóstico etiológico. Assim, os exames complementares voltados para causas orgânicas devem ser realizados de forma individualizada.[9-11] Segundo o Critério de Roma IV, os distúrbios funcionais relacionados à dor abdominal são definidos da seguinte forma: dor abdominal sem outra especificação; síndrome do intestino irritável (SII); dispepsia funcional; e migrânea abdominal. Os critérios diagnósticos de cada uma dessas FGID são descritos no Quadro 14.2.

Quadro 14.1 – Aspectos fundamentais da história e do exame físico para apoiar o diagnóstico de dor abdominal funcional.

Caracterização da dor	Localização, intensidade, frequência, periodicidade, desencadeantes, fatores de melhora ou piora, dor noturna, interferência com as atividades habituais, absenteísmo escolar
Outras manifestações gastrintestinais	Disfagia, ofinogagia, pirose, saciedade precoce, empachamento pós-prandial, náuseas, vômitos, diarreia, constipação, tenesmo, sangramentos digestivos, icterícia
Manifestações de outros sistemas	Sintomas urinários, cefaleia, sonolência, artralgias/artrites, tosse crônica e outros sintomas respiratórios, alterações cutâneas
Medicações em uso ou utilizadas	Uso de quaisquer medicamentos que possam agravar ou desencadear sintomas gastrointestinais, assim como medicamentos já utilizados como tentativa de terapêutica para dor abdominal
História alimentar	Atenção às restrições alimentares (p. ex., lactose, glúten e outros), consumo de alimentos que podem agravar ou desencadear dor abdominal – como excesso de consumo de açúcares artificiais e naturais, bebidas gaseificadas, condimentos
História familiar	Antecedentes familiares de doenças do trato gastrointestinal ou de outro sistema e que evolua com dor abdominal
Antecedentes pessoais	Doenças prévias ou de natureza aguda, porém recente; intervenção cirúrgica prévia
Aspectos psicológicos	Questões ambientais, situações geradoras de ansiedade ou estresse, questões comportamentais da criança, possíveis ganhos secundários
Exame físico	Peso, estatura, velocidade de crescimento, estágio puberal; exame físico geral e exame abdominal detalhado; avaliação perianal e toque retal em casos selecionados

Fonte: Hyams JS, Di Lorenzo C, Saps M e al., 2016.

Quadro 14.2 – Critérios diagnósticos para *functional gastrointestinal diseases* (FGID) da infância e da adolescência classificadas pelo Critério de Roma IV.

Dor abdominal funcional sem outra especificação

Os critérios devem ser preenchidos ao menos quatro vezes por mês, por pelo menos 2 meses antes do diagnóstico, e incluir todos entre os três	1. Dor abdominal episódica ou contínua que não ocorra somente durante eventos fisiológicos (p. ex., comer) 2. Critérios insuficientes para diagnóstico de síndrome do intestino irritável, dispepsia funcional ou migrânea abdominal 3. Após avaliação adequada, a dor abdominal não pode ser totalmente explicada por outra condição clínica

Dispepsia funcional*

Um ou mais dos seguintes sintomas ao menos 4 dias por mês, por pelo menos 2 meses antes do diagnóstico	1. Plenitude pós-prandial 2. Saciedade precoce 3. Dor epigástrica que não se associa à defecação 4. Após avaliação adequada, os sintomas não podem ser plenamente explicados por outra doença

Síndrome do intestino irritável

Os critérios devem ser preenchidos pelo menos 2 meses antes do diagnóstico, e incluir todos entre os três	1. Dor abdominal ao menos 4 dias por mês associada com um ou mais dos seguintes sintomas: a) relação com a evacuação; b) alteração na frequência das fezes; e c) alteração na aparência das fezes

(Continua)

Quadro 14.2 – Critérios diagnósticos para *functional gastrointestinal diseases* (FGID) da infância e da adolescência classificadas pelo Critério de Roma IV. (*Continuação*)

Síndrome do intestino irritável

	2. Em crianças com constipação, a dor pode não se resolver com a resolução da constipação (crianças nas quais a dor resolve têm constipação funcional, e não síndrome do intestino irritável)
	3. Após avaliação adequada, os sintomas não podem ser plenamente explicados por outra condição médica

Migrânea abdominal

Todos os sintomas, ao menos duas vezes, por pelo menos 6 meses antes do diagnóstico	1. Episódios paroxísticos de dor abdominal intensa, aguda e periumbilical, na linha média ou difusa, durante 1 hora ou mais (deve ser o sintoma mais grave e aflitivo)
	2. Episódios intercalados por semanas ou meses
	3. Dor é incapacitante/interfere com as atividades normais
	4. Padrões estereotipados e sintomas individualizados para cada paciente
	5. Dor associada a dois ou mais dos seguintes sintomas: a) anorexia; b) náusea; c) vômito; d) cefaleia; e) fotofobia e f) palidez
	6. Após avaliação adequada, os sintomas não podem ser plenamente explicados por outra condição médica

*No Capítulo 9 – Dispepsia Funcional, deste manual, há a classificação de subtipos detalhada.
Fonte: Hyams JS, Di Lorenzo C, Saps M e al., 2016.

Os sinais de alarme que devem ser investigados em todo quadro de DAC são:[2,8] dor persistente em quadrante superior ou inferior direitos; disfagia e/ou odinofagia; vômitos persistentes; sangramento gastrointestinal; diarreia (sobretudo noturna); artrite; doença perianal; perda ponderal involuntária; desaceleração do crescimento linear; atraso puberal; febre sem explicação; icterícia; história familiar de doença inflamatória intestinal, doença celíaca ou doença péptica. A realização de exames complementares deve ser realizada na presença de sinais de alarme e direcionada para a suspeita de determinada doença orgânica.

Com relação aos exames complementares na DAC pediátrica, não há um algoritmo de investigação consagrado na literatura, visto o amplo número de diagnósticos diferenciais. Deve existir um equilíbrio na realização de investigações complementares para afastar causas orgânicas, a fim de evitar investigações excessivas.[12] Uma revisão de literatura da AAP em conjunto com a NASPGHAN indica que não há evidência suficiente para avaliar o valor preditivo de exames laboratoriais, da USG de abdome/pelve e do monitoramento do pH esofágico; e o nível de evidência é baixo para EDA.[13] O exame de calprotectina fecal é recomendado como potencial ferramenta auxiliar na diferenciação de doenças funcionais e orgânicas. Porém, ainda que possa auxiliar em situações específicas, não deve ser solicitado de forma rotineira, uma vez que vários fatores interferem na sua acurácia (fatores inerentes à coleta e ausência de valores de referência para menores de 4 anos).[14,15]

O amplo diagnóstico diferencial de causas orgânicas inclui doenças gastrointestinais e de outros sistemas que causam DAC (Quadro 14.3).

Quadro 14.3 – Diagnóstico diferencial de causas orgânicas de dor abdominal crônica.

- Doença péptica (doença do refluxo gastroesofágico, gastrite erosiva, úlcera gástrica ou duodenal)
- Efeito colateral de medicamentos
- Doença inflamatória intestinal

(*Continua*)

Quadro 14.3 – Diagnóstico diferencial de causas orgânicas de dor abdominal crônica. (*Continuação*)

- Doença celíaca
- Colecistite crônica
- Pancreatite crônica
- Doenças infecciosas incluindo tuberculose intestinal e infecções bacterianas e parasitárias
- Intolerância à lactose
- Má rotação (com ou sem volvo), invaginação intestinal de repetição, síndrome do ligamento arqueado, aderências pós-cirúrgicas
- Linfoma de intestino delgado
- Desordens do trato urinário
- Dismenorreia

Fonte: Hyams JS, Di Lorenzo C, Saps M e al., 2016.

Diagnóstico baseado nos casos clínicos

Em ambos os casos clínicos apresentados, observamos que houve uma falha no estabelecimento do diagnóstico de DAF ou, pelo menos, uma falha da compreensão desse diagnóstico pela família. É importante notar que a falta de compreensão da fisiopatologia da DAF e o atraso do diagnóstico adequado (de forma afirmativa e não excludente) resultam em modalidades terapêuticas ineficazes, testes diagnósticos desnecessários, aumento dos custos em saúde e sofrimento e insegurança para a criança e a família (problemas bem ilustrados no caso clínico 2). Esse atraso tem consequências como o aumento do absenteísmo escolar (em até quatro vezes) e da prevalência de ansiedade e de depressão, bem como queda significativa da qualidade de vida destas crianças.[16,17]

A dificuldade de diagnosticar e tratar adequadamente a CIC pode ser um obstáculo importante, problema também ilustrado em ambos os casos. A CIC está entre os problemas crônicos de saúde mais prevalentes na população pediátrica em todo o mundo,[18] sendo a constipação intestinal funcional a etiologia mais comum. Deve-se notar que a CIC pode mimetizar (caso clínico 1) ou coexistir com um distúrbio de DAF (caso clínico 2).

Terapia

Em decorrência da natureza crônica e da fisiopatologia complexa e multifatorial, o tratamento da DAF deve ser individualizado e tem maior sucesso com a combinação de diferentes abordagens. A educação dos pais/cuidadores sobre a natureza benigna da doença, a postura afirmativa do diagnóstico (em vez de ser taxado como falha no diagnóstico de uma doença orgânica) são aspectos fundamentais da abordagem terapêutica. A literatura médica demonstra benefício no fornecimento de informações sobre a fisiopatologia e sobre o modelo psicossocial da dor para a criança e a família, diminuindo a ansiedade em torno da dor abdominal.[9] As demais intervenções terapêuticas incluem orientações dietéticas, terapias farmacológicas e abordagens psicológicas ou comportamentais.[2,19]

A dieta é considerada um dos pilares do tratamento da DAF. Infelizmente, apesar da crescente conscientização sobre o papel da dieta no tratamento das FGID na faixa etária pediátrica, somente uma minoria dos pacientes recebe recomendações dietéticas, seja no nível primário de atendimento, seja no terciário de atendimento. Portanto, é de suma importância que seja feito um recordatório alimentar detalhado com particular enfoque no consumo dos carboidratos.[2] As recomendações dietéticas mais frequentes no manejo de FGID consistem em aumento do teor de fibras da dieta e em redução do teor de oligossacarídeos, dissacarídeos, monossacarídeos e polióis fermentáveis (os FODMAP – *fermentable oligosaccharides, disaccharides, monosaccharides and polyols*). A literatura atual ressalta o impacto do excesso de carboidratos fermentáveis não absorvíveis como potenciais desencadeantes ou agravantes da dor abdominal. A dieta com baixo teor de FODMAP foi inicialmente estudada em adultos e, posteriormente, em crianças com SII.[20,21] Embora ainda sejam limitadas as evidências para o uso de dieta restrita de FODMAP em pediatria,[2] essa abordagem parece ser superior às recomendações dietéticas usuais em crianças com SII.[22]

Por consequência do interesse crescente no microbioma como alvo terapêutico das diversas FGID, os probióticos também foram estudados como arsenal terapêutico na DAF. Uma revisão sistemática com metanálise concluiu que apenas o *Lactobacillus reuteri* DSM 17938 foi capaz de reduzir significativamente a intensidade da dor abdominal em crianças.[23] Em outro estudo de revisão, a mesma cepa demonstrou eficácia apenas na cólica do lactente, sem resposta positiva na DAF.[24] Finalmente, em outra revisão sistemática publicada, o *Lactobacillus rhamnosus* GG (LGG) e o VSL#3 demonstraram boa resposta terapêutica em comparação com o placebo na DAF pediátrica.[9]

As intervenções farmacológicas disponíveis são relativamente limitadas na faixa etária pediátrica e parecem ter melhor resposta em combinação com outras abordagens. Muitos estudos com terapias farmacológicas englobam mais de uma doença funcional ou mais de um tipo de tratamento concomitante, impedindo a generalização e a reprodutibilidade dos resultados.[25,26]

O tratamento farmacológico da DAF inclui algumas classes de medicações, como os antiespasmódicos e antidepressivos, além do uso de terapias direcionadas para enxaqueca abdominal (cipro-heptadina, amitriptilina, propranolol, pizotifeno e flunarizina), SII (variável conforme o predomínio de diarreia ou constipação) e dispepsia funcional (vide Capítulo 9 – Dispepsia Funcional, deste manual). Cada uma dessas terapias apresenta evidência científica limitada, devendo ser indicadas com cautela em virtude dos potenciais efeitos colaterais.

O óleo de hortelã-pimenta tem propriedades antiespasmódicas e frequentemente é citado como potencial terapia em estudos internacionais. Um ensaio clínico randomizado duplo-cego e controlado por placebo com 42 crianças mostrou que, após 2 semanas, 75% das crianças tiveram redução significativa da gravidade da dor associada à SII. A medicação foi proposta como agente terapêutico durante a fase sintomática da SII (por até 8 semanas), pela eficácia superior ao placebo e pelos poucos efeitos colaterais (incluindo retenção fecal e urinária).[27] Entretanto, deve-se notar que a apresentação utilizada da medicação em cápsulas de liberação entérica não se encontra regularmente disponível no Brasil, além de ter sido testada apenas em crianças maiores de 8 anos e 30 kg. Em outro ensaio clínico randomizado, duplo-cego e controlado por placebo, com 44 crianças, a mebeverina (outro antiespasmódico) pareceu ser eficaz no tratamento da DAF em crianças, mas sem diferença estatisticamente significante em relação ao placebo.[28] Essa medicação encontra-se disponível no Brasil na forma de cápsulas de 200 mg, mas é considerada *off-label* na faixa etária pediátrica.

Os antidepressivos são propostos no tratamento das dores crônicas de diversas naturezas em adultos e crianças.[29] Os antidepressivos tricíclicos com baixas doses são os mais estudados e podem ser considerados em casos selecionados. Com relação à amitriptilina, os resultados mostram eficácia modesta (na dose de 10 mg/dia para < 35 kg e 20 mg/dia para > 35 kg) em relação ao placebo,[30] ou mesmo ausência de eficácia em estudo multicêntrico posterior.[31] Da mesma forma, um estudo *open-label* com 25 crianças e adolescentes com DAF utilizando o citalopram (inibidor seletivo da recaptação da serotonina) mostrou benefício do uso.[32] Porém, um ensaio clínico randomizado subsequente não demonstrou benefício significativo dessa medicação.[10]

As terapias não farmacológicas voltadas para os aspectos psicológicos e comportamentais, como a hipnoterapia e a terapia cognitiva-comportamental, parecem desempenhar um papel a curto e longo prazo na melhora dos sintomas abdominais e da qualidade de vida. Essas abordagens demonstram ter eficácia semelhante à das intervenções farmacológicas.[9-11] As dificuldades dessas terapias são a demanda aumentada de tempo para bons resultados e a baixa disponibilidade de equipes treinadas nesse tipo de terapêutica na faixa etária pediátrica.[11]

Os estudos mais atuais tendem a individualizar o tratamento, com alvo na dor abdominal e nos sintomas associados (p. ex., uso de procinéticos para acomodação gástrica nos pacientes com dor abdominal associada à náuseas). A literatura atual destaca a boa resposta dos tratamentos não farmacológicos, incluindo dieta com alto teor de fibras e baixo teor de FODMAP e o uso de probióticos específicos. Além disso, persiste a recomendação da terapia cognitiva-comportamental com boa resposta, e a hipnoterapia e a sua associação com outras modalidades vêm sendo avaliadas (*mindfulness*, ioga, acupuntura e estimulação espinal).[33]

Terapia baseada nos casos clínicos

Os casos clínicos apresentados ilustram os impactos negativos dos sintomas funcionais associados à dificuldade da criança e dos pais em lidar com a dor abdominal. Dessa forma, a educação dos cuidadores é parte central na abordagem das FGID, como também é importante o recordatório alimentar para a identificação de possíveis intervenções dietéticas.

O caso clínico 2 ilustra um fato comumente observado na prática clínica: o uso de antiparasitários em pacientes com DAC. Essa prática deve ser direcionada apenas para os casos em que comprovadamente a causa dos sintomas abdominais está relacionada a uma infecção parasitária. Não há ensaios clínicos que justifiquem o tratamento com antiparasitários de forma rotineira em crianças com DAF.[34] Outra realidade apresentada no caso clínico 2 é o arsenal terapêutico farmacológico relativamente limitado para a faixa etária pediátrica. No referido caso, considerou-se o uso de amitriptilina pela cronicidade das queixas; porém, diante da melhora relativa da paciente, a relação risco-benefício passou a ser considerada desfavorável.

Considerações finais

Para a adequada abordagem da DAC pediátrica, é necessário exame clínico minucioso com adequada caracterização da dor, avaliação dos sinais de alarme, análise do crescimento e do desenvolvimento, além de analisar a dieta e o hábito intestinal. Apesar da natureza relativamente benigna dos sintomas e da crescente evidência que apoia um diagnóstico clínico afirmativo da DAF sem foco em exames complementares, muitos pacientes ainda são submetidos a testes extensivos e recebem tratamentos que não são apoiados em evidências científicas. Como em qualquer FGID, o amplo esclarecimento e a clara orientação aos pacientes e pais/cuidadores são parte essencial da abordagem terapêutica. As terapias isoladamente apresentam eficácia limitada, apresentando melhores resultados com a combinação de diferentes abordagens.

Referências bibliográficas

1. Apley J, Naish N. Recurrent abdominal pains: a field survey of 1,000 school children. Arch Dis Child. 1958;33(168):165-70.
2. Brasil. Sociedade Brasileira de Pediatria, Departamento Científico de Gastroenterologia da Sociedade Brasileira de Pediatria. Guia prático de atualização – Dor abdominal crônica na infância e adolescência. 2019 Jan.(6). Disponível em: https://www.sbp.com.br/fileadmin/user_upload/20783d-GPA_-_Dor_Abdominal_cronica_Infancia_Adolesc-2.pdf.
3. Chiou FK, How CH, Ong C. Recurrent abdominal pain in childhood. Singapore Med J. 2013;54(4):195-9; quiz 200.
4. Romano C, Porcaro F. Current issues in the management of pediatric functional abdominal pain. Rev Recent Clin Trials. 2014;9(1):13-20.
5. Berger MY, Gieteling MJ, Benninga MA. Chronic abdominal pain in children. BMJ. 2007;334(7601):997-1002.
6. Reust CE, Williams A. Recurrent abdominal pain in children. Am Fam Physician. 2018;97(12):785-93.
7. Benninga MA, Faure C, Hyman PE et al. Childhood functional gastrointestinal disorders: neonate/toddler. Gastroenterology. 2016 Feb 15;S0016-5085(16)00182-7. doi: 10.1053/j.gastro.2016.02.016.
8. Hyams JS, Di Lorenzo C, Saps M et al. Functional disorders: children and adolescents. Gastroenterology. 2016:1456-68.
9. Gomez-Suarez R. Difficulties in the diagnosis and management of functional or recurrent abdominal pain in children. Pediatr Ann. 2016;45(11):e388-93.
10. Korterink J, Devanarayana NM, Rajindrajith S et al. Childhood functional abdominal pain: mechanisms and management. Nat Rev Gastroenterol Hepatol. 2015;12(3):159-71.

11. Rajindrajith S, Zeevenhooven J, Devanarayana NM et al. Functional abdominal pain disorders in children. Expert Rev Gastroenterol Hepatol. 2018;12(4):369-90.
12. Wright NJ, Hammond PJ, Curry JI. Chronic abdominal pain in children: help in spotting the organic diagnosis. Arch Dis Child Educ Pract Ed. 2013;98(1):32-9.
13. Di Lorenzo C, Colletti RB, Lehmann HP et al. Chronic abdominal pain in children: a technical report of the American Academy of Pediatrics and the North American Society for Pediatric Gastroenterology, Hepatology and Nutrition. J Pediatr Gastroenterol Nutr. 2005;40(3):249-61.
14. Pieczarkowski S, Kowalska-Duplaga K, Kwinta P et al. Diagnostic value of fecal calprotectin (S100 A8/A9) test in children with chronic abdominal pain. Gastroenterol Res Pract. 2016;2016:8089217.
15. Koninckx CR, Donat E, Benninga MA et al. The use of fecal calprotectin testing in paediatric disorders: a position paper of the European Society for Paediatric Gastroenterology and Nutrition Gastroenterology Committee. J Pediatr Gastroenterol Nutr. 2021;72(4):617-40.
16. Saps M, Seshadri R, Sztainberg M et al. A prospective school-based study of abdominal pain and other common somatic complaints in children. J Pediatr. 2009;154(3):322-6.
17. Venepalli NK, Tilburg MA, Whitehead WE. Recurrent abdominal pain: what determines medical consulting behavior? Dig Dis Sci. 2006;51(1):192-201.
18. Liem O, Harman J, Benninga M et al. Health utilization and cost impact of childhood constipation in the United States. Journal of Pediatrics. 2009;154(2):258-62.
19. Cruz LA, Minard C, Guffey D et al. Does a minority of children with functional gastrointestinal disorders receive formal diet advice? J Parenter Enteral Nutr (JPEN). 2020 Nov;44(8):1525-9 [Epub 2020 Feb 4]. doi: 10.1002/jpen.1771.
20. Chumpitazi BP, Cope JL, Hollister EB et al. Randomized clinical trial: gut microbiome biomarkers are associated with clinical response to a low FODMAP diet in children with the irritable bowel syndrome. Aliment Pharmacol Ther. 2015;42(4):418-27.
21. Chumpitazi BP, McMeans AR, Vaughan A et al. Fructans exacerbate symptoms in a subset of children with irritable bowel syndrome. Clin Gastroenterol Hepatol. 2018;16(2):219-25.e1.
22. Dogan G, Yavuz S, Aslantas H et al. Is low FODMAP diet effective in children with irritable bowel syndrome? North Clin Istanb. 2020;7(5):433-7.
23. Trivić I, Niseteo T, Jadresin O et al. Use of probiotics in the treatment of functional abdominal pain in children-systematic review and meta-analysis. Eur J Pediatr. 2021;180(2):339-51.
24. Pärtty A, Rautava S, Kalliomäki M. Probiotics on pediatric functional gastrointestinal disorders. Nutrients. 2018;10(12).
25. Martin AE, Newlove-Delgado TV, Abbott RA et al. Pharmacological interventions for recurrent abdominal pain in childhood. Cochrane Database Syst Rev. 2017;3(3):Cd010973.
26. Rasquin A, Di Lorenzo C, Forbes D et al. Childhood functional gastrointestinal disorders: child/adolescent. Gastroenterology. 2006;130(5):1527-37.
27. Kline RM, Kline JJ, Di Palma J et al. Enteric-coated, pH-dependent peppermint oil capsules for the treatment of irritable bowel syndrome in children. J Pediatr. 2001;138(1):125-8.
28. Pourmoghaddas Z, Saneian H, Roohafza H et al. Mebeverine for pediatric functional abdominal pain: a randomized, placebo-controlled trial. Biomed Res Int. 2014;2014:191026.
29. Le Bel AA. Pharmacology. Journal of Pediatric Gastroenterology and Nutrition. 2008;47(5).
30. Bahar RJ, Collins BS, Steinmetz B et al. Double-blind placebo-controlled trial of amitriptyline for the treatment of irritable bowel syndrome in adolescents. J Pediatr. 2008;152(5):685-9.
31. Saps M, Youssef N, Miranda A et al. Multicenter, randomized, placebo-controlled trial of amitriptyline in children with functional gastrointestinal disorders. Gastroenterology. 2009;137(4):1261-9.
32. Campo JV, Perel J, Lucas A et al. Citalopram treatment of pediatric recurrent abdominal pain and comorbid internalizing disorders: an exploratory study. J Am Acad Child Adolesc Psychiatry. 2004;43(10):1234-42.
33. Santucci NR, Saps M, Tilburg MA. New advances in the treatment of paediatric functional abdominal pain disorders. Lancet Gastroenterol Hepatol. 2020;5(3):316-28.
34. Thapar N, Benninga MA, Crowell MD et al. Paediatric functional abdominal pain disorders. Nat Rev Dis Primers. 2020;6(1):89.

Capítulo 15

Esofagite Eosinofílica

Marisa Laranjeira
Rodrigo Strehl Machado
Daniele Raguza

Introdução

A esofagite eosinofílica (EoE, de *eosinophilic esophagitis*) é uma doença inflamatória mediada por interações antígeno/sistema imunológico e que afeta apenas o esôfago, clinicamente definida por sintomas de disfunção esofágica e histologicamente por infiltrado eosinofílico em epitélio esofágico com mais de 15 eosinófilos por campo de grande aumento (CGA). Em um indivíduo suscetível, a exposição luminal esofágica a antígenos da dieta, facilitada por maior permeabilidade do epitélio esofágico, desencadeia uma resposta imunológica com produção de citocinas (IL-4, IL-5, IL-13) e inflamação com predomínio de eosinófilos. A progressão do processo inflamatório favorece a fibrose progressiva do órgão, particularmente em pacientes não tratados, ocasionando disfagia progressiva por estenose esofágica e consequente comprometimento da qualidade de vida.[1]

A EoE tornou-se reconhecida com frequência crescente nas últimas três décadas, sendo inicialmente descrita em pacientes com doença do refluxo gastroesofágico (DRGE) com resposta insatisfatória ao tratamento e com eosinofilia tecidual restrita à mucosa esofágica. A doença é, hoje, a principal causa de disfagia em crianças, com prevalência estimada de 34,4 casos/100.000, afetando com maior frequência meninos (3:1).[2] Embora não estejam associadas à mortalidade ou risco de malignidade, as complicações agudas da EoE incluem rupturas da mucosa produzidas espontaneamente ou ao se tentar desalojar alimentos impactados ou após procedimentos endoscópicos, e podem ser agravadas por perfuração esofágica, que, às vezes, constitui a apresentação inicial da EoE.[3]

A doença é mais frequente em indivíduos atópicos, bem como nos portadores de determinadas doenças genéticas, como as síndromes de Ehler-Danlos e de Marfan. Nos últimos 10 anos, novas diretrizes foram publicadas definindo a utilização de altas doses de inibidores de bomba de prótons (IBP) no tratamento, e não mais como critério diagnóstico, salientando que a DRGE e a EoE não são mutuamente excludentes.[4]

Caso clínico 1

Paciente do sexo masculino, com 12 anos de idade, apresenta há 2 anos história de sensação de "bola" na garganta associada à dor torácica e epigástrica, além de dificuldade para engolir e vômitos eventuais. No início do quadro, procurou o pediatra, que indicou omeprazol 40 mg em jejum, 1 vez por dia, por 30 dias. Quanto aos antecedentes pessoais, teve proctite por alergia ao leite de vaca, aos 3 meses de idade, quando era amamentado exclusivamente com leite materno. Apresentou melhora com a exclusão materna do leite de vaca e, em 8 semanas, realizou o teste de desencadeamento, que foi positivo para os sintomas iniciais. A dieta materna isenta de leite de vaca foi reiniciada. O lactente permaneceu em aleitamento materno exclusivo até 6 meses e, a partir dessa idade, este foi mantido, associado à dieta complementar. Com 1 ano de idade, após teste de provocação oral negativo com proteína íntegra do leite de vaca, o paciente voltou a consumi-la. Entre 4 e 8 anos, desenvolveu crises de asma brônquica, com boa resposta ao tratamento com corticosteroide inalatório. A mãe relata que o paciente apresentava facilidade de vomitar. Para evitar isso, o paciente adquiriu o hábito de comer devagar, mastigar bem e cortar os alimentos em pedaços pequenos. Esse comportamento melhorava os sintomas, mas não os fazia cessar e, por várias vezes, o paciente foi diagnosticado clinicamente como portador de DRGE, sendo medicado empiricamente com domperidona e omeprazol.

Diante da persistência dos sintomas digestivos, após 1 mês de inibidor de bomba de próton, em dose adequada, o paciente foi encaminhado para um pediatra gastroenterologista, que solicitou endoscopia digestiva alta (EDA); biópsias esofágicas, com retirada de dois fragmentos do terço proximal, médio e distal; e pesquisa e quantificação de eosinófilos em todo o corpo esofágico. Também foram realizadas biópsia gástrica com pesquisa de *Helicobacter pylori*, além de análise da presença de eosinófilos, e biópsia duodenal avaliando a presença ou ausência de sinais anatomopatológicos, compatíveis com doença celíaca e presença de eosinófilos. Outros exames complementares completaram a investigação, neste momento, como hemograma, ultrassonografia de abdômen total, parasitológico de fezes, pesquisa do antígeno fecal para *Giardia lamblia* e marcadores sorológicos para avaliação de doença celíaca, demonstrando somente uma eosinofilia no sangue periférico.

A EDA mostrou a presença de grumos esbranquiçados disseminados, sugestivos de microabscessos eosinofílicos e estrias lineares em todo o corpo esofágico, gastrite e bulboduodenite leves. Em relação às biópsias, o esôfago proximal apresentou esofagite ativa caracterizada por hiperplasia da camada basal, microabscessos eosinofílicos, espaços intercelulares dilatados e infiltrado eosinofílico, com 41 eosinófilos/CGA. No esôfago médio e distal, foram visualizadas as mesmas alterações microscópicas do esôfago proximal e constatado infiltrado eosinofílico com 100 e 47 eosinófilos/CGA, respectivamente. As biópsias gástrica e duodenal não apresentaram anormalidades.

Diante das alterações encontradas na endoscopia, compatíveis com EoE, o paciente foi medicado com omeprazol 2 mg/kg/dia, divididos em duas doses, por 8 semanas. Houve melhora parcial da sintomatologia e nova endoscopia foi realizada, indicando a presença de grumos esbranquiçados esparsos em terços médio e distal do esôfago. A microscopia de todo o corpo esofágico demonstrou a presença de esofagite ativa, caracterizada por hiperplasia da camada basal e infiltrado eosinofílico, com 25, 52 e 15 eosinófilos/CGA, respectivamente, nas porções proximal, média e distal do esôfago.

Optou-se por um segundo tratamento, já que persistiam alguns sintomas, mesmo que mais brandos, além das alterações macroscópicas e microscópicas minimizadas, mas ainda presentes. Iniciou-se a budesonida em gel manipulada, já que não há em nosso meio, na dose de 1 mg por dose, 2 vezes por dia, por 8 semanas, e realização de novos exames complementares. As pesquisas de IgE específicos sanguíneos (ImmunoCAP), testes cutâneos para alérgenos alimentares (leite de vaca, soja, clara e gema de ovo, trigo, sementes oleaginosas, peixes e crustáceos) e para pó/ácaro foram realizadas apresentaram resultados dentro dos padrões da normalidade.

Após o período de tratamento, com corticosteroide tópico em gel, houve desaparecimento da sintomatologia e uma nova endoscopia de controle foi indicada. A mucosa esofágica apresentou aspecto normal, e as biópsias esofágicas não demonstraram a presença de eosinófilos. Com esse resultado, a orientação foi a redução da dose de budesonida, para 0,5 mg por dose, 2 vezes ao dia, e retorno para controle clínico e endoscópico. Como o adolescente estava muito bem, os familiares não fizeram o retorno e suspenderam o corticosteroide, sem autorização médica. Após 6 meses, houve retorno da sintomatologia, e nova endoscopia é realizada, com recidiva das imagens sugestivas de microabscessos eosinofílicos no terço superior do esôfago e, à microscopia, hiperplasia da camada basal, com presença de 30, 80 e 20 eosinófilos/CGA, nas porções proximal, média e distal do esôfago, respectivamente.

Caso clínico 1 (continuação)

O paciente foi submetido à dieta hipoalergênica, com restrição total de leite de vaca, trigo e seus derivados, com boa resposta clínica e endoscópica, após 8 semanas. Nos anatomopatológicos de todo o corpo esofágico, o número de eosinófilos foi inferior a 15/CGA. Optou-se, após a remissão clínica e endoscópica, pelo teste de provocação oral, inicialmente com alimentos que continham trigo. Em 1 mês, o paciente apresentou dor torácica e disfagia, e nova endoscopia demonstrou aumento dos eosinófilos, acima de 15/CGA, em terços médio e distal do esôfago. Com isso, a restrição do trigo foi novamente indicada e o paciente permanece em acompanhamento clínico e endoscópico.

 ## Caso clínico 2

Paciente do sexo masculino, aos 47 dias de vida, apresentou evacuação com muco e laivos de sangue. Estava em aleitamento materno exclusivo, apresentava irritabilidade, recusando as mamadas, e apresentou ganho ponderal de 15 g/dia. Como antecedente, recém-nascido a termo, adequado para idade gestacional, dificuldade na amamentação no 1º dia de vida, necessitou de complementação com fórmula infantil com proteína do leite de vaca. Foi excluída a proteína do leite de vaca da dieta materna e, após 2 semanas, houve melhora sensível do muco e do sangramento, porém parcial da irritabilidade e do ganho ponderal (18 g/dia). Mantinha regurgitações após as mamadas e choro, e a mãe relatava que ele "não gostava de mamar". No 3º mês, fez uso de omeprazol MUPS (*multiple unit pellets system*), 10 mg ao dia, durante 4 semanas, pois as mamadas eram curtas, interrompidas por episódios de choro, regurgitações e irritabilidade. O ganho ponderal era 450 g/mês. Houve melhora da recusa das mamadas, porém com resposta parcial para a irritabilidade e ganho ponderal (520 g/mês).

No 6º mês, a mãe estava consumindo alimentos com proteína do leite de vaca e referia dificuldade na introdução da alimentação complementar, pois o lactente a recusava. Aos 11 meses, ele não aceitava alimentação sólida, permanecendo por longo tempo com os alimentos na boca e, frequentemente, devolvia-os para a mãe parcialmente mastigados, o que a fez passar a ofertá-los na forma pastosa. O gráfico ponderoestatural demonstrava peso e comprimento no Z-*score* -1. Iniciou acompanhamento com fonoaudióloga e suplemento alimentar.

Aos 10 anos de idade, o paciente somente ingeria alimentos na forma líquida; quando tentava ingerir pedaços, a mãe refere que estes ficavam "entalados", e o paciente necessitava ingerir grande quantidade de líquido ou que ela provocasse episódio de vômito. A criança apresentava sialorreia durante a noite. Foi solicitada a EDA, que evidenciou mucosa esofágica friável, com perda do padrão vascular, estrias longitudinais esbranquiçadas e anéis concêntricos fixos (traquealização), com estreitamento da luz que impedia a passagem do endoscópio pediátrico. Realizadas biópsias da mucosa esofágica acima da estenose, que demonstraram hiperplasia da camada basal e padrão de infiltração eosinofílica > 50 eosinófilos/CGA, com formação de abcessos eosinofílicos e fibrose na lâmina própria.

Realizada a dilatação endoscópica da estenose esofágica e terapia medicamentosa com omeprazol 40 mg/dia e fluticasona 250 mcg, via oral, 2 jatos, 2 vezes ao dia. Após 8 semanas, melhora discreta da disfagia e da sialorreia, e a endoscopia demonstrava ausência da estenose esofágica, porém com permanência da mucosa nacarada, friável, com diminuição do exsudato esbranquiçado e manutenção dos anéis concêntricos. Na histologia, infiltração eosinofílica > 50 eosinófilos/CGA, nos terços inferior, médio e superior do esôfago. Foi proposta uma dieta de exclusão da proteína do leite de vaca, ovo e soja; manutenção da fluticasona na dose inicial e omeprazol 40 mg, 2 vezes ao dia. Após 8 semanas, remissão completa da sintomatologia e, na endoscopia, mucosa com padrão nacarado, sem outras anormalidades. Histologia com infiltração eosinofílica < 15 eosinófilos/CGA, nos terços médio e inferior de esôfago.

Diagnóstico

O diagnóstico de EoE tem como base os sintomas relacionados com disfunção esofágica, associados à densa infiltração eosinofílica da superfície esofágica. Ambos são necessários para o diagnóstico definitivo e não devem ser considerados isoladamente.[5] Os sintomas associados representam a disfunção esofágica, e a sua apresentação varia de acordo com a faixa etária, com queixas inespecíficas em lactentes e pré-escolares, nos quais há irritabilidade, dificuldades de alimentação, regurgitação, dificuldade em ganhar peso, e queixas mais específicas em pacientes com maior idade, como dor abdominal, disfagia, odinofagia, dor torácica, vômitos e regurgitação.[1] EoE é hoje a principal causa de disfagia e de impactação alimentar em crianças e adolescentes, atingindo até 88% destes pacientes.[6] No entanto, em pacientes com quadro clínico diverso, não há dados de história clínica que permitam diferenciação segura com a doença do refluxo gastroesofágico.

O diagnóstico definitivo depende de uma EDA em que biópsias de esôfago demonstrem infiltração significativa do epitélio esofágico e biópsias gástricas e duodenais excluam gastroenterite eosinofílica. O exame está indicado para a investigação de sintomas de refluxo refratários ao tratamento habitual e para a investigação de dificuldades alimentares associadas a baixo ganho ponderal sem causas aparentes. Importante ressaltar que, no caso de pacientes com disfagia como sintoma predominante, o exame contrastado do esôfago é necessário para melhor condução do exame endoscópico.[7] Nestes pacientes, um esofagograma normal ocorre em 50% dos pacientes, e achados importantes incluem esôfago de calibre diminuído (segmento curto ou longo) e anéis de Shatzki. O exame radiológico é o mais sensível para a detecção de estenose esofágica em EoE. A EDA apresenta achados macroscópicos sugestivos de EoE em até 90% dos pacientes, sendo estes: edema; exsudatos brancos (Figura 15.1); linhas verticais; anéis (fixos, traquealização); felinização (anéis mucosos concêntricos, transitórios, observados durante eructação ou deglutição e que desaparecem com a insuflação); estenose e esôfago em papel crepom (friabilidade).

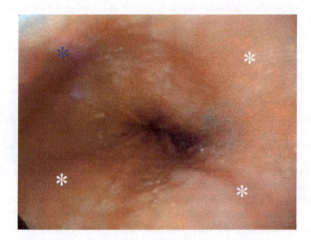

Figura 15.1. Achados macroscópicos da endoscopia digestiva alta sugestivos de EoE (edema; exsudatos brancos).
Fonte: Acervo da autoria do capítulo.

Edema, sulcos e estreitamento luminal são inespecíficos e podem ser encontrados na DRGE, por exemplo. A doença pode ser distribuída de forma desigual na mucosa esofágica, sendo, portanto, de fundamental importância a coleta de quatro a seis fragmentos de biópsias esofágicas em diferentes níveis, incluindo porções mais proximais do órgão. A coleta de número menor de fragmentos reduz a sensibilidade por amostragem insuficiente, sendo a sensibilidade de um fragmento isolado de apenas 73%, contra 100% a partir de cinco fragmentos.[1] Na endoscopia de diagnóstico primário, é importante excluir a gastroenterite eosinofílica com a coleta de biópsias de estômago e duodeno.

O exame histológico permite a detecção de eosinofilia tecidual significativa (mais de 15 eosinófilos/CGA ou 60 células por milímetro quadrado), a identificação de anormalidades associadas (fibrose) e a exclusão de outras condições causadoras de eosinofilia tecidual. A contagem é feita no campo mais representativo, e não deve ser feita contagem média, pois as alterações são focais. A eosinofilia associada à doença do refluxo não é tão pronunciada quanto na EoE, sendo geralmente inferior a cinco células/CGA. Outras anormalidades observadas e que dão suporte ao diagnóstico, particularmente em pacientes com contagem intermediária, são: hiperplasia da camada basal; eosinofilia peripapilar; dilatação dos espaços intercelulares; formação de abcessos eosinofílicos; fibrose na lâmina própria; células epiteliais disceratóticas; e degranulação de mastócitos. O diagnóstico diferencial inclui doença inflamatória intestinal, esofagite medicamentosa, doença do enxerto contra o hospedeiro, síndrome hipereosinofílica e síndrome de Churg-Strauss.

Diagnóstico baseado nos casos clínicos

Nos dois casos clínicos, observa-se que os pacientes desenvolveram hábitos compensatórios, para minimizar as crises de vômitos, o que possivelmente já era um aspecto importante para levantar a hipótese diagnóstica de EoE. Mastigação excessiva e uso de líquidos para a deglutição devem ser inquiridos. No entanto, no caso clínico 1, esse aspecto não foi considerado relevante e, talvez tenha atrasado o diagnóstico em alguns anos.[7] É descrito que esse atraso ocorre em média, entre 3 e 5 anos, a partir do início dos sintomas, com risco crescente do desenvolvimento de fibrose. De fato, o desenvolvimento da fibroestenose aumenta em 5% a cada ano, a partir do início da sintomatologia e antes do diagnóstico.[8]

Em ambos os casos, os pacientes apresentaram antecedentes pessoais de proctite alérgica e asma. A esofagite eosinofílica tem sido considerada o quinto membro da marcha alérgica.[9]

A realização de inúmeras endoscopias é um inconveniente que tem sido avaliado em vários estudos, com o surgimento de novos métodos com caráter menos invasivo.[8]

Terapia

O objetivo do tratamento é o controlar os sintomas, evitar complicações e reduzir a eosinofilia tecidual esofágica para contingentes inferiores a 15 eosinófilos/CGA. Existem três modalidades terapêuticas: os inibidores de bomba de prótons; os corticosteroides tópicos; e a dieta.[1] A escolha da modalidade usada deve levar em consideração a idade do paciente e a opção da família.

1. **Inibidores de bomba de prótons (Tabela 15.1):** devem ser usados em dose plena, sendo a modalidade mais simples e acessível de tratamento. Estas drogas devem ser usadas 1 vez ao dia, ingerindo 30 minutos antes da primeira refeição. A taxa de remissão é em torno de 50%.
2. **Corticosteroides tópicos (Tabela 15.1):** devem ser usados em dose plena inicial, com aproximadamente 1.000 a 2.000 mcg/dia. A droga pode ser usada em duas doses e, após ingerida, deve ser evitada a ingestão de alimentos ou água. Os corticosteroides tópicos são o tratamento mais caro, de mais difícil aprendizado (particularmente em forma *spray*) e apresentam taxa de remissão de 70% a 80%. Após a ingestão da droga, o paciente deve ficar 30 minutos sem ingerir nada. Corticosteroides sistêmicos não são indicados comumente no tratamento.
3. **Dieta (hipoalergênica, pela exclusão de antígenos da dieta):** as dietas podem ser elementar (uso exclusivo de fórmula de aminoácidos), de exclusão empírica (exclusão de alimentos mais frequentemente associados a EoE-leite de vaca, trigo, ovo, soja, frutos do mar e amendoim/castanhas) e orientadas por testes alérgicos (exclusão de alimentos com hipersensibilidade documentada por testes). A eficácia da dieta elementar exclusiva é de 95%; a da dieta empírica, de 75%; e a da dieta orientada por testes, 57%. Recentemente, têm sido proposta dietas empíricas menos restritivas, como dois (leite e glúten) ou quatro alimentos (leite, trigo, legumes e ovos). A dieta isenta de leite de vaca e de derivados é 50% eficaz.

Tabela 15.1 – Drogas usadas em esofagite eosinofílica.

Medicação	Dose	Apresentação
Inibidores de bomba de prótons		
Omeprazol	1 mg/kg, 2 vezes/dia (até 80 mg/dia)	Comprimidos mastigáveis de 10 e 20 mg Cápsulas de 10, 20 e 40 mg
Lansoprazol	0,75 mg/kg, 2 vezes/dia (até 60 mg/dia)	Cápsulas de 15 e 30 mg
Esomeprazol	20 mg, 2 vezes/dia (> 12 anos)	Comprimidos de 20 e 40 mg
Pantoprazol	1 mg/kg, 2 vezes/dia (até 80 mg)	Comprimidos de 20 e 40 mg
Corticoides tópicos		
Budesonida	0,5 mg, 2 vezes/dia (< 10 anos) 1 mg, 2 vezes/dia (> 10 anos)	Flaconetes*
Fluticasona	400 mcg, 2 vezes/dia (< 10 anos) 800 mcg, 2 vezes/dia (> 10 anos)	*Spray* deglutido

*Flaconetes devem ser misturados com substância que os torne viscosos ou manipulados em farmácia de manipulação.
Fonte: Gutiérrez-Junquera C, Fernández -S, Domínguez-Ortega G et al., 2020.

Após iniciada uma dessas modalidades terapêuticas, a eficácia do tratamento inicial deve ser avaliada com nova endoscopia com biópsias esofágicas, realizada de 8 a 12 semanas após o tratamento inicial, pois o acompanhamento dos sintomas não é um meio confiável de avaliação do tratamento.[2] Em caso de falha no tratamento inicial, a melhor alternativa é mudar a modalidade terapêutica em uso. Uma vez alcançada a remissão, o paciente fica em seguimento, pois pode haver recaídas, sendo indicada a avaliação anual da histologia esofágica.[10] Há evidências de que deve ser mantido tratamento de manutenção em dose reduzida.[11] A doença é crônica e recidivante, sendo, portanto, importante prevenir os efeitos adversos da terapia farmacológica, com pesquisa de osteopenia em pacientes em uso crônico de corticosteroide tópico, e as deficiências nutricionais derivadas das restrições alimentares. Por fim, em pacientes com disfagia refratária ao tratamento clínico, pode ser indicada dilatação esofágica (para 11 mm em crianças menores de 5 anos, e 15 mm nas demais), particularmente se há redução do calibre do órgão no exame radiológico.[12]

Terapia baseada nos casos clínicos

Nos dois casos clínicos, optou-se inicialmente por inibidor de bomba de prótons em virtude de seu efeito anti-inflamatório, quando administrado em doses plenas, em relação à posologia clássica utilizada para esofagite de refluxo.[3] Estes medicamentos têm sido indicados como 1ª escolha, especialmente entre pacientes com sintomas mais leves, baixa inflamação e baixos níveis de fibrose.[1]

Os corticosteroides tópicos são frequentemente utilizados como tratamento de 1ª linha em casos mais graves ou naqueles que falham com inibidor de bomba de próton, como ocorreu nos casos clínicos em questão.[7] As opções diferentes, nos dois casos, em relação aos corticosteroides tópicos, foram relacionadas à disponibilidade e à adesão maiores ou menores da forma em gel ou da forma em *spray*, já que ambos os corticosteroides apresentam potências comparáveis.[3]

A dieta de eliminação, embora apresente maiores índices de eficácia em relação aos tratamentos com inibidor de bomba de próton e corticosteroide tópico oral, foi a terceira opção de tratamento para os casos clínicos por ter um índice de adesão menor dos pacientes pediátricos, quando comparada aos índices alcançados com o uso de medicamentos.[3]

Considerações finais

A EoE é uma doença emergente, com difícil diagnóstico inicial, que apresenta grande sobreposição de manifestações clínicas com DRGE e distúrbios alimentares. A doença causa importante comprometimento da qualidade de vida, além de potenciais complicações a longo prazo, que são evitados com tratamento específico. Seu diagnóstico requer investigação endoscópica no contexto de sintomas associados à disfunção esofágica, após descartadas outras causas mediante detalhada avaliação clínica.

Referências bibliográficas

4. Lucendo AJ, Molina-Infante J, Arias A et al. Guidelines on eosinophilic esophagitis: evidence-based statements and recommendations for diagnosis and management in children and adults. United European Gastroenterol J. 2017;5:335-58.
5. Navarro P, Arias A, Arias-González L et al. Systematic review with meta-analysis: the growing incidence and prevalence of eosinophilic oesophagitis in children and adults in population-based studies. Aliment Pharmacol Ther. 2019;49:1116-25.
6. Feo-Ortega S, Lucendo AJ. Evidence-based treatments for eosinophilic esophagitis: insights for the clinician. Therap Adv Gastroenterol. 2022;15:17562848211068665.
7. Dellon ES, Liacouras CA, Molina-Infante J et al. Updated international consensus diagnostic criteria for eosinophilic esophagitis: proceeding of the AGREE conference. Gastroenterology. 2018;155:1022-33.
8. Munoz-Persy M, Lucendo AJ. Treatment of eosinophilic in the pediatric patient: an evidence-based approach. Eur J Pediatr. 2018;177:649-63.
9. Cheung KM, Oliver MR, Cameron DJ et al. Esophageal eosinophilia in children with dysphagia. J Pediatr Gastroenterol Nutr. 2003;37:498-503.
10. Barni S, Arasi S, Mastrorilli C et al. Pediatric eosinophilic esophagitis: a review for the clinician. Ital J Pediatr. 2021;47:230.
11. Schoepfer AM, Safroneeva E, Bussmann C et al. Delay in diagnosis of eosinophilic esophagitis increases risk for stricture formation in a time-dependent manner. Gastroenterology. 2013;145:1230-6.
12. Hill DA, Spergel JM. Is eosinophilic esophagitis an atopic march? Asthma Immunol. 2018;120:113-4.
13. Lucendo AJ, Arias A, Molina-Infante J et al. The role of endoscopy in eosinophilic esophagitis: from diagnosis to therapy. Expert Rev Gastroenterol Hepatol. 2017;11:1135-49.
14. Gutiérrez-Junquera C, Fernández-Fernández S, Domínguez-Ortega G et al. Recomendaciones para el diagnóstico y manejo práctico de la esofagitis eosinofílica pediátrica. An Pediatr. 2020;92:376.e1.
15. Gentile N, Katzka D, Ravi K et al. Oesophageal narrowing is common and frequently under-appreciated at endoscopy in patients with oesophageal eosinophilia. Aliment Pharmacol Ther. 2014;40:1333-40.

Capítulo 16

Fibrose Cística

Antônio Fernando Ribeiro
Maria Inez Machado Fernandes
Marcela Duarte de Sillos

Introdução

A fibrose cística (FC) é uma doença genética, autossômica recessiva, decorrente de mutações em um gene localizado no braço longo do cromossomo 7, que transcreve um RNAm, que, por sua vez, traduz uma proteína chamada *cystic fibrosis transmembrane regulator* (CFTR), cuja função é a de um canal de cloreto e bicarbonato. A ausência ou a baixa função desta proteína é responsável pelo defeito básico do qual decorrem as principais manifestações, precoces e tardias da enfermidade e as consequentes manifestações secundárias.[1]

A FC foi reconhecida como uma entidade nosológica em 1938, quando, em estudos de autópsias de crianças que morriam com desnutrição e má absorção, verificaram-se alterações glandulares sendo denominada "fibrose cística do pâncreas", diferenciando-a da síndrome celíaca. Com a observação de alteração em secreções glandulares em muitos tecidos, tentou-se a denominação de mucoviscidose, porém o nome inicial ficou incorporado. Em 1948, em uma onda de calor em Nova York, observou-se que as crianças com quadros graves de prostração e desidratação eram portadoras de FC. Verificou-se que tinham até 5 vezes mais sódio e cloro no suor, sugerindo que o defeito não era só no muco, mas também na secreção de macromoléculas. A concentração de sódio e cloro no suor passou a ser o teste diagnóstico, utilizado até hoje pela técnica de iontoforese e de pilocarpina de Gibson e Cooke.[2] Em 1979, foi demonstrado o aumento do tripsinogênio (tripsina imunorreativa – IRT) no sangue dos pacientes com FC, disponibilizando um método prático e utilizado até hoje na triagem neonatal. Em 1989, o gene foi descoberto; ele codifica uma proteína de 1.480 aminoácidos que funciona como um canal de cloro regulado pelo AMP cíclico (CFTR), expresso em células epiteliais do ducto de glândulas sudoríparas, vias aéreas, ductos pancreáticos, intestino, árvore biliar, vasos deferentes. A partir desse achado, já foram descritas em torno de 2 mil mutações, sendo a F508del a mais frequente, sobretudo nos europeus. Atualmente, as mutações no gene CFTR são classificadas em grupos de acordo com alterações na função final, decorrentes da síntese da proteína, em quantidade, função e estabilidade. Atualmente, são descritos sete grupos de mutações que têm sido instrumentos para o desenvolvimento de moléculas denominadas "corretores, moderadores e potenciadores da proteína CFTR". Estas moléculas estão sendo utilizadas para o tratamento da FC e são específicas para cada tipo de defeito da proteína CFTR.[3]

As manifestações mais precoces podem ocorrer já na vida intrauterina segundo achados ultrassonográficos de peritonite meconial e/ou obstrução intestinal. No período neonatal, o abdome agudo obstrutivo impõe o diagnóstico diferencial com íleo meconial que ocorre em cerca de 15% a 20% dos casos de FC, mesmo na condição de IRT normal.[4] O baixo ganho ou mesmo a perda de peso nos primeiros meses e a presença de edema e anemia, mesmo em aleitamento materno e com IRT normal na triagem neonatal, constituem outros sinais de alerta para a hipótese de FC.[5]

Distúrbios metabólicos do tipo alcalose metabólica, hiponatremia, hipocalemia, hipocloremia, associados com evidências clínicas de desidratação sem perdas aparentes, como diarreias e vômitos, em locais de clima quente, suscitam a hipótese clínica de FC (síndrome pseudo-Bartter); compensados os distúrbios, deve-se realizar a investigação.[6]

A triagem neonatal é muito importante para orientar o diagnóstico precoce, pois níveis elevados de IRT em duas ocasiões (acima do valor de referência) impõem a realização do teste do suor e/ou o estudo genético, contribuindo para orientação de eventuais terapêuticas precoces.[7]

Nos casos de crianças que não apresentem evidências pré e/ou neonatais da FC e tenham triagem neonatal negativa, as manifestações clínicas respiratórias frequentes, outras como as citadas anteriormente e as ilustradas nos casos que serão apresentados a seguir, devem servir de alerta para a busca mais precoce possível do diagnóstico da FC, evitando complicações, sequelas e até mesmo a morte precoce de pacientes.

 Caso clínico 1

Lactente do sexo masculino, 36 dias de vida, vem para primeira consulta no centro de referência de FC por alteração na triagem neonatal (IRT aos 3 dias de vida de 103 ng/mL e, aos 24 dias de vida, de 93,5 ng/mL, valor de referência < 80 ng/mL). Realizou, na consulta, o teste do suor (Gibson e Cooke): 99,6 mmol/L (valor de referência < 60 mmol/L). Os pais referem que a criança está bem, mama bem e está ganhando peso. Refere regurgitação eventual após mamada. Evacua muitas vezes ao dia, em especial logo após as mamadas. Os pais negam que as fezes sejam fétidas ou brilhantes. A diurese é clara e de volume normal. Os pais referem tosse ocasional, negam chiadeira e canseira para o paciente respirar. Este apresenta sudorese salgada. Recebe aleitamento materno exclusivo. Antecedentes pessoais: nascido a termo de parto cesárea com 38 semanas; peso de 3,26 kg e comprimento de 50 cm; Apgar 10/10. Mãe G1P1A0. A mãe nega intercorrências no pré-natal ou no período neonatal. O paciente teve alta com 2 dias de vida. Desenvolvimento neuropsicomotor normal. Antecedentes familiares: pais saudáveis e não consanguíneos, sem história de fibrose cística. Exame físico: bom estado geral, corado, hidratado, anictérico, acianótico e afebril. Sem edemas. Ausculta pulmonar e cardíaca normais. Abdome plano, normotenso, indolor, sem massas palpáveis ou visceromegalias, RHA positivo. Genitália típica masculina, testículos tópicos. Fralda com grande quantidade de fezes, brilhantes. Peso 5,155 kg e 55,5 cm. Ganho de peso de 52 g/dia. Foram aventadas as seguintes hipóteses diagnósticas: 1) eutrofia; 2) FC; e 3) insuficiência pancreática exócrina. Orientada a família quanto ao diagnóstico de FC e iniciada reposição de sódio com soro de reidratação oral (2 mEq/kg/dia). Realizou um segundo teste do suor (Gibson e Cooke): 65,7 mEq/L (valor de referência < 60 mmol/L). Solicitados exames laboratoriais (valores de referência): hemoglobina – 11,8 g/dL (9,4 a 14,6 g/dL); hematócrito – 36% (28% a 43,5%); total de glóbulos brancos – 10.400 (6.600 a 16.200/μL) e plaquetas 474.000 (240.000 a 550.000/μL). Gasometria venosa: pH – 7,334 (7,32 a 7,42); bicarbonato 25,3 (24 a 29 mmol/L); BE + 1,1; TGO – 32 (< 38 U/mL); TGP – 14 (< 41 U/mL); albumina 4,2 (3,8 a 5 g/dL); fosfatase alcalina 519 (< 645,0 U/L); GGT – 45 (11 a 50 U/L); sódio – 142 (136 a 145 mmol/L); potássio – 5,2 (3,5 a 5,2 mmol/L) e cloro – 107 (96 a 108 mmol/L). Coletou esteatócrito 30% (< 2%) e elastase fecal 115 mcg/g de fezes (> 200 mcg/g), sendo, portanto, confirmado o diagnóstico de insuficiência pancreática. Iniciada a reposição de enzimas pancreáticas 3.333 UI (1/3 da cápsula de 10.000 UI) antes de cada mamada (total de 5.170 UI/kg/dia) e reposição de vitaminas lipossolúveis. O teste genético encontrou duas mutações patogênicas (DeltaF508 em homozigose) do gene CFTR. Evoluiu com controle da esteatorreia e bom ganho de peso, sem episódios de desidratação. Segue em acompanhamento multidisciplinar no centro de referência de FC.

Caso clínico 2

Lactente do sexo feminino, 6 meses, encaminhada ao gastropediatra por suspeita de fibrose cística. Apresentou dois testes de triagem neonatal alterados: IRT (1 dia de vida) 201 ng/mL e IRT (18 dias de vida) 236 ng/mL (valor de referência < 80 ng/mL). O pediatra explicou para a mãe que, como a lactente estava bem, não seria necessário prosseguir a investigação clínica naquele momento. A criança sempre recebeu aleitamento materno exclusivo livre demanda. A mãe acha que a lactente é muito faminta e não parece se satisfazer bem com as mamadas. A mãe relata que a paciente evacua fezes semilíquidas amareladas, volumosas, brilhantes, com odor "diferente", desde o nascimento, com frequência de cinco a sete vezes/dia. Percebe que a pele das nádegas da lactente fica engordurada. Aos 3 meses, a criança passou a apresentar "brotoejas" nas mãos, nos punhos e nas pernas. Aos 4 meses, as lesões pioraram e ficaram semelhante às de queimadura de sol. Com 4 meses e meio, iniciou com inchaço de mãos e pés e foi internada. Exames na admissão hospitalar revelaram anemia normocítica e normocrômica (Hb – 9,2 g/dL; Ht – 26,1%; VCM – 79,8 fl; HCM – 35,2 pg; RDW – 12,9%) e hipoalbuminemia (2,2 g/dL). Recebeu transfusão de sangue e reposição de albumina. Apresentava INR aumentado 1,8 (0,9 a 1,1) que normalizou com 3 dias de vitamina K. Apresentava ainda elevação de transaminases (TGO – 76 U/l e TGP – 76 U/l) e de GGT – 183 U/l, fosfatase alcalina – 274 U/l e bilirrubinas (total – 0,18 mg/dL; direta – 0,09 mg/dL e indireta – 0,09 mg/dL) dentro dos valores de referência normais. A ultrassonografia de abdome encontrou aumento da ecogenicidade hepática. Fez biópsia de pele e recebeu o diagnóstico de acrodermatite enteropática pelo dermatologista do hospital que sugeriu iniciar reposição de zinco. Apresentou melhora importante das lesões após 3 dias de tratamento e recebeu alta para investigar FC em âmbito ambulatorial. A criança apresenta tosse esporadicamente e a mãe nega outras queixas. A paciente nasceu a termo, com peso de 3,06 kg e 48,5 cm. A mãe nega intercorrências na gestação e no período neonatal. A criança é filha de pais não consanguíneos. Irmão de 3 anos, saudável. A mãe nega fibrose cística na família. Na primeira consulta aos 6 meses, a paciente encontrava-se em bom estado geral, corada, hidratada, eupneica. Ausculta pulmonar e cardíaca sem alterações e abdome globoso, normotenso, indolor, sem visceromegalias. Apresentava edema de membros inferiores e face e máculas hipercromias na pele, especialmente em membros inferiores. As fezes na fralda eram brilhantes e malcheirosas. O peso era de 4,25 kg e o comprimento de 55 cm (Z-score P/I -4,47; Z-score E/I -5,03 e Z-score IMC -2,09). Feitas as seguintes hipóteses diagnósticas: 1) desnutrição grave – Kwashiorkor; 2) dermatose e esteatose hepática secundárias ao Kwashiorkor; 3) FC (triagem neonatal positiva e síndrome de má absorção intestinal); e 4) insuficiência pancreática exócrina. Pelo grave estado nutricional da lactente e provável diagnóstico de FC, optou-se por iniciar a reposição de enzimas pancreáticas enquanto se aguardava a confirmação do diagnóstico de FC (um terço da cápsula de 10.000 UI antes de cada mamada, total de 7.800 UI/kg/dia). Prescrita reposição de sódio com sal de cozinha (2 mEq/kg/dia = 0,5 gramas de sal/dia) e vitaminas lipossolúveis. Mantida reposição de zinco (5 mg/dia) que deve ser realizada por 6 meses. Realizou dois testes do suor (Gibson e Cooke): 97 mmol/L e 99 mmol/L (valor de referência < 60 mmol/L), confirmando-se o diagnóstico de FC. O teste genético encontrou duas mutações patogênicas (DeltaF508 e 1717-1G > A) do gene CFTR. A dosagem de elastase fecal < 15 mcg/g fezes (normal > 200 mcg/g) confirmou o diagnóstico de insuficiência pancreática. Com o tratamento, evoluiu com normalização da albumina sérica, sem edema, sem lesões de pele, com níveis normais de hemoglobina, sem deficiência de ferro e com controle da esteatorreia. Está em recuperação nutricional (Figura 16.1). Aos 11 meses, apresenta peso de 7,17 kg e comprimento de 66 cm (Z-score P/I -1,72; Z-score E/I -2,88 e Z-score IMC 0,02). Segue acompanhamento multidisciplinar no centro de referência de FC.

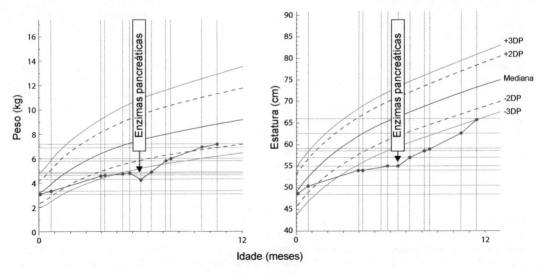

Figura 16.1. Evolução das curvas de crescimento (WHO) de lactente do sexo feminino com diagnóstico de fibrose cística e insuficiência pancreática antes e após o início da reposição de enzimas pancreáticas.
Fonte: Acervo da autoria do capítulo a partir dos dados de peso e estatura plotados na curva de crescimento da OMS (Onis M et al. Bull World Health Organ. 2007;85(9):660-7).

Diagnóstico
Fibrose cística

O teste de triagem neonatal (teste do pezinho) para FC consiste na dosagem do IRT, peptídeo pancreático que extravasa para o interstício e chega à corrente sanguínea em pacientes com acometimento pancreático desde vida intrauterina.[8] Esse exame está incluído no programa de triagem neonatal brasileiro desde 2011. A primeira amostra deve ser coletada entre os 3º e 7º dias de vida (ideal no 5º dia). Quando a dosagem de IRT é ≥ 80 ng/mL, uma segunda amostra deve ser coletada com menos de 30 dias de vida, pois, após esse período, os níveis de IRT naturalmente diminuem. Se a segunda dosagem de IRT for ≥ 70 ng/mL, o bebê deve ser investigado para FC.[8,9]

Resultados falso-positivos podem ser encontrados em recém-nascidos que apresentam hipóxia, hipoglicemia, estresse respiratório, baixo peso ao nascer, prematuridade, malformação do trato gastrointestinal e trissomia do 13, 18 e 21 e em portadores de apenas uma mutação patogênica da proteína CFTR. Resultado falso-negativo ocorre em bebês com FC quando o IRT é coletado após de 30 dias de vida. Resultado falso-negativo também ocorre em bebês com FC suficientes pancreáticos.[8] Pacientes com FC nascidos com íleo meconial também podem apresentar uma primeira amostra de IRT positiva e uma segunda amostra de IRT negativa, pois, após resolução do quadro obstrutivo intestinal, ocorre rápida queda dos níveis do IRT.[4,8]

A fibrose cística deve ser investigada em pacientes com dois testes de triagem neonatal positivos, mesmo que assintomáticos; pacientes de qualquer idade, com manifestações clínicas compatíveis com FC, mesmo se a triagem neonatal for negativa; e pacientes com história familiar de FC.[7]

Por intermédio do teste de cloro no suor ou da dosagem de cloreto no suor, é possível estimar a função da proteína CFTR na glândula sudorípara. Pacientes com FC apresentam maior concentração de cloro no suor do que indivíduos sem FC. O diagnóstico de FC requer a associação do quadro clínico compatível com a doença e a confirmação laboratorial por meio do teste do suor positivo (≥ 60 mmol/L pela técnica de Gibson e Cooke) e/ou do teste genético demonstrando a presença de duas mutações patogênicas no gene CFTR. Pacientes com dosagem de cloro no suor entre 30 e 59 mmol/L e quadro clínico compatível com a doença devem prosseguir a investigação com teste genético ou testes de função da proteína CFTR. A dosagem do cloro no suor por condutividade é considerada apenas um método de triagem para FC. Pacientes com ≥ 90 mmol/L devem prosseguir a investigação para FC com dosagem do cloro no suor pela técnica de Gibson e Cooke.[7]

Insuficiência pancreática

Na FC, as manifestações gastrointestinais, em geral, precedem as manifestações respiratórias. A insuficiência pancreática, presente em 90% dos pacientes, desenvolve-se no 1º ano de vida na maior parte dos casos. A esteatorreia é uma manifestação tardia da insuficiência pancreática, pois só ocorre quando mais de 90% do pâncreas está comprometido.[10-12] O sudan e o esteatócrito são métodos simples que utilizam uma única amostra de fezes, mas devem ser interpretados com cautela. A dosagem de gordura fecal de 72 horas pelo método de van de Kamer é considerado o padrão-ouro para confirmação laboratorial da esteatorreia. Entretanto, esse exame é de difícil execução uma vez que requer a coleta de todas as fezes eliminadas por 72 horas durante uma dieta de sobrecarga de gordura.[12]

A dosagem de elastase fecal é o método preferencial para o diagnóstico da insuficiência pancreática. O diagnóstico se confirma quando a elastase fecal é ≤ 200 µg/g de fezes. A dosagem é realizada em amostra única de fezes, obrigatoriamente eliminadas por via retal em pacientes maiores que 14 dias de vida.[7,12] Fezes coletadas de enterostomia ou fezes diarreicas produzem resultados falso-negativos. Deste modo, lactentes nascidos com íleo meconial e enterostomia devem ser tratados como insuficientes pancreáticos até que haja reconstrução do trânsito intestinal e possibilidade de coletar as fezes eliminadas por via retal.[4]

Pacientes com duas mutações graves (classes I, II e II) do gene CFTR desenvolvem insuficiência pancreática nos primeiros meses de vida. A presença de uma mutação grave, combinada com outra menos grave (classe IV, V, VI ou VII), pode garantir uma função pancreática residual (suficiência pancreática).[13] Pacientes diagnosticados com suficiência pancreática devem ser monitorados quanto à evolução para insuficiência pancreática anualmente, ou a qualquer momento, se surgirem sinais e sintomas de síndrome de má absorção intestinal.[7]

Diagnóstico baseado nos casos clínicos

Caso clínico 1 – Logo após duas dosagens de IRT alteradas, o recém-nascido foi encaminhado para o teste do cloro no suor e fez diagnóstico de FC com pouco mais de 1 mês de vida. Neste caso, em que o paciente era oligossintomático, mas apresentava fezes brilhantes observadas pela equipe médica no dia da consulta, os exames subsidiários (elastase fecal e esteatócrito) foram importantes para o diagnóstico de insuficiência pancreática.

Caso clínico 2 – Apesar da triagem neonatal alterada, a lactente foi diagnosticada tardiamente quando já apresentava complicações da insuficiência pancreática. Neste contexto, é importante destacar que pacientes com triagem neonatal alterada devem ser investigados com o teste do cloro no suor imediatamente mesmo quando assintomáticos ou quando apresentam sintomas leves e inespecíficos. A lactente apresentava quadro clínico compatível com má absorção intestinal desde as primeiras semanas de vida, e sem tratamento, evoluiu para desnutrição proteicoenergética edematosa (Kwashiorkor) e acrodermatite enteropática. Neste caso, a elastase fecal confirmou a hipótese de insuficiência pancreática.

Em ambos os casos, o teste genético confirmou duas mutações patogênicas do gene CFTR que costumam se associar à insuficiência pancreática.

Terapia

O tratamento da insuficiência pancreática se baseia na reposição de enzimas pancreáticas e deve ser iniciado assim que o diagnóstico for estabelecido.[7,11,14] Pacientes com FC apresentando sinais e sintomas inequívocos de má absorção devem iniciar enzimas pancreáticas enquanto aguardam a confirmação da insuficiência pancreática,[15] assim como pacientes nascidos com íleo meconial.[4]

As doses recomendadas para a reposição de enzimas pancreáticas, segundo a quantidade de gordura na dieta e segundo o peso do paciente com FC e o modo de administração, estão descritos na Tabela 16.1.[11,16,17] As doses máximas devem ser respeitadas pelo risco de colonopatia fibrosante. As cápsulas contêm grânulos acidorresistentes, ou seja, produzidos para liberar as enzimas em pH maior que 5,5 a 6. É importante monitorar possíveis efeitos colaterais como úlceras e erosões orais ou do seio materno, hiperuricemia e hiperuricosúria, irritação perianal, reações alérgicas, entre outros.[11]

Tabela 16.1 – Princípio ativo, apresentações comerciais, via de administração, dose diária, número de administrações e duração do tratamento das principais medicações utilizadas no tratamento da insuficiência pancreática exócrina na fibrose cística.

Princípio ativo	Apresentações	Via de administração	Dose diária	Número de administrações	Duração do tratamento

Pancrelipase	Creon® (cápsulas de 10.000 e 25.000 UI)	• Oral
		• Instruções para administração em lactentes e pacientes que não estão aptos para engolir cápsulas: retirar os grânulos da cápsula e misturá-los a alimentos pastosos de pH ácido (purê de maçã). Quando o lactente ainda não recebe alimentação complementar, misturar ao leite materno ou à fórmula[7,11,14]
			• Lactentes menores de 1 ano: 2.000 a 4.000 UI lipase/120 mL de fórmula ou leite materno e 2.000 UI lipase para cada grama de gordura da dieta
			• Crianças de 1 a 4 anos: 2.000 a 4.000 UI lipase para cada grama de gordura da dieta **ou** 1.000 UI lipase/kg nas refeições principais e 500 UI lipase/kg nos lanches
			• Crianças maiores de 4 anos e adultos: 2.000 a 4.000 UI lipase para cada grama de gordura da dieta **ou** 500 a 2.500 UI lipase/kg nas refeições e 250 a 1.250 UI lipase/kg nos lanches[7,11,14]
			• Exemplos de quantidade de gordura presente nas refeições:
			  – Leite materno ou fórmula láctea ~ 3,5 g de gordura em 100 mL
			  – Papa principal lactente ~ 8 g de gordura por prato
			  – Refeição principal criança ~ 10 g de gordura por prato
			  – Refeição principal adulto ~ 24 g de gordura por prato[16]
				Ingerir imediatamente antes de todas as refeições que contenham gordura[7,11,14]	Contínuo

Sódio (1 mmol de sódio = 1 mEq de sódio)	• NaCl (sal de cozinha): 17 mEq de sódio/g • Soro de reposição oral (SRO): 45 a 90 mEq de sódio/L • NaCl 20%: 3,4 mEq de sódio/mL	Oral	• Lactente em aleitamento materno (0 a 6 meses): 1 a 2 mmol/kg/dia • Lactentes com considerações especiais (temperatura ambiente elevada, aumento de perdas por vômitos, diarreia, enterostomias, febre, taquipneia etc.): > 4 mmol/kg/dia[17]	• Dividir a dose estipulada de sal em porções ao longo do dia • Diluir em água, suco de frutas ou nas papas principais ou oferecer o volume estipulado de TRO ao longo do dia	A critério médico
Zinco	• Solução oral: 4 mg de zinco elementar/mL • Comprimido: 20 mg de zinco elementar	Oral	• Lactentes e crianças < 2 anos: 1 mg/kg/dia (máximo de 15 mg/dia) • Crianças de 2 a 18 anos: 15 mg/dia[17]	1 vez ao dia	6 meses

TRO: terapia de reidratação oral.
Fonte: Adaptada de Borowitz D, Baker RD, Stallings V, 2002; Turck D, Braegger CP, Colombo C et al., 2016; Athanazio RA, Silva Filho LVRF, Vergara AA et al.; Grupo de Trabalho das Diretrizes Brasileiras de Diagnóstico e Tratamento da Fibrose Cística, 2017 e Sociedade Brasileira de Pediatria, 2018, 2021.

Espera-se que a reposição de enzimas pancreáticas contribua para aumentar a absorção de gordura da dieta e, consequentemente, reduzir os sintomas de má absorção e promover a recuperação nutricional.[11] Quando não há controle da esteatorreia ou não ocorre recuperação nutricional, é necessário reavaliar as doses prescritas e aderência, além de investigar outras doenças que podem estar contribuindo para o quadro de má absorção.[7,11] O uso de antiácidos (bloqueador do receptor H2 de histamina ou inibidor de bomba de prótons) pode ser considerado na suspeita de baixa efetividade da terapia de reposição enzimática em pacientes com pH duodenal mais ácido do que o fisiológico.[11,14]

A insuficiência pancreática também predispõe à deficiência de vitaminas lipossolúveis (A, D, E e K). Deste modo, a suplementação vitamínica deve ser iniciada assim que diagnosticada a insuficiência pancreática. As vitaminas devem ser ingeridas nos horários das refeições e com as enzimas pancreáticas. Nos pacientes suficientes pancreáticos, a reposição deve ser iniciada se for constatada a deficiência.[14,17,18]

Pacientes com FC apresentam risco aumentado para desnutrição não somente pela presença da insuficiência pancreática, como também pelo elevado gasto energético basal. Recomenda-se que recebam dieta com 110% a 200% das necessidades energéticas para idade, sendo 35% a 40% na forma de lipídeos, 20% de proteína e 40% a 45% de carboidratos.[11,17,18]

O suor com elevadas concentrações de sal (cloreto de sódio) aumenta as necessidades basais de sódio, sendo que os lactentes apresentam maior risco de desenvolver hiponatremia. A perda excessiva de sal manifesta-se por alteração do crescimento, perda de peso, recusa alimentar, letargia, vômitos e desidratação com alcalose metabólica, hiponatremia, hipocloremia e, às vezes, hipopotassemia. As doses iniciais recomendadas para reposição de sal em lactentes e outras situações clínicas especiais estão descritas na Tabela 16.1. Uma maneira prática de monitorar a reposição de sal é pela dosagem do sódio na urina, que deve ser maior do que 10 mmol/L ou mEq/L.[11,17,18]

Lactentes e crianças com FC com esteatorreia sem controle adequado têm maior risco para a deficiência de zinco, assim como as que apresentam crescimento insuficiente e deficiência de vitamina A. Nessas situações, recomenda-se a reposição de zinco por 6 meses, conforme descrito na Tabela 16.1.[17,18]

Terapia baseada nos casos clínicos

Caso clínico 1 – Na FC, a reposição de enzimas pancreáticas deve ser iniciada assim que se confirme o diagnóstico de insuficiência pancreática, como ocorreu neste caso.

Caso clínico 2 – O tratamento da insuficiência pancreática foi iniciado antes da confirmação laboratorial. Essa decisão foi acertada, pois a lactente apresentava grave estado nutricional e o diagnóstico de FC era muito provável.

Como os pacientes dos casos clínicos 1 e 2 eram lactentes amamentados exclusivamente no seio materno, optou-se por iniciar a reposição de sódio para evitar quadro de hiponatremia e desidratação com alcalose metabólica. No caso clínico 2, como a lactente desenvolveu acrodermatite enteropática, que é associada à deficiência de zinco, optou-se por manter a reposição de zinco por 6 meses.

Considerações finais

Novas perspectivas terapêuticas já são apresentadas na forma de pequenas moléculas capazes de resgatar ou ativar a função da proteína CFTR, denominadas "moduladores e potenciadores da CFTR" (ivacaftor, lumacaftor, tezacaftor) e, em conjunto com a propostas de terapia gênica (vetores, RNAm e edição de DNA), deverão mudar, a curto prazo, o prognóstico de vida para os portadores de FC.[19] Portanto, o diagnóstico precoce e o acesso e a adesão aos tratamentos em centros de referência são fundamentais para a boa evolução clínica e a melhor qualidade de vida para os pacientes e seus familiares.

Referências bibliográficas

1. Shteinberg M, Haq IJ, Polineni D et al. Lancet. 2021 Jun 5;397(10290):2195-211.
2. Davis PB. Cystic fibrosis since 1938. Am J Respir Crit Care Med. 2006 Mar 1;173(5):475-82.

3. De Boeck K. Cystic fibrosis in the year 2020: a disease with a new face. Acta Paediatr. 2020 May;109(5):893-9.
4. Sathe M, Houwen R. Meconium ileus in cystic fibrosis. J Cyst Fibros. 2017 Nov;16(Suppl 2):S32-9.
5. Kose M, Pekcan S, Kiper N et al. Doll-like face: is it an underestimated clinical presentation of cystic fibrosis? Pediatr Pulmonol. 2008 Jul;43(7):634-7.
6. Scurati-Manzoni E, Fossali EF, Agostoni C et al. Electrolyte abnormalities in cystic fibrosis: systematic review of the literature. Pediatr Nephrol. 2014 Jun;29(6):1015-23.
7. Athanazio RA, Silva Filho LVRF, Vergara AA et al.; Grupo de Trabalho das Diretrizes Brasileiras de Diagnóstico e Tratamento da Fibrose Cística. Brazilian guidelines for the diagnosis and treatment of cystic fibrosis. J Bras Pneumol. 2017 May-Jun;43(3):219-45.
8. Brasil. Ministério da Saúde, Secretaria de Atenção à Saúde, Departamento de Atenção Especializada e Temática. Triagem neonatal biológica: manual técnico. Brasília: Ministério da Saúde, 2016. Disponível em: https://bvsms.saude.gov.br/bvs/publicacoes/triagem_neonatal_biologica_manual_tecnico.pdf.
9. Maciel LMZ, Magalhães PKR, Ciampo IRLD et al. The first five-year evaluation of cystic fibrosis neonatal screening program in São Paulo state, Brazil. Cad Saúde Pública. 2020 Oct 26;36(10):e00049719.
10. Normatov I, Sentongo T. Pancreatic malnutrition in children. Pediatr Ann. 2019 Nov 1;48(11):e441-7.
11. Turck D, Braegger CP, Colombo C et al. ESPEN-ESPGHAN-ECFS guidelines on nutrition care for infants, children and adults with cystic fibrosis. Clin Nutr. 2016 Jun;35(3):557-77.
12. Taylor CJ, Chen K, Horvath K et al. ESPGHAN and NASPGHAN report on the assessment of exocrine pancreatic function and pancreatitis in children. J Pediatr Gastroenterol Nutr. 2015 Jul;61(1):144-53.
13. Castellani C, Cuppens H, Macek Jr M et al. Consensus on the use and interpretation of cystic fibrosis mutation analysis in clinical practice. J Cyst Fibros. 2008 May;7(3):179-96.
14. Borowitz D, Baker RD, Stallings V. Consensus report on nutrition for pediatric patients with cystic fibrosis. J Pediatr Gastroenterol Nutr. 2002 Sep;35(3):246-59.
15. Borowitz D, Robinson KA, Rosenfeld M et al.; Cystic Fibrosis Foundation. Cystic Fibrosis Foundation evidence-based guidelines for management of infants with cystic fibrosis. J Pediatr. 2009 Dec;155(6 Suppl):S73-93.
16. Brasil. Sociedade Brasileira de Pediatria, Departamento de Nutrologia. Manual de alimentação: orientações para alimentação do lactente ao adolescente, na escola, na gestante, na prevenção de doenças e segurança alimentar. 4. ed. São Paulo: Sociedade Brasileira de Pediatria (SBP), 2018.
17. Brasil. Sociedade Brasileira de Pediatria, Departamentos Científicos de Suporte Nutricional e Pneumologia. Terapia nutricional da criança com fibrose cística. 2021. Disponível em: https://www.sbp.com.br/fileadmin/user_upload/22990c-DC-Terapia_Nutricional_da_Crianca_com_Fibrose_Cistica.pdf. Acesso em: 26 mar. 2022.
18. Neri LCL, Simon MISS, Ambrósio VLS et al. Brazilian guidelines for nutrition in cystic fibrosis. Einstein (São Paulo) [Online]. 2022 Mar 22;20. Disponível em: https://journal.einstein.br/article/brazilian-guidelines-for-nutrition-in-cystic-fibrosis.
19. Bierlaagh MC, Muilwijk D, Beekman JM et al. A new era for people with cystic fibrosis. Eur J Pediatr. 2021 Sep;180(9):2731-9.

Capítulo 17

Gastrite e Doença Ulcerosa Péptica

Francisco de Agostinho Júnior
Silvio Kazuo Ogata

Introdução

As gastrites e as úlceras pépticas (UP) são lesões que ocorrem respectivamente na mucosa gástrica e na mucosa gastroduodenal, que permanecem expostas à ação nociva da secreção ácida cloridopéptica. As lesões têm início quando ocorre um desequilíbrio entre fatores de proteção e de defesa da mucosa gastroduodenal. Apesar de as lesões serem facilmente reconhecidas ao exame endoscópico, suas definições obedecem a critérios estritamente histológicos. A gastrite refere-se ao processo inflamatório da mucosa gástrica comprovada histologicamente. Já as UP gastroduodenais são lesões com solução de continuidade da mucosa caracterizada pelo comprometimento da camada muscular da mucosa.[1,2]

As lesões gastroduodenais podem ser classificadas em primárias ou secundárias, de acordo com a etiologia. As primárias são decorrentes de fatores propriamente gastroduodenais, e as úlceras associadas à gastrite crônica por *Helicobacter pylori* são a apresentação mais frequente. As demais são secundárias a uma condição sistêmica: uso de medicações imunossupressoras, anti-inflamatórios não esteroides (AINE) e de corticosteroides em doses altas; estresse fisiológico agudo decorrente de doenças sistêmicas graves (insuficiência respiratória, politraumatismo, traumatismo crânio encefálico, insuficiência renal, crianças internadas em unidade de terapia intensiva); gastroenteropatia eosinofílica; e hipergastrinemia associada a condições específicas (síndrome de Zollinger-Ellison, neoplasia endócrina múltipla tipo 1)[3] (Quadro 17.1). As drogas AINE depletam as prostaglandinas derivadas de ciclooxigenase-1 e prejudicam a produção de muco e bicarbonato pela mucosa, além de causar dano tópico.[4] Recentemente, tem aumentado a incidência de UP primária não associada a *Helicobacter pylori*.[3,5]

Quadro 17.1 – Causas de gastrite e úlceras gastroduodenais não associadas a *Helicobacter pylori*.

- Infecciosas: citomegalovírus, herpes simples
- Gastroenteropatia eosinofílica
- Medicamentosa
- Doença de Crohn
- Hipersecreção ácida: síndrome de Zollinger-Ellisson
- Idiopática
- Estresse: úlceras de Cameron, de Curling e de Cushing

Fonte: Huang SC, Sheu BS, Lee SC et al., 2010.

Caso clínico 1

PAC, 3 anos e 5 meses. Primeiro filho, masculino, brasileiro, natural de Marília, São Paulo. Acompanhante: mãe.

Queixa principal e duração: dor abdominal há 8 meses.

HMA: a mãe refere que, há aproximadamente 8 meses, a criança apresenta dor na barriga que, no começo, aparecia de três a quatros vezes por semana, com intensidade variável. Ao longo desses meses, a dor se tornou mais frequente, intensa e, algumas vezes, acompanhada de vômitos e soluços. Refere dificuldade em localizar a dor, mas observa que a criança coloca a mão na região do estômago. Durante esse período, a criança está mais seletiva para as refeições, diminuiu a aceitação das mamadeiras e não ganhou peso. Refere sono irregular e alguns episódios de vômitos dormindo. Hábito intestinal diário, sem dor, esforço ou sangue. Nega erupções de pele, assadura, febre e manifestações respiratórias. A mãe mostrou exames realizados na Unidade Básica de Saúde (UBS) e no pronto atendimento, onde foi atendida por várias vezes com a mesma queixa de dor na barriga fazendo testes de resultados normais: hemograma; transaminases; gama GT; amilase; IgE total; parasitológico de fezes (três vezes); eletrólitos; gasometria; ultrassonografia abdominal total e radiografia contrastada de esôfago, estômago e duodeno. Sempre recebeu medicação sintomática e, há três meses, recebeu orientação para uma dieta com leite de vaca sem lactose e para dar em algumas situações lactose exógena. Após 2 meses, suspendeu a dieta por não observar melhora. A mãe procurou o serviço onde atuam os autores deste capítulo, trazendo a bebê com peso de 12,8 kg; 93 cm; em bom estado geral e desenvolvimento neuropsíquico motor normal. Abdome levemente globoso, sem visceromegalias. Recebeu orientação, com apoio de nutricionista, para uma dieta de exclusão total de proteínas do leite de vaca e um pedido de endoscopia digestiva alta (EDA) com biópsia de esôfago (superior, médio e inferior), biópsia gástrica (corpo e antro) e biópsia jejunal.

Trinta e cinco dias após essa avaliação, a criança retorna assintomática, 300 g de ganho de peso e com os seguintes resultados dos exames da EDA e da histologia:

EDA: esôfago – mucosa de aspecto normal em toda sua extensão, calibre e distensibilidade normais, motilidade normal; estômago – mucosa de antro e corpo com discreta hiperemia; duodeno e jejuno – sem alterações.

Conclusão: gastrite enantemática; teste de urease positivo.

Exame histológico: esôfago – esofagite grau I; estômago – gastrite de antro com discreto infiltrado eosinofílico e presença de discreta quantidade de *Helicobacter pylori* em antro; duodeno e jejuno – sem alterações histológicas significativas.

Diante da evolução clínica da criança, a mãe recebeu as seguintes orientações:

1. Explicação do resultado do exame endoscópico que mostrou a presença da bactéria no estômago, mas que não haveria necessidade de tratamento em virtude da boa resposta terapêutica com a dieta de exclusão para o leite de vaca.
2. Com apoio do serviço de nutrição, foi reforçada a importância da dieta de exclusão do leite de vaca por mais 15 dias, quando deveria iniciar o teste de provocação ou desencadeamento com leite de vaca.

    Quinze dias após o início do teste de provocação, a criança foi avaliada no ambulatório sem ganho de peso, com um ou dois episódios de vômitos por dia e recidiva da dor abdominal.
3. A orientação para a mãe foi para retorno da dieta de exclusão do leite de vaca, que o diagnóstico definitivo era de alergia à proteína do leite de vaca e que a gastrite por *Helicobacter pylori* não precisava receber medicação. A criança deveria ser acompanhada no ambulatório a cada 2 meses e a endoscopia repetida em 1 ano.

    A criança foi novamente avaliada no ambulatório após 2 meses de dieta de exclusão de leite de vaca e estava assintomática e com bom ganho de peso.

 ## Caso clínico 2

MBA, 13 anos e 6 meses. Gênero feminino, brasileira, procedente de Marília, São Paulo.

HMA: paciente, boa informante, refere dor no estômago há aproximadamente 1 ano do tipo queimação. No início, refere dor esporádica, de pouca intensidade principalmente após a ingestão de alguns alimentos como lanches ou quando ingeria muito refrigerante ou, ainda, quando ficava mais nervosa.

Caso clínico 2 (continuação)

A dor era suportável e com melhora sem o uso de medicação. Há aproximadamente 6 meses, a dor no estômago tornou-se mais frequente, ocorrendo a cada 1 ou 2 semanas, com mais intensidade, às vezes acompanhada de náuseas e que melhoravam com remédios dados pela mãe e dos quais não sabe dizer o nome. Há 1 mês, a queimação tornou-se diária, intensa, duradoura, subindo até a garganta, sobretudo após as principais refeições, independentemente do tipo de alimento ingerido. Por três vezes acordou de madrugada com dor e vômitos. Por 10 dias recebeu medicação de farmácia, que chamou de "antiácido", sem melhora. A paciente refere perda de apetite, indisposição, fraqueza e emagrecimento de mais ou menos 1 kg. A adolescente estava acompanhada de uma tia que demonstrou muita preocupação, pois o pai da paciente havia falecido há 4 anos de câncer de estômago. Ao exame físico, a paciente apresenta-se em bom estado geral, acianótica, anictérica com pressão arterial (PA) de 110/70 mmHg, frequência cardíaca (FC) de 72 batimentos/minuto, peso de 17,5 kg e estatura de 153 cm. Abdome flácido, doloroso à palpação profunda da região epigástrica e ausência de visceromegalias. Com hipótese diagnóstica de gastrite, a paciente recebeu orientação dietética com apoio do serviço de nutrição, medicação ansiolítica e omeprazol 40 mg, 1 vez ao dia, cedo, em jejum, por 15 dias, quando deveria retornar para nova avaliação. Após 15 dias, a paciente retornou apresentando os mesmos sintomas, piora da fraqueza e emagrecimento de mais 0,5 kg. A paciente foi hospitalizada para hidratação e realização de exames e EDA com biópsia de esôfago, antro e corpo gástrico e duodeno. Os exames solicitados com resultados normais foram: hemograma; transaminases; amilases; gama GT; coagulograma; glicemia; eletrólitos; e gasometria.

EDA: esôfago – mucosa de aspecto normal em toda a sua extensão, calibre e distensibilidade normais, motilidade normal; estômago – mucosa de antro e corpo intensamente hiperemiada, edemaciada, friável e aspecto nodular; bulbo duodenal – presença de erosões planas. **Conclusões:** gastrite enantemática com nodularidades; teste da urease positivo; bulboduodenite com erosões planas.

Exame histológico: esôfago – esofagite grau 1, ausência de infiltração eosinofílica; estômago – mucosa de corpo e antro com gastrite crônica ativa, moderada atividade neutrofílica, discretas áreas de erosões em antro, atrofia ausente, presença de folículos linfoides, metaplasia intestinal ausente, presença de moderada quantidade de *Helicobacter pylori*; bulbo duodenal – duodenite crônica ativa, edema de mucosa, atividade neutrofílica moderada, infiltração linfoplasmocitária moderada em lâmina própria, padrão vilositário alterado com microerosões.

Diagnóstico
Clínico

As manifestações clínicas da gastrite e das úlceras variam de acordo com a faixa etária do paciente e são inespecíficas, podendo variar de assintomático até quadros graves com hemorragia digestiva como primeira e única manifestação (Quadro 17.2).

Quadro 17.2 – Manifestações clínicas de gastrites e úlceras pépticas gastroduodenais conforme a faixa etária.

Lactentes e pré-escolares	Escolares	Adolescentes
• Assintomática • Vômitos • Irritabilidade • Ganho de peso insuficiente • Recusa alimentar • Hematêmese • Anemia	• Dor abdominal periumbilical • Dor em hipocôndrio direito • Náuseas • Vômitos • Dor noturna	• Dor epigástrica em queimação • Dor relacionada à alimentação • Dor noturna • Náuseas • Vômitos • Anorexia

Fonte: Adaptado de Guariso G, Gasparetto M, 2012 e Rugge M, Savarino E, Sbaraglia M et al., 2021.

A avaliação sempre se inicia com uma história clínica detalhada, com a caracterização da dor abdominal, início e duração dos sintomas, fatores de alívio e piora, assim como a identificação de fatores de risco para doença péptica, tanto na história médica pessoal e familiar como a respeito das medicações utilizadas. Entre escolares, a dor abdominal aguda ou crônica passa a ser um sintoma importante, geralmente atípica, podendo ser periumbilical, ou até mesmo em hipocôndrio direito ou intercostal.[4] A dor, que pode ser em queimação ou em pontada que melhora com alimentação, é relatada por 50% dos pacientes. A dor noturna, que interrompe o sono do paciente, ocorre em até 60% dos pacientes. Os vômitos podem ocorrer, principalmente precedidos de dor e, quando persistentes, podem sugerir complicações, como a estenose de via de saída gástrica. Na adolescência, a dor abdominal típica, pós-prandial epigástrica em queimação, é o principal sintoma, além de náuseas e dor noturna. A história familiar detalhada pode identificar casos prévios de UP entre familiares, o que sugere transmissão intrafamiliar de *Helicobacter pylori*, assim como a identificação de contatos recentes com quadros clínicos similares.[6]

O exame físico pode mostrar sinais de anemia, como palidez cutaneomucosa, taquicardia ou sopro sistólico. A determinação do estado nutricional por meio da análise da curva de peso e da estatura pode mostrar sinais de doença crônica. O exame físico gastroenterológico é importante para sugerir outras causas, como doença inflamatória intestinal, no caso de sensibilidade à palpação em fossa ilíaca direita, e doença perianal significativa, como plicomas gigantes e fissuras.[7]

Complementar

O diagnóstico das lesões pépticas gastroduodenais é realizado pela EDA; pela presença de lesões enantemáticas, edematosas ou nodularidades; e/ou pela quebra de continuidade da mucosa. O exame é indicado em pacientes com sintomas e sinais de alarme (Quadro 17.3). Ele permite o diagnóstico da lesão, assim como afasta outras causas, como esofagite péptica e doença de Crohn com comprometimento gástrico e esofágico.

Quadro 17.3 – Sintomas e sinais de alarme associados à dor abdominal – indicação de EDA.
• Vômitos persistentes
• Febre de origem desconhecida
• Disfagia/odinofagia
• Artrite
• Hematêmese ou melena
• Doença perianal
• Perda de peso não intencional e inexplicado
• Parada de crescimento/perda de peso
• História familiar de doença inflamatória intestinal, doença celíaca ou doença ulcerosa péptica

Fonte: Harris PR, Calderon-Guerrero OG, Vera-Chamorro JF et al., 2020.

Durante o exame, são coletadas biópsias dos segmentos examinados que auxiliam no diagnóstico da etiologia, como gastroenteropatia eosinofílica, além de permitir o diagnóstico de infecção por *H. pylori*. A biópsia permite a realização dos métodos diagnósticos diretos do *H. pylori* que são: exame histológico; teste rápido de urease; cultura de tecido; e reação em cadeia de polimerase (PCR). Os dois primeiros métodos são os mais comuns realizados na prática clínica, enquanto a cultura, embora tenha uma especificidade de 100% e permita o antibiograma, é reservada para os casos de resistência bacteriana e retratamento. O teste de PCR é um exame de diagnóstico para identificação do DNA da bactéria, dos tipos genéticos e de sua virulência. Para a realização do exame histológico, devem-se colher dois fragmentos do antro e dois do corpo gástrico. Para realização do teste rápido de urease, colhe-se um fragmento do antro. A cultura de tecido e o teste de PCR devem ser realizados com um fragmento do antro e um do corpo gástrico. O teste rápido da urease é importante por ser feito no momento da endoscopia e permite o rápido diagnóstico da infecção.[8] A coleta de biópsias deve ser realizada mesmo na presença de causas óbvias, como uso recente de AINE.

Diagnóstico baseado nos casos clínicos

Os casos clínicos mostram a importância da idade, da história clínica, da evolução, do exame físico, dos sinais de alerta e da indicação dos exames complementares diante de uma criança com dor abdominal. Deve-se considerar a importância do diagnóstico diferencial com dor abdominal funcional segundo o Critério de Roma IV e, quando houver indicação de endoscopia digestiva alta, realizar biópsia com histologia que deve orientar a conduta. É importante mencionar que a presença de *Helicobacter pylori* nem sempre requer tratamento. A história clínica e o exame endoscópico e histológico se diferenciam nos dois casos apresentados. Embora as duas crianças apresentassem a infecção pelo *Helicobacter pylori*, o tratamento foi diferente.

Terapia

Os objetivos do tratamento são: aliviar os sintomas; promover a cicatrização da lesão; e evitar complicações. Nas lesões gastroduodenais primárias associadas à infecção por *H. pylori*, o tratamento de erradicação da bactéria alcança esses objetivos, além de prevenir a recorrência, e é suficiente, não sendo necessária a utilização de outras drogas por tempo adicional. Nas demais situações, o tratamento com medicações antissecretoras por 8 semanas alcança a cicatrização da lesão.

Não farmacológica

A orientação dietética é complementar e objetiva a rápida resolução dos sintomas e a cicatrização da mucosa. Períodos prolongados de jejum aumentam o tempo de exposição da mucosa ao suco gástrico não tamponado e devem ser evitados. Além disso, irritantes da mucosa gástrica, como condimentos, bebidas alcoólicas, gaseificadas, com cafeína e frituras, devem ser evitados. Por fim, o tabagismo deve ser suspenso, pois a nicotina compromete a circulação visceral e dificulta a cicatrização.

Farmacológica

As drogas antissecretoras visam o controle do principal fator nocivo à mucosa, a acidez do suco gástrico, por meio da inibição da produção de ácido e constituem o principal tratamento medicamentoso nas úlceras não associadas à *H. pylori*, além de participarem nos esquemas de erradicação dessa bactéria nas úlceras associadas à infecção. A produção de ácido é feita por meio de bombas de prótons (H-K-ATPase), que são ativadas por gastrina, acetilcolina ou histamina.

Os inibidores de bomba de prótons (IBP) são pró-drogas absorvidas no intestino delgado, sujeitas a metabolismo hepático, secretadas pela mucosa gástrica e ativadas em ambiente ácido, ligam-se de modo irreversível à H-K-ATPase ativada.[9] Embora tenha meia-vida curta, seus efeitos duram aproximadamente 24 horas, até a produção de novas bombas de prótons. Como o principal estímulo para a ativação da bomba de prótons é a secreção de gastrina em resposta a uma refeição, a droga deve ser administrada 30 minutos a 1 hora antes de uma refeição importante, como o desjejum. Os IBP são, hoje, as drogas de escolha para o tratamento de UP primária e secundária. Na faixa etária pediátrica, o inibidor da bomba de prótons mais utilizado é o omeprazol, mas há outros disponíveis como lansoprazol, rabeprazol, pantoprazol e esomeprazol (Tabela 17.1). Não há formulação pediátrica disponível e, se a droga for prescrita em formato de cápsulas, estas contêm grânulos acidorresistentes (que se decompõem em meio básico), que podem ser oferecidos com alimento levemente ácido, como sucos cítricos ou iogurte. Em pacientes com hemorragia digestiva por UP, o uso de IBP parenteral está indicado, sendo eficaz para o controle inicial e a prevenção de ressangramento em sinergia com o próprio tratamento endoscópico.[10]

Tabela 17.1 – Medicações antissecretoras disponíveis no Brasil.

Droga	Grupo	Dose	Apresentação
Omeprazol	Inibidor de bombas de prótons	• Via oral: 0,6 a 2 mg/kg/dia, 1 vez ao dia (máximo de 80 mg) • Via intravenosa: em bólus (0,5 mg/kg, a cada 12 horas) ou em infusão contínua (dose de ataque de 1 mg/kg e infusão contínua de 0,1 mg/kg/hora)	• Comprimidos mastigáveis de 10 e 20 mg • Cápsulas de 10, 20 e 40 mg
Lansoprazol		1 a 2 mg/kg/dia, 1 vez ao dia (máximo de 60 mg)	Cápsulas de 15 e 30 mg
Pantoprazol		0,6 a 1,2 mg/kg/dia, 1 vez ao dia (máximo de 80 mg)	Comprimidos de 20 e 40 mg
Rabeprazol		• < 15 kg: 5 a 10 mg/dia • > 15 kg: 10 mg/dia • > 12 anos: 20 mg/dia	Comprimidos de 10 e 20 mg
Esomeprazol		20 a 40 mg/dia, 1 vez ao dia (> 12 anos)	Comprimidos de 20 e 40 mg

Fonte: Ward RM, Kearns GL, 2013.

No quesito tratamento de erradicação da bactéria *Helicobacter pylori*, é preciso cuidado ao analisar os diversos consensos e diretrizes; dos antibióticos recomendados, apenas a metade está amplamente disponível em nosso meio; em crianças, o rol de antimicrobianos disponíveis é ainda menor (Tabela 17.2). Alguns deles, mesmo com eficácia comprovada, não estão disponíveis na forma comercial (p. ex., rifabutina); e outros, como o metronidazol, apresentam níveis de resistência antimicrobiana que tornam proibitivo seu uso como 1ª escolha. Adicionalmente, há poucos estudos avaliando o padrão de resistência aos antimicrobianos em nosso país.[11] Levando em consideração essas questões e que "os dados de antibiograma obtidos em uma população não são transferíveis para outras regiões geográficas com diferentes padrões de resistência",[12] os esquemas de tratamento preconizados em outros países podem não ser úteis. Até mesmo os esquemas de tratamentos utilizados em adultos podem não ser adequados ou adaptáveis para crianças, por exemplo, a terapia sequencial que apresenta a desvantagem de expor as crianças a três antimicrobianos diferentes; contudo, é possível para os gastroenterologistas brasileiros se basear no IV Consenso Brasileiro para o tratamento de erradicação da *H. pylori* em adolescentes.[13]

Tabela 17.2 – Antimicrobianos recomendados para o tratamento de erradicação da *H. pylori* em crianças.

Antimicrobiano	Posologia	Dose máxima diária
Amoxicilina	50 mg/kg/dia, 2 vezes/dia	1.000 mg
Claritromicina	15 mg/kg/dia, 2 vezes/dia	500 mg
Metronidazol	20 mg/kg/dia, 2 vezes/dia	500 mg
Tetraciclina	50 mg/kg/dia, 4 vezes/dia	1.000 mg
Bismuto (subcitrato de bismuto coloidal)*	8 mg/kg/dia, 4 vezes/dia	500 mg

*Disponível na forma de comprimidos de 120 mg que não devem ser repartidos, deve-se adequar a dose.
Fonte: Coelho LGV, Marinho JR, Genta R et al., 2018.

Idealmente, o antibiograma deveria ser realizado já na primeira EDA – "há aumento do índice de erradicação quando os antimicrobianos são selecionados através de testes de suscetibilidade";[14] ou ao menos no retratamento, "é aconselhável basear o retratamento na avaliação da resistência bacteriana através de antibiograma".[12] O índice-alvo de erradicação deve ser sempre superior a 90%, infelizmente não há estudos com crianças brasileiras que tenham alcançado essa taxa; mas para aumentar o sucesso da erradicação, é fundamental que o tratamento seja realizado por no mínimo 14 dias.[13]

O esquema inicial recomendado é o tríplice com associação de inibidor de bomba de prótons e dois antimicrobianos, sendo a 1ª escolha a claritromicina e a amoxicilina. A associação com o IBP é importante, pois a redução do pH gástrico otimiza a ação dos antimicrobianos. Geralmente a falha no tratamento de erradicação decorre da resistência à claritromicina, segundo a Latin American Society for Pediatric Gastroenterology, Hepatology and Nutrition (LASPGHAN),[8] o tratamento de 2ª linha teria como base a troca da claritromicina pelo metronidazol. Como terapia de resgate, existe a opção do esquema quádruplo que conta com a associação de bismuto (Tabela 17.3). O esquema quádruplo, excepcionalmente, também pode ser utilizado como tratamento de primeira linha.

Tabela 17.3 – Fluxograma do tratamento de erradicação da *Helicobacter pylori*, com base na adaptação da LASPGHAN.

Tratamento inicial	
1ª linha – esquema tríplice	**Alternativas**
IBP + claritromicina + amoxicilina	
2ª linha – esquema tríplice	
IBP + metronidazol + amoxicilina	
Tratamento de resgate	
Esquema quádruplo	**Alternativas**
Menores 8 anos	IBP + bismuto + metronidazol + amoxicilina
Maiores de 8 anos	IBP + bismuto + metronidazol + tetraciclina

IBP: inibidor da bomba de prótons.
Fonte: Harris PR, Calderon-Guerrero OG, Vera-Chamorro JF et al., 2020.

Terapia baseada nos casos clínicos

Paciente com sintomas importantes de dispepsia que, diante dos exames de EDA, histologia com lesões erosivas gastroduodenais e presença de *Helicobacter pylori*, recebeu tratamento de erradicação da bactéria com amoxicilina e claritromicina por 14 dias. Também foi mantido o IBP. A paciente, após a erradicação da bactéria, retorna no ambulatório após 2, 4 e 8 meses mostrando boa recuperação nutricional e resolução do quadro de dor.

Considerações finais

Apesar da alta prevalência da infecção pela *Helicobacter pylori* em nosso meio, sendo a principal causa de doença péptica gastroduodenal primária, tem se observado diminuição em sua incidência, o que evidencia outras etiologias para as gastrites e as úlceras gastroduodenais. Portanto, a investigação criteriosa, os cuidados, a atenção aos pormenores da anamnese e a história familiar são fundamentais para a decisão terapêutica.

Referências bibliográficas

1. Rugge M, Savarino E, Sbaraglia M et al. Gastritis: the clinico-pathological spectrum. Dig Liver Dis. 2021;53(10):1237-16.
2. Guariso G, Gasparetto M. Update on peptic ulcers in the pediatric age. Ulcers. 2012;2012:896509. Disponível em: https://www.hindawi.com/journals/ulcers/2012/896509.
3. Huang SC, Sheu BS, Lee SC et al. Etiology and treatment of childhood peptic ulcer disease in Taiwan: a single center 9-year experience. J Formos Med Assoc. 2010;109(1):75-81.
4. Sostres C, Gargallo CJ, Arroyo MT et al. Adverse effects of non-steroidal anti-inflammatory drugs (NSAIDs, aspirin and coxibs) on upper gastrointestinal tract. Best Pract Res Clin Gastroenterol. 2010;24(2):121-32.
5. Joo JY, Cho JM, Yoo IH et al. Eosinophilic gastroenteritis as a cause of non-Helicobacter pylori, non-gastrotoxic drug ulcers in children. BMC Gastroenterol. 2020;20(1):280.
6. Ding SZ, Du YQ, Lu H et al. Chinese consensus report on family-based Helicobacter pylori infection control and management. Gut. 2021;0:1-16.
7. Lucero Y, Lagomarcino AJ, Torres JP et al. Helicobacter pylori, clinical, laboratory and noninvasive biomarkers suggestive of gastric damage in healthy school-aged children: a case-control study. Inter J Infect Dis. 2021;103:423-30.
8. Harris PR, Calderon-Guerrero OG, Vera-Chamorro JF et al. Adaptation to the reality of Latin America of the NASPGHAN/ESPGHAN 2016 guidelines on the diagnosis, prevention and treatment of Helicobacter pylori infection in pediatrics. Rev Chil Pediatr. 2020;91(5):809-27.
9. Ward RM, Kearns GL. Proton pump inhibitors in pediatrics: mechanism of action, pharmacokinetics, pharmacogenetics and pharmacodynamics. Paediatr Drugs. 2013; 15(2):119-31.
10. Belei O, Olariu L, Puiu M et al. Continuous esomeprazole infusion versus bolus administration and second look endoscopy for the prevention of rebleeding in children with a peptic ulcer. Rev Esp Enferm Dig. 2018;110(6):352-7.
11. Mezmale L, Coelho LG, Bordin D et al. Review: epidemiology of Helicobacter pylori. Helicobacter. 2020;25(Suppl 1):e12734.
12. Malfertheiner P, Megraud F, O'Morain CA et al. Management of Helicobacter pylori infection: the Maastricht V/Florence consensus report. Gut. 2016;66(1):6-30.
13. Coelho LGV, Marinho JR, Genta R et al. 4th Brazilian consensus conference on Helicobacter pylori infection. Arq Gastroenterol. 2018;55(2):97-121.
14. Cavallaro LG, Egan B, O'Morain C et al. Treatment of Helicobacter pylori infection. Helicobacter. 2006;11(Suppl 1):36-9.

Capítulo 18

Hepatites Virais Agudas

Maria Angela Bellomo Brandão
Mariana Nogueira de Paula
Roberta Vacari de Alcantara

Introdução

A hepatite aguda na infância constitui um grave problema de saúde pública e é, em grande parte, causada por vírus, principalmente os hepatotrópicos (vírus das hepatites A, B, C, D e E), com destaque para o da hepatite A e, em menor grau, por outros vírus (Quadro 18.1).[1-4]

Quadro 18.1 – Possíveis patógenos causadores de hepatite aguda.
• Paramixovírus (sarampo)
• Herpes: herpesvírus tipo 6, herpes simples tipos 1 e 2, citomegalovírus, vírus Epstein-Barr
• Adenovírus
• Parvovírus B19 (eritema infeccioso)
• Togavírus (rubéola)
• Enterovírus (*coxsackie* A e B, echovírus)
• Flavivírus (febre amarela, dengue)
• Filovírus (ebola)

Fonte: Desenvolvido pela autoria do capítulo.

A gravidade dos sintomas varia consideravelmente a depender do vírus e, especialmente, da resposta imune do hospedeiro à infecção. A apresentação clínica pode incluir icterícia, dor abdominal, vômitos e febre e representam um importante problema de saúde em crianças, especialmente em países em desenvolvimento. De forma geral, sintomas de infecção por hepatites A e C são usualmente leves ou assintomáticas. As hepatites B e E têm maior probabilidade de causar sintomas graves. A infecção pelas hepatites B e D (denominada coinfecção) pode agravar ainda mais os sintomas da hepatite B. A hepatite A é o agente de maior relevância em pacientes pediátricos em países em desenvolvimento.[1]

Caso clínico 1

Menina, 14 anos, caucasiana, procurou serviço de emergência pediátrica, com história de dor abdominal de forte intensidade, náuseas e prostração há 2 dias. Vinha afebril no período. Ao exame físico, apresentava-se em estado geral regular, prostrada e ictérica. O fígado era palpável a 2 cm do rebordo costal direito, e o baço, a 2 cm do rebordo costal esquerdo.

A paciente foi internada para controle dos sintomas e investigação diagnóstica. Durante a internação, evoluiu com febre, piora do estado geral, prostração intensa e apresentou linfonodomegalias cervicais e odinofagia, impossibilitando a ingestão de alimentos por 2 dias.

Na investigação, foram realizados os exames laboratoriais apresentados na Tabela 18.1. A ultrassonografia abdominal realizada durante a internação apresentou discreta hepatomegalia e baço no limite superior da normalidade.

Permaneceu internada por 13 dias para controle dos sintomas, analgesia e hidratação. Teve alta em bom estado geral, com melhora da icterícia, mantendo ainda hepatoesplenomegalia.

Sorologias: citomegalovírus IgG+, IgM-; toxoplasmose IgG-, IgM-; VDRL negativo; rubéola IgG+, IgM-; HIV negativo, hepatites B e C negativos, hepatite A IgG+, IgM-.

Exames laboratoriais relevantes: FAN + pontilhado fino, até 1/160; ceruloplasmina – 52 (20 a 60 mg/dL); autoanticorpos – antimúsculo liso negativo, anti-LKM negativo; alfa-1 antitripsina: 125 mg/dL (90 a 200 mg/dL).

Na investigação diagnóstica, foram consideradas outras causas de hepatites virais, assim como outras causas de hepatopatias, a exemplo da hepatite autoimune e da doença de Wilson. Num primeiro momento, a paciente não apresentava tonsilite e nenhum outro sintoma sistêmico, apenas o acometimento hepático. A linfocitose atípica sugeria mononucleose infecciosa, e a sorologia positiva para vírus Epstein-Barr (EBV) e o aparecimento da linfonodomegalia cervical, assim como da faringite, levaram ao diagnóstico.

A paciente retornou 7 dias após a alta com melhora do estado geral, anictérica, mas ainda com alguma prostração.

Tabela 18.1 – Evolução dos exames laboratoriais realizados durante o seguimento do paciente (caso clínico 1).

Exames	1º dia	2º dia	4º dia	6º dia	9º dia	10º dia	13º dia
Hemoglobina (g/dL)	10,4	10,2	9,3	9,3	8,5	8,5	8,7
Hematócrito (%)	31,8%	31,6%	28,5%	28,6%	26,5%	26,7%	28,1%
Leucócitos/mm³	11.300	15.200	51.574	23.140	9.090	7.710	6.040
Linfócitos (%)	78,8%	82,2%	83,6%	76,6%	68,5%	64,9%	77,8%
Linfócitos atípicos (%)	50%	50%	50%	50%	20%	20%	10%
Monócitos (%)	6%	3,9%	6,8%	9,9%	5,7%	5,8%	8,1%
Neutrófilos (%)	14,5%	13,2%	9%	12,9%	25,6%	28,9%	13,1%
Plaquetas/mm³	98.000	99.000	114.000	132.000	143.000	155.000	282.000
AST (U/L)	190	214	212	140	132	79	40
ALT (U/L)	241	290	324	206	177	130	81
FALC (U/L)	282	329	575	824	861	901	836
GGT (U/L)	84	87	262	422	471	560	510
INR	–	1,1	1,1	1,4	1,4	1,2	1
PCR (mg/dL)	3,24	–	1,04	1,4	4,1	5,9	1,8
Albumina (g/dL)	–	3,17	–	3,1	–	2,9	3,1
BT/BD (mg/dL)	4,6/4,4	–	–	7,06/6,5	6,8/6,6	4,2/4	2,3/2,2

ALT: alanino aminotransferase (VR = até 40 U/L); AST: aspartato aminotransferase (VR = até 37 U/L); BD: bilirrubina direta (VR = até 0,2 mg/dL); BT: bilirrubina total (VR = até 1 mg/dL); FALC: fosfatase alcalina (VR= 9 a 15 anos: 60 – 300 U/L); GGT: gama glutamiltransferase (VR = até 58 U/L); INR: *international normalized ratio* (VR < 1,25); PCR: proteína C-reativa (VR = menor que 0,1 mg/dL).

Fonte: Desenvolvida pela autoria do capítulo.

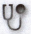 **Caso clínico 2**

Menino, 8 anos, caucasiano, previamente hígido, comparece à Unidade Básica de Saúde (UBS) com história de adinamia, dor no corpo e inapetência há 6 dias, e dor abdominal e urina escura hoje. A mãe referiu febre, cefaleia e vômitos nos primeiros 3 dias, quando procurou atendimento em um pronto-socorro. Relatou que a criança permaneceu 4 horas para hidratação endovenosa e recebeu remédios para febre e vômitos, com melhora. Disse também que não foram realizados exames e que o médico diagnosticou dengue por ter percebido algumas manchas vermelhas no corpo e haver casos confirmados no bairro em que moram. Desde então, com piora da adinamia e da inapetência. Refere melhora dos vômitos e da dor no corpo porque está ingerindo paracetamol e chá de poejo várias vezes ao dia. Nega outras queixas e sintomas semelhantes em contactantes. Antecedentes pessoais: amigdalites de repetição; último episódio há 2 meses (amoxicilina com clavulanato e diclofenaco). Refere situação vacinal atualizada.

Exame físico: bom estado geral; descorado +/4+; hidratado; acianótico; ictérico +/4+; eupneico; frequência cardíaca (FC) = 98 bpm; frequência respiratória (FR) = 19 rpm; enchimento capilar = 2 segundos; pulsos periféricos cheios; sem sinais meníngeos; oroscopia e otoscopia sem alterações; gânglios fibroelásticos móveis de até 1 cm em cadeias cervicais posteriores; auscultas pulmonar e cardíaca normais; abdome flácido, ruídos hidroaéreos presentes, doloroso à palpação profunda em todos os quadrantes, ausência de dor à descompressão brusca, fígado a 2 cm do rebordo costal direito (hepatimetria = 12 cm) com consistência fibroelástica, borda aguda e superfície lisa, baço palpável no rebordo costal esquerdo, sem massas; pele sem lesões.

A hipótese diagnóstica foi hepatite por dengue, foram solicitados exames laboratoriais (hemograma completo, enzimas hepáticas, bilirrubinas e anticorpos IgG e IgM para dengue), orientada hidratação, repouso e substituir paracetamol por dipirona, além de retorno em 2 dias para reavaliação e resultados dos exames.

O paciente retornou em 2 dias referindo pouca melhora dos sintomas e, ao exame físico, apresentava piora da icterícia (2+/4+). Os exames confirmaram hepatite (Tabela 18.2) e a família foi orientada a manter o tratamento sugerido e a retornar para reavaliação em 2 semanas, quando o resultado da sorologia para dengue estaria pronto.

No retorno, a criança referiu melhora progressiva da dor abdominal e no corpo e manutenção da adinamia. Ao exame físico, apresentava-se ictérico (+/4+), sem outros achados. Como a sorologia para dengue colhida no 7º dia do início dos sintomas foi negativa (IgG e IgM não reagentes), solicitou-se coleta de sorologia para hepatite A e aminotransferases, e orientada reavaliação em 2 semanas.

Após 2 semanas, mantinha adinamia e estava anictérico. A sorologia para hepatite A confirmou o diagnóstico (IgG reagente e IgM reagente) e a família foi orientada quanto à evolução benigna da doença e retorno se necessário.

Tabela 18.2 – Evolução dos exames laboratoriais realizados durante o seguimento do paciente (caso clínico 2).

Exames laboratoriais	7 dias*	21 dias*
Hemoglobina (g/dL)	12,2	11,5
Hematócrito (%)	37	35
Leucócitos/mm^3	3.280	6.310
Plaquetas/mm^3	180.000	192.000
AST (U/L)	2.322	658
ALT (U/L)	3.150	963
GGT (U/L)	92	35
BT/BD (mg/dL)	12,3/9,7	–

ALT: alanino aminotransferase (VR = até 40 U/L); AST: aspartato aminotransferase (VR = até 37 U/L); BD: bilirrubina direta (VR = até 0,2 mg/dL); BT: bilirrubina total (VR = até 1 mg/dL); GGT: gama glutamiltransferase (VR = até 58 U/L).
*Desde o início dos sintomas.
Fonte: Desenvolvida pela autoria do capítulo.

Diagnóstico

A hepatite viral aguda é uma inflamação hepática que se inicia de forma súbita ou insidiosa e pode durar algumas semanas, podendo ser assintomática, na maior parte dos casos, ou apresentar quadros inespecíficos, como inapetência, náuseas, vômitos, dor abdominal e, mais tipicamente, icterícia, colúria, acolia fecal e prurido. É importante questionar se há outros casos semelhantes na família, escola ou outros espaços que a criança frequente, além de descartar possíveis agentes tóxico-medicamentosos como causadores de lesão hepática.[5] Deve-se perguntar ativamente se o quadro é recorrente, destacando que doenças crônicas, como a hepatite autoimune, podem se manifestar de forma aguda na doença hepática subjacente.[6] Fazer o acompanhamento clínico também é essencial.

Além do quadro clínico, os exames laboratoriais, como aminotransferases, alanina aminotransferase (ALT) ou transaminase glutâmico-pirúvica (TGP) e aspartato aminotransferase (AST) ou transaminase glutâmico-oxalacética (TGO) auxiliam no diagnóstico de lesão hepática assim como a elevação de bilirrubinas, fosfatase alcalina e gama glutamiltransferase. Além da epidemiologia, as sorologias são muito importantes na detecção de possíveis agentes etiológicos e diagnósticos diferenciais.[5]

Em nosso meio, destacamos a importância do vírus da hepatite A (VHA). A Organização Mundial da Saúde (OMS) estima que ocorrem mais de 100 milhões de infecções pelo VHA, considerando-se as infecções assintomáticas, não diagnosticadas e não reportadas. Estima, ainda, a ocorrência de 7.134 óbitos em 2016.[1,7,8] No Brasil, foram notificados 168.579 casos de hepatite A entre 1999 e 2020 e 55,4% desses ocorreram nas regiões Nordeste e Norte do país. Entre os anos de 2000 e 2019, foram notificados 1.228 óbitos associados à doença.[5]

O período de incubação varia de 15 a 45 dias (30 dias, em média). A infecção é assintomática ou menos sintomática em crianças do que em adolescentes e adultos, embora a transmissão ocorra igualmente 15 dias antes do início dos sintomas até 2 semanas após em todas as faixas etárias. Os sintomas incluem febre, adinamia, cefaleia, inapetência, dor muscular, artralgia, vômitos, dor abdominal, diarreia, linfonodomegalia cervical posterior e exantema macular. Icterícia, colúria e hipocolia fecal, quando presentes, se manifestam na 1ª semana do início dos sintomas e persistem por 1 a 3 semanas. Raramente há prurido durante o quadro colestático e pode haver reaparecimento dos sintomas após melhora clínica.[8-12]

Nos pacientes vacinados para a hepatite A ou que tiveram a doença previamente, a sorologia apresentará o IgG positivo, enquanto as infecções agudas terão o IgM positivo. A presença de anticorpos séricos IgM contra o VHA confirma o diagnóstico agudo e estes podem também estar presentes logo após a vacinação. Seus níveis aumentam a partir da 1ª semana e persistem elevados por 3 a 6 meses. Anticorpos IgG contra o VHA são detectados a partir da 2ª semana e permanecem por toda a vida. Casos com IgM não reagente coletado nos primeiros dias de sintomas podem se tratar de falso-negativo e nova coleta deve ser realizada se houver suspeita clínica. Altos níveis de aminotransferases (25 a 100 vezes o limite superior da normalidade) são esperados no início do quadro, com redução e normalização em até 6 meses. Não há correlação entre altos níveis de aminotransferases e pior prognóstico. Há pouco ou nenhum aumento nos níveis séricos das enzimas canaliculares. A avaliação da função hepática e renal é necessária quando há piora clínica.[9,12]

A primeira vacina inativada contra hepatite A foi licenciada para uso em 1995 e, desde então, vários países a incluíram em seus calendários vacinais em esquemas com uma ou duas doses.[13-15] Inicialmente disponível apenas para pacientes com doença hepática crônica nos Centros de Referência para Imunobiológicos Especiais (CRIE), houve ampliação da indicação para pessoas com outras comorbidade nos CRIE e, desde 2014, uma dose também é oferecida pelo Programa Nacional de Imunizações para crianças de 15 a 60 meses.[16,17] Desde então, houve redução significativa do número de casos e óbitos pela doença no Brasil, com redução de 96,5% na taxa de incidência (5,7 casos em 2010 para 0,2 casos por 100 mil habitantes em 2020).[5]

A hepatite viral pode ocorrer por vírus não hepatotrópicos, geralmente esse acometimento é subclínico e autolimitado. A infecção por EBV é muito frequente, e cerca de 90% a

95% da população mundial é soropositiva e a hepatite se manifesta por alterações de transaminases, que são discretas e transitórias (duas a três vezes o limite superior da normalidade), e a icterícia é relatada numa minoria (menos que 5%) dos pacientes.[18,19]

A mononucleose infecciosa é inicialmente caracterizada por mal-estar, cefaleia e febre baixa, antes do aparecimento de faringite e tonsilite, linfadenopatia cervical e febre moderada a alta. Indivíduos afetados costumam apresentar fadiga intensa, náusea, vômitos e anorexia, sintomas que já podem estar relacionados a algum grau de acometimento hepático, observado em 90% dos pacientes infectados.[20]

Outras manifestações sistêmicas habitualmente ocorrem quando há alterações hepáticas pelo EBV, mas pode haver apenas hepatite isoladamente. Manifestações graves ou fatais já foram relatadas, principalmente em pacientes imunocomprometidos.[21]

A infecção crônica, com duração maior que 6 meses, ou recorrente, é muito rara, e tem mau prognóstico.[22]

O diagnóstico da hepatite por EBV é feito pela combinação de achados clínicos e laboratoriais. Alterações de aminotransferases, linfocitose atípica e sorologia positiva ou anticorpos heterófilos sugerem o diagnóstico. No início da doença, a maioria dos pacientes tem IgM detectável, que tipicamente desaparece em 4 a 6 semanas. A presença de IgG positivo caracteriza infecção prévia e imunidade e costuma ocorrer após 1 mês da infecção.[23]

Entre os diagnósticos diferenciais, estão outras doenças febris virais com dano hepático, hepatotoxicidade por drogas e hepatite autoimune. A biópsia hepática é raramente indicada, mas pode ser necessária em apresentações clínicas atípicas ou achados laboratoriais não usuais. O achado histopatológico característico é um infiltrado sinusoidal linfocítico em fileira única. Geralmente, há um infiltrado linfocítico periportal, com expansão dos espaços porta, com grandes linfócitos atípicos presentes.[24]

O tratamento é de suporte, com medicações analgésicas e hidratação, e a doença costuma ter bom prognóstico. Não há imunoprofilaxia disponível contra o EBV.

Diagnóstico baseado nos casos clínicos

Os casos clínicos se apresentaram com queixas inespecíficas como inapetência, vômitos, prostração e adinamia e evoluíram com sintomas mais específicos, como icterícia e colúria. Apesar das semelhanças do quadro clínico, a sorologia foi determinante para o diagnóstico etiológico. Com o resultado sorológico, foi possível descartar hepatite A no caso clínico 1 e dengue no caso clínico 2.

A ultrassonografia de abdômen descartou a presença de cálculos biliares no caso clínico 1 e também é útil na exclusão de possíveis etiologias de hepatopatia crônica. O uso de anticoncepcional oral é um fator de risco para o desenvolvimento de cálculos biliares,[25] além disso, adolescentes com sobrepeso têm duas vezes mais chances de apresentar colelitíase do que aqueles com IMC dentro dos padrões de normalidade.[26]

A hepatite colestática aguda é uma complicação rara do EBV. A infecção por EBV deve ser considerada parte do diagnóstico diferencial em pacientes com um padrão obstrutivo em testes de função hepática sem evidência de obstrução biliar demonstrada em exame de imagem.[22] A exclusão de outros possíveis agentes etiológicos como deficiência de alfa-1 antitripsina, hepatite autoimune e doença de Wilson também se faz necessária, como observado na investigação.

É imprescindível que a história seja detalhada, inclua antecedentes pessoais relevantes e epidemiologia para diversas doenças. O pródromo relatado e a presença de icterícia e hepatomegalia dolorosa ao exame físico justificam a necessidade de investigação de hepatites agudas por vírus, bactérias e por medicamentos. A palpação de fígado de consistência elástica com superfície lisa e borda aguda torna menos provável a possibilidade de manifestação de doenças hepáticas crônicas nesse momento. Em caso de dúvida, a realização de ultrassonografia abdominal auxilia no diagnóstico de hepatopatia crônica ao identificar a regularidade de vasos e a superfície hepática, o aspecto da borda do fígado e de sua ecotextura, além de sinais de hipertensão portal.[27]

A informação sobre a epidemiologia para leptospirose é muito importante e deveria haver referência sobre contato nos 30 dias que precederam o início dos sintomas, o que justificaria investigação diagnóstica e tratamento imediatos.[28]

Os antecedentes pessoais ignorados que são relevantes no caso incluem cirurgias, transfusões e procedimentos odontológicos. Essas situações podem favorecer infecção por vírus das hepatites B, C e E, citomegalovírus (CMV), entre outros, que são causas de hepatite aguda.[29,30]

A hipótese de dengue na primeira consulta do caso clínico 2 foi adequada, mas a condução do caso não foi coerente com a gravidade apresentada. A avaliação da pressão arterial é indispensável e a presença de hipotensão postural auxiliaria na classificação da doença, assim como a realização da prova do laço. A presença dos sinais de alarme (vômitos e hepatomegalia dolorosa), entretanto, já seria suficiente para justificar a internação do paciente para hidratação endovenosa e monitorização dos exames complementares até estabilização clínica e elucidação diagnóstica.[31]

Como acontece com as hepatites virais agudas, o quadro clínico da doença hepática induzida por drogas e por ervas pode se apresentar apenas com aumento das aminotransferases em pacientes assintomáticos, mas também com dor abdominal, anorexia, adinamia, vômitos e icterícia de dias a meses depois do uso dos medicamentos.[32] A família da criança referiu uso recente de antibiótico e anti-inflamatório não esteroidal, ambos relacionados à hepatite medicamentosa. Referiam, ainda, uso de paracetamol "várias vezes ao dia" e ingestão frequente de infusão de poejo para alívio dos sintomas gastrintestinais. Sabe-se que o uso do paracetamol é seguro em pessoas sem doença hepática, desde que a dose não exceda o limite recomendado. Além disso, como o uso de ervas é uma prática frequente por serem "naturais" e, portanto, supostamente isenta de riscos, é importante questionar sobre consumo de chás, ervas, fitoterápicos e suplementos dietéticos. O poejo (*Mentha pulegium*), por exemplo, está relacionado ao alívio de sintomas gastrointestinais e é descrito como hepatotóxico.[32,33]

Embora menos frequente em imunocompetentes, a hepatite por CMV é geralmente oligossintomática e menos grave do que nos imunossuprimidos. O quadro clínico é semelhante ao da hepatite A, com níveis menos elevados de aminotransferases.[34]

A hepatite A é uma importante causa de hepatite viral e deve ser sempre investigada, mesmo em pacientes com história prévia de imunização. A criança retornou para reavaliação na segunda consulta, apresentava piora da icterícia e foi orientado retorno em apenas 2 semanas. Como a piora da icterícia pode estar relacionada à hepatite fulminante, a dosagem sérica de bilirrubinas e o coagulograma estão indicados, além de reavaliação clínica frequente até início da melhora do quadro. Também, diferentemente do ocorrido, é importante se certificar da normalização dos exames laboratoriais. Dessa maneira, será possível diagnosticar doenças hepáticas crônicas subjacentes e também as desencadeadas pela infecção viral.

Terapia

A hepatite por herpesvírus é rara, mais comum em pacientes imunossuprimidos, e tem alta mortalidade. O início precoce da terapia, em até 3 dias do início dos sintomas, com aciclovir, na dose de 10 mg/kg/dia, possibilita melhor prognóstico por diminuir a replicação viral e a disseminação da infecção. Nos casos de resistência ao aciclovir, a terapia com foscarnet pode ser indicada. A duração do tratamento não é bem estabelecida.[35]

A hepatite por CMV costuma ter curso benigno e autolimitado, mas pode ser mais grave principalmente em pacientes com imunossupressão. O ganciclovir endovenoso é o padrão-ouro para o tratamento. Seu análogo valganciclovir também é utilizado, e é administrado por via oral. Outros antivirais de 2ª escolha são o foscarnet, o cidofovir e o aciclovir.[36]

Não há recomendação do tratamento específico com antivirais na fase aguda da hepatite B.[37] A imunoglobulina humana anti-hepatite B (IGHAHB) está indicada para indivíduos não vacinados nas seguintes situações: prevenção da infecção perinatal pelo vírus da hepatite B (VHB); vítimas de acidentes com material biológico positivo ou fortemente suspeito de infecção por VHB; comunicantes sexuais de casos agudos de hepatite B; e vítimas de violência sexual. Imunossuprimidos devem receber IGHAHB após exposição de risco, mesmo que previamente vacinados.[17]

O tratamento da infecção aguda pelo HCV como prevenção da transmissão tem sido promissor, demonstrado em coorte de homens HIV-positivos que fazem sexo com homens. Porém não há recomendações para a população pediátrica.[38,39]

Terapia baseada nos casos clínicos

A hepatite por EBV costuma ter resolução espontânea, e o tratamento de suporte, com controle dos sintomas, é indicado. O vírus tem um longo período de incubação (cerca de 4 a 6 semanas), o que resulta em um diagnóstico tardio. Essa dificuldade no diagnóstico é, em parte, responsável pela falta de sucesso no desenvolvimento de um antiviral eficaz contra a mononucleose. O aciclovir reduz a disseminação do EBV na orofaringe, mas não há benefício clínico evidente.[40] Os corticosteroides são frequentemente utilizados, e parece haver uma resolução discretamente mais rápida da febre e da linfadenopatia comparada à obtida com placebo.[41]

O tratamento da hepatite A é de suporte e não há tratamento específico para a infecção. Recomendam-se hidratação, repouso relativo, analgésicos e antieméticos. Além disso, drogas hepatotóxicas devem ser evitadas. Em caso de colestase prolongada, estão indicadas a reposição de vitaminas lipossolúveis e drogas para alívio do prurido, como ácido ursodeoxicólico, colestiramina, fenobarbital e naloxone. O uso de corticosteroide em pacientes que não apresentam melhora também é relatado na literatura.[8,12,42-44]

A insuficiência hepática aguda pelo VHA é rara, menor que 5%, e é passível da realização do transplante hepático.[27,45] Apesar de mais frequente em pacientes mais velhos ou com doença hepática crônica, a hepatite fulminante pode ocorrer em até 8 semanas desde o início dos sintomas. Portanto, o tratamento de pacientes que apresentam evolução grave deve ser realizado em hospital de referência para transplante hepático. Devem-se observar possíveis complicações que incluam anemia hemolítica, miocardite, glomerulonefrite, pancreatite e síndrome de Guillain-Barré.[8,9,11,12]

No caso de hepatite A, a vacinação é a forma mais eficaz de prevenção e de profilaxia pós-exposição. A vacinação universal para HAV em crianças deve ser adotada sempre que possível e demonstrou reduzir a carga de HAV em todo o mundo. A notificação do caso, assim como das hepatites B, C, D e E, é registrada no Sistema de Informação de Agravos de Notificação (Sinan), utilizando-se a ficha de investigação das hepatites virais. Além disso, deve-se considerar o afastamento do paciente de suas atividades regulares por até 2 semanas após o início dos sintomas, evitando, assim, novas contaminações.[12]

Considerações finais

Os vírus são as principais causas de hepatite aguda e não há terapia específica. Apesar da evolução, que costuma ser favorável, uma pequena parcela pode evoluir com insuficiência hepática aguda e necessitará de transplante de fígado. A vacina da hepatite A é a forma de prevenção mais eficaz para a redução dos casos de hepatite aguda viral.

Referências bibliográficas

1. World Health Organization (WHO). Fact sheet – Hepatitis A [homepage na internet]. Disponível em: https://www.who.int/news-room/fact-sheets/detail/hepatitis-a. Acesso em: 24 fev. 2022.
2. Vos T, Allen C, Arora M et al.; Global Burden of Disease Study. Global, regional and national incidence, prevalence and years lived with disability for 301 acute and chronic diseases and injuries in 188 countries, 1990-2013: a systematic analysis for the global burden of disease study. Lancet. 2013;386(9995):743-800.

3. Cybulska P, Ni A, Jimenez-Rivera C. Viral hepatitis: retrospective review in a Canadian pediatric hospital. ISRN Pediatr. 2011;2011:182964.
4. Krugman S. Viral hepatitis: A, B, C, D and E – infection. Pediatrics in Review. 1992;13(6):203-12.
5. Brasil. Ministério da Saúde, Secretaria de Vigilância em Saúde. Boletim epidemiológico de hepatites virais. Brasília: Ministério da Saúde, 2021.
6. Porta G, Carvalho E, Santos JL et al. Autoimmune hepatitis in 828 Brazilian children and adolescents: clinical and laboratory findings, histological profile, treatments and outcomes. J Pediatr. 2019;95(4):419-27.
7. World Health Organization (WHO). WHO position paper on hepatitis A vaccines. Wkly Epidemiol Rec. 2012;13;87(28/29):261-76.
8. Jeong SH, Lee HS. Hepatitis A: clinical manifestations and management. Intervirology. 2010;53(1):15-9.
9. Shin EC, Jeong SH. Natural history, clinical manifestations and pathogenesis of hepatitis A. Cold Spring Harb Perspect Med. 2018;8(9):a031708.
10. Abutaleb A, Kottilil S. Hepatitis A: epidemiology, natural history, unusual clinical manifestations and prevention. Gastroenterol Clin North Am. 2020;49(2):191-9.
11. Webb GW, Kelly S, Dalton HR. Hepatitis A and hepatitis E: clinical and epidemiological features, diagnosis, treatment and prevention. Clin Microbiol Newsl. 2020;42(21):171-9.
12. Brasil. Ministério da Saúde. Guia de vigilância em saúde. 5. ed. Brasília: Ministério da Saúde, 2021. p. 399-414.
13. Hajj-Hussein I, Chams N, Chams S et al. Vaccines through centuries: major cornerstones of global health. Front Public Health. 2015;26(3):269.
14. Nelson NP, Weng MK, Hofmeister MG et al. Prevention of hepatitis A virus infection in the United States: recommendations of the Advisory Committee on Immunization Practices. MMWR Recomm Rep. 2020;69(5):1-38.
15. Herzog C, Herck K, Damme P. Hepatitis A vaccination and its immunological and epidemiological long-term effects: a review of the evidence. Human Vaccines & Immunotherapeutics. 2021;17(5):1496-1519.
16. Brasil. Ministério da Saúde. Manual de normas e procedimentos para vacinação. Brasília: Ministério da Saúde, 2014.
17. Brasil. Ministério da Saúde, Secretaria de Vigilância em Saúde. Manual dos Centros de Referência para Imunobiológicos Especiais. 5. ed. Brasília: Ministério da Saúde, 2019.
18. Kuri A, Jacobs BM, Vickaryous N et al. Epidemiology of Epstein-Barr virus infection and infectious mononucleosis in the United Kingdom. BMC Public Health. 2020;20(912):1-9.
19. Crum NF. Epstein Barr virus hepatitis: case series and review. South Med J. 2006;99(5):544-7.
20. Vouloumanou EK, Rafailidis PI, Falagas ME. Current diagnosis and management of infectious mononucleosis. Curr Opin Hematol. 2012;19(1):14-20.
21. Mellinger JL, Rossaro L, Naugler WE et al. Epstein-Barr Virus (EBV) related acute liver failure: a case series from the U.S. Acute Liver Failure Study Group. Dig Dis Sci. 2014;59(7):1630-7.
22. Chiba T, Goto S, Yokosuka O et al. Fatal chronic active Epstein-Barr virus infection mimicking autoimmune hepatitis. Eur J Gastroenterol Hepatol. 2004;16(2):225-8.
23. Hess RD. Routine Epstein-Barr virus diagnostics from the laboratory perspective: still challenging after 35 years. J Clin Microbiol. 2004;42(8):3381-7.
24. Suh N, Liapis H, Misdraji J et al. Epstein-Barr virus hepatitis: diagnostic value of in situ hybridization, polymerase chain reaction and immunohistochemistry on liver biopsy from immunocompetent patients. Am J Surg Pathol. 2007;31(9):1403-9.
25. Nunes MM, Medeiros CM, Silva LR. Cholelithiasis in obese adolescents treated at an outpatient clinic. J Pediatr. 2014;90(2):203-8.
26. Koebnick C, Smith N, Black MH et al. Pediatric obesity and gallstone disease. J Gastroentrol Ped Nut. 2012;55:328-33.
27. Tchelepi H, Ralls PW, Radin R et al. Sonography of diffuse liver disease. J Ultrasound Med. 2002;21(9):1023-32.

28. Brasil. Ministério da Saúde. Guia de vigilância em saúde. 5. ed. Brasília: Ministério da Saúde, 2021. p. 953-71.
29. Busch MP, Bloch EM, Kleinman S. Prevention of transfusion-transmitted infections. Blood. 2019;133(17):1854-64.
30. Bi H, Yang R, Wu C et al. Hepatitis E virus and blood transfusion safety. Epidemiol Infect. 2020;148:e158.
31. Brasil. Ministério da Saúde. Guia de vigilância em saúde. 5. ed. Brasília: Ministério da Saúde, 2021. p. 961-702.
32. Amin MD, Harpavat S, Leung DH. Drug-induced liver injury in children. Curr Opin Pediatr. 2015;27(5):625-33.
33. Ebel NH, Murray KF. Drug-induced liver disease. *In*: Kelly DA (ed.). Diseases of the liver and biliary system in children. 4th ed. Chichester (West Sussex): John Wiley & Sons, 2017. p. 169-90.
34. Cunha T, Wu GY. Cytomegalovirus hepatitis in immunocompetent and immunocompromised hosts. J Clin Transl Hepatol. 2021;9(1):106-15.
35. Norvell JP, Blei AT, Jovanovic BD et al. Herpes simplex virus hepatitis: an analysis of the published literature and institutional cases. Liver Transplant. 2007;13(10):1428-34.
36. Krishna BA, Wills MR, Sinclair JH. Advances in the treatment of cytomegalovirus. Br Med Bull. 2019;131(1):5-17.
37. Mantzoukis K, Rodríguez-Perálvarez M, Buzzetti E et al. Pharmacological interventions for acute hepatitis B infection: an attempted network meta-analysis. Cochrane Database Syst Rev. 2017;3:CD011645.
38. Ghany MG, Morgan TR; AASLD/IDSA Hepatitis C Guidance Panel. Hepatitis C guidance 2019 update: American Association for the Study of Liver Diseases/Infectious Diseases Society of America recommendations for testing, managing and treating hepatitis C virus infection. Hepatology. 2020;71(2):686-721.
39. Boerekamps A, Berk GE, Lauw FN et al. Declining hepatitis C virus (HCV) incidence in Dutch human immunodeficiency virus-positive men who have sex with men after unrestricted access to HCV therapy. Clin Infect Dis. 2018;66:1360-5.
40. Pagano JS, Whitehurst CB, Andrei G. Antiviral drugs for EBV. Cancers. 2018;10(197):1-6.
41. Brandfonbrener A, Epstein A, Wu S et al. Corticosteroid therapy in Epstein-Barr virus infection: effect on lymphocyte class, subset and response to early antigen. Arch Intern Med. 1986;146(2):337-9.
42. Schiff ER. Atypical clinical manifestations of hepatitis A. Vaccine. 1992;10(Suppl 1):S18-20.
43. Ertekin V, Selimoglu MA, Orbak Z. An unusual combination of relapsing and cholestatic hepatitis A in childhood. Yonsei Med J. 2003;44(5):939-42.
44. Daghman D, Rez MS, Soltany A et al. Two case reports of corticosteroid administration-prolonged and pulsed therapy-in treatment of pruritus in cholestatic hepatitis A patients. Oxf Med Case Reports. 2019;26(8):omz080.
45. Lee WM, Squires Jr RH, Nyberg SL et al. Acute liver failure: summary of a workshop. Hepatology. 2008;47(4):1401-15.

Capítulo 19

Hepatopatias Crônicas – Diagnóstico Diferencial

Leticia Helena Caldas Lopes
Mary de Assis Carvalho
Regina Sawamura

Introdução

As hepatopatias crônicas (HC) são um conjunto de doenças caracterizadas por lesão ou inflamação contínua do fígado por pelo menos 6 meses, com o potencial de progredir para cirrose e doença hepática em estágio terminal.[1] Em crianças, a presença de manifestações clínicas e alterações laboratoriais do perfil hepático por um período superior a 3 meses geralmente exclui uma doença autolimitada e implica cronicidade, indicando a necessidade de investigação etiológica.[2] A histopatologia das HC comumente revela diferentes graus de inflamação crônica ou necrose hepatocelular e resposta de fibrose. Com a evolução para cirrose, definida como a distorção irreversível da arquitetura hepática por fibrose disseminada e nódulos anormais que substituem o tecido hepático destruído, há risco de disfunção hepática progressiva e de complicações da hipertensão portal.[3,4]

 Caso clínico 1

Paciente de 8 anos, sexo feminino, encaminhada por aumento de enzimas hepáticas, observado durante investigação de dor abdominal leve e inespecífica. Não havia história de uso de medicamentos, ou chás de nenhuma espécie, tampouco história familiar de doença hepática ou de consanguinidade parental. Ao exame físico, apresentava-se descorada leve, anictérica, com eritema palmar, hepatomegalia discreta, às custas de lobo hepático esquerdo, que apresentava consistência firme e esplenomegalia.

A investigação laboratorial mostrou anemia (hemoglobina/Hb – 10 mg/dL), trombocitopenia (215 × 10^9/L), provas de coagulação normais (razão normalizada internacional/INR – 1), alanina aminotransferase/ALT 234 U/L (valor normal/VN: até 40), aspartato aminotransferase/AST – 194 U/L (até 41), gamaglutamil transferase/gama-GT – 104 U/L (até 60), fosfatase alcalina/FA – 199 U/L (142 a 335). As sorologias para as hepatites virais foram negativas. Os níveis de imunoglobulinas da classe IgG estavam aumentados (3.040 mg/dL, VN: 598 a 1.379 mg/dL) assim como a fração gama da eletroforese de proteínas (3,1 g/dL). O fator antinúcleo e o anticorpo antimúsculo liso foram positivos (1:320 e 1:160, respectivamente) e o anti-LKM-1 foi negativo. As dosagens séricas de alfa-1 antitripsina e da ceruloplasmina foram normais. A ultrassonografia do fígado evidenciou ecotextura difusamente heterogênea. A biópsia hepática revelou hepatite de interface (Figura 19.1), formação de rosetas (Figura 19.2) e infiltrado de plasmócitos, consistente com diagnóstico de hepatite autoimune, além de expansão fibrosa, com esboço de nódulos. A paciente respondeu ao tratamento com prednisona (1 mg/kg/d, 40 mg) e azatioprina (1,25 mg/kg/dia), evoluindo com normalização das enzimas hepáticas.

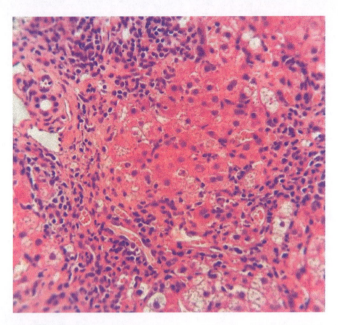

Figura 19.1. Histopatologia hepática, paciente do caso clínico 1. Coloração hematoxilina e eosina, mostrando hepatite de interface com plasmócitos.
Fonte: Cortesia do Dr. Caio de Carvalho Leão.

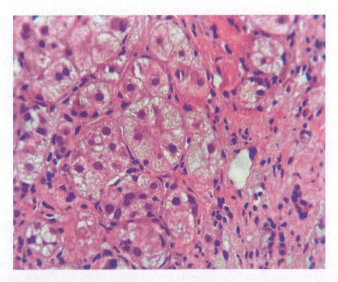

Figura 19.2. Histopatologia hepática, paciente do caso clínico 1, com hepatite autoimune. Coloração hematoxilina e eosina, mostrando as formações em roseta.
Fonte: Cortesia do Dr. Caio de Carvalho Leão.

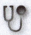

Caso clínico 2

Paciente de 10 anos de idade, branco, masculino, há 15 dias iniciou com coriza e tosse, sem febre, mantendo bom estado geral. Há 12 dias passou a se queixar de dor abdominal. No dia seguinte, repentinamente, vomitou grande quantidade de sangue vivo, que se repetiu por mais duas vezes no mesmo dia. Após essa intercorrência, as fezes da criança ficaram escuras, como borra preta, intenso mau cheiro, três vezes ao dia, fato que perdurou por 2 dias. Manteve-se um pouco desanimado, sem apetite, só queria ficar deitado na cama. Foi submetido à endoscopia digestiva alta (EDA), realizada a ligadura elástica de varizes esofágicas. Foi, então, encaminhado para elucidação diagnóstica. Antecedentes pessoais: nasceu bem, de parto normal, hospitalar, alta em 1 dia. Antecedentes patológicos: com 2 meses de vida ficou amarelo, com urina escura, fezes esbranquiçadas, chegou a ficar internado para investigar; teve alta após 10 dias, sem diagnóstico. Foi melhorando, até que, após 1 mês da internação, a mãe não notava mais nenhuma anormalidade no filho. Negava uso de drogas, uso de ervas e chás. Antecedentes familiares: pais saudáveis; sem consanguinidade parental; filho único. Exame físico: peso e estatura no percentil 25. Estado geral regular, descorado ++/4, anictérico, acianótico, sem edema. Pele sem alterações, sem telangiectasias, ausência de eritema palmar. Coração: 2BRNF; sem sopro; FC = 100 bpm. Pulmões sem alteração. Abdome: fígado palpável a 3,5 cm do rebordo costal direito, consistência firme; baço palpável a 2 cm do rebordo costal esquerdo. Membros inferiores: sem edema.
Exames iniciais: hemograma/Hb – 9,9 g/dL; glóbulos brancos – 5.000; plaquetas: 95.000; AST – 120 U/L (3XLSN/limite superior do normal); ALT – 200 U/L (5XLSN); gama-GT – 55U/L (normal); bilirrubina indireta/BI – 0,42 mg/dL; bilirrubina direta/BD – 0,26 mg/dL; tempo de protrombina/INR – 1,5 (VN até 1,3); eletroforese de proteína: proteínas totais – 6,6 g/dL (VN: 6 a 8,5); albumina – 3,88 g/dL (VN: 3 a 5,5); alfa-1 – 0,09 (VN: 0,12 a 0,37) e gama – 0,62 (VN: 0,6 a 1,79).
Endoscopia digestiva alta: presença de varizes esofágicas de médio e grosso calibre, gastropatia hipertensiva. Realizada ligadura de quatro cordões varicosos.
Ultrassonografia abdominal: fígado com bordas rombas, ecogenicidade heterogênea. Baço com dimensão aumentada.
Exames específicos para pesquisa etiológica:
- Sorologia: HBsAg negativo, anti-HBc Ag IgG total negativo, anti-HCV negativo.
- Cobre sérico: 75 µg% (VN: 70 a 140); cobre urinário: 10 µg/24 horas (VN até 60); volume de urina: 1.500 mL; ceruloplasmina: 0,4 g/L (VN: 0,2 a 0,55).
- Dosagem sérica de alfa-1 antitripsina: 45 mg/dL (VN: 100 a 190); fenotipagem: homozigose para as isoformas Z.
- Antimúsculo liso, antinúcleo e anti-LKM-1 não reagentes.
- Biópsia hepática: arquitetura geral preservada, fibrose periportal moderada. Reação de imunoperoxidase para A1AT resultou fortemente positiva nos grânulos citoplasmáticos dos hepatócitos, principalmente próximo ao espaço porta.

Quadro clínico

A doença hepática crônica pediátrica é, com frequência, sub ou tardiamente diagnosticada, pelo fato de ser frequentemente oligo ou, até mesmo, assintomática sobretudo nos seus estágios iniciais. Além disso, os sintomas associados são, muitas vezes, inespecíficos (mal-estar, cansaço, adinamia, perda de peso, dor abdominal), causando atraso na suspeita da hepatopatia. As HC representam um desafio clínico na população pediátrica. Abrangem um amplo espectro de doenças que variam a depender da idade de início e incluem doenças estruturais, infecciosas, metabólicas, genéticas, autoimunes, tóxicas, infiltrativas e idiopáticas (Quadro 19.1). Há indícios clínicos, laboratoriais e de imagem que devem suscitar a suspeita de HC em crianças (Quadro 19.2). A seguir, estão detalhadas algumas etiologias de HC na criança maior.

Quadro 19.1 – Etiologias mais frequentes de hepatopatia crônica em crianças.

Tipo	Doença
Doenças metabólicas	• Deficiência de alfa-1 antitripsina • Defeitos do transporte biliar • Colestase intra-hepática familiar progressiva (PFIC) • Fibrose cística • Defeitos da síntese de sal biliar • Distúrbios do metabolismo de carboidratos • Galactosemia • Intolerância hereditária à frutose • Glicogenoses tipos I, III e IV • Distúrbios do metabolismo de aminoácidos • Tirosinemia • Defeitos de armazenamento de metal • Doença de Wilson • Hemocromatose • Doenças de armazenamento de lipídeos • Doença de Gaucher • Doença de Niemann-Pick tipo C • Doença de Wolman • Síndrome de Zellweger
Doenças nutricionais	• Doença hepática gordurosa não alcoólica (DHGNA)/esteato-hepatite não alcoólica (EHNA) • Nutrição parenteral total
Doenças infecciosas	• Citomegalovírus • Hepatites B e C • Vírus herpes simplex • Rubéola • Colangite piogênica ascendente • Sepse neonatal recorrente
Doenças imunes	• Hepatite autoimune tipos I e II • Colangite esclerosante autoimune
Doenças biliares	• Atresia biliar • Cisto de colédoco • Colangite esclerosante primária • Hipoplasia biliar sindrômica (síndrome de Alagille) • Hipoplasia biliar intra-hepática não sindrômica • Malformações da placa ductal • Fibrose hepática congênita • Doença de Caroli e outras doenças fibropolicísticas • Histiocitose X de células Langerhans
Lesões vasculares	• Síndrome da obstrução sinusoidal • Síndrome de Budd-Chiari • Insuficiência cardíaca congestiva • Pericardite congestiva
Lesões tóxicas	• Toxinas naturais (cogumelos venenosos) • Solventes orgânicos • Drogas hepatotóxicas (p. ex., metotrexato) • Álcool
Idiopática	• Hepatite neonatal idiopática

Fonte: Adaptado de Hsu EK, Murray KF, 2014 e Ebel NH, Horslen SP, 2017.

Quadro 19.2 – Pistas clínicas, laboratoriais e de imagem sugestivas de cronicidade de doença hepática em crianças.	
História	• Antecedente pessoal de hiperbilirrubinemia conjugada/colestase neonatal • Antecedente familiar de doença hepática crônica, doença genética ou autoimunidade • Recaída de uma aparente hepatite aguda • Persistência de características clínicas de hepatite aguda por mais de 3 meses (icterícia, colúria, hipocolia) • Antecedente pessoal ou familiar de hepatite viral • Hemorragia digestiva alta varicosa • Manifestações autoimunes extra-hepáticas • Sintomas inespecíficos, como astenia, dor abdominal, anorexia, vômitos • Prurido
Exame físico	• Fígado pequeno/retraído, lobo hepático esquerdo aumentado, fígado firme, duro ou nodular • Esplenomegalia firme • Circulação colateral abdominal visível, ascite • Edema • Baqueteamento digital e unhas em vidro de relógio • Alterações cutâneas (telangiectasia facial, aranhas vasculares, eritema palmar) • *Asterixis*, reflexo de Babinski positivo, hiperreflexia, confusão mental • Presença de anéis de Kayser-Fleischer • Ginecomastia, atrofia testicular, feminilização • Falha de crescimento, hipotrofia muscular
Laboratoriais e de imagem	• Persistência de características laboratoriais de hepatite aguda/colestase por mais de 3 meses (hipertransaminasemia, hiperbilirrubinemia, hipergama-GT) • Hipergamaglobulinemia • Hipoalbuminemia • Hipoglicemia • Índices de coagulação anormais (aumento do tempo de protrombina/RNI) • Ultrassonografia com fígado de parênquima heterogêneo, velocidade de fluxo reduzida na veia porta, onda venosa plana nas veias hepáticas e aumento da pulsatilidade da artéria hepática

Hipergama-GT: hipergamaglutamil transferase; RNI: razão normalizada internacional.
Fonte: Adaptado de Mieli-Vergani G, Vergani D, 2004; Della-Corte C, Mosca A, Vania A et al., 2016 e Chapin CA, Bass LM, 2018.

Doença hepática gordurosa não alcóolica (DHGNA)

Com o aumento acelerado da obesidade entre as crianças nas últimas décadas, a DHGNA tornou-se a causa mais frequente de hepatopatia crônica na faixa etária pediátrica. Compreende um espectro que engloba desde a infiltração gordurosa hepática, sem a presença da inflamação, passando pela esteato-hepatite, com ou sem fibrose, até a cirrose hepática. Sua prevalência é maior no sexo masculino (2:1) e adolescentes são mais afetados do que crianças.[5] A DHGNA apresenta forte associação com a obesidade e a síndrome metabólica (resistência insulínica, adiposidade visceral, diabetes *mellitus* tipo 2, dislipidemia e hipertensão arterial sistêmica),[6] mas apresenta vários diagnósticos diferenciais na criança e adolescente (Quadro 19.3).[7] A patogênese da doença é multifatorial, envolvendo fatores genéticos, epigenéticos e ambientais; entre os quais, o consumo exacerbado de frutose.[8] O início da DHGNA na faixa etária pediátrica preocupa pela exposição por tempo prolongado a fatores de risco para complicações hepáticas, como cirrose e carcinoma hepatocelular, assim como para doenças cardiovasculares.

Quadro 19.3 – Possíveis causas de esteatose hepática na criança e no adolescente.

Geral ou sistêmica	Causas geneticometabólicas	Drogas
• Obesidade • Síndrome metabólica • Apneia obstrutiva do sono • Síndrome do ovário policístico • Diabetes *mellitus* tipo 1 • Distúrbios tireoidianos • Distúrbios hipotalâmico-pituitários • Doença inflamatória intestinal • Doença celíaca • Desnutrição proteicocalórica • Perda rápida de peso • Anorexia nervosa • Supercrescimento bacteriano do intestino delgado • Hepatite C	• Fibrose cística • Síndrome de Shwachman-Diamond • Doença de Wilson • Deficiência de alfa-1 antitripsina • Frutosemia • Doença de depósito de ésteres de colesterol • Glicogenose hepática (tipos I, VI e IX) • Defeitos mitocondriais e peroxisomal • Defeitos de betaoxidação • Acidoses orgânicas • Abeta ou hipobetalipoproteinemia • Porfiria cutânea tarda • Homocistinúria • Hiperlipoproteinemia familiar • Defeitos de síntese de ácido biliar • Defeitos congênitos da glicosilação • Deficiência de citrina • Síndrome de Turner	• Etanol • *Ecstasy*, cocaína e solventes • Nifedipina • Diltiazen • Estrógenos • Corticosteroides • Metotrexato • Valproato • Vitaminas • Zidovudina e tratamento para HIV • Solventes • Pesticidas

Fonte: Vajro P, 2013.

Doenças autoimunes

Na faixa etária pediátrica, as doenças hepáticas autoimunes mais comuns são a hepatite autoimune e a colangite esclerosante, que podem ocorrer em associação na síndrome mista. A hepatite autoimune **de novo** ocorre após transplante hepático por outra causa, que não hepatite autoimune.[9]

Hepatite autoimune (HAI) é uma condição inflamatória crônica do fígado, que acomete ambos os sexos, com predomínio no sexo feminino. Sua evolução pode ser silenciosa, diagnosticada incidentalmente a partir do aumento das transaminases, ou pode apresentar-se como hepatite aguda, com dor abdominal e icterícia ou, ainda, como hipertensão portal descompensada e insuficiência hepática. Em virtude do quadro clínico extremamente variável e do acometimento de todas as faixas etárias, a HAI deve ser considerada causa de qualquer injúria hepática. Os pacientes com HAI apresentam risco aumentado para outras doenças autoimunes, como diabetes *mellitus* tipo 1, tireoidite de Hashimoto e doença celíaca.[9]

A colangite esclerosante caracteriza-se por um processo inflamatório crônico das vias biliares, tanto intra como extra-hepáticas. Em crianças, é comum o acometimento exclusivo de vias biliares intra-hepáticas, observado somente por intermédio da biópsia hepática (colangite de pequenos ductos). Pode estar associada a uma série de condições, como imunodeficiências, histiocitose de Langerhans, fibrose cística e a mutação do gene ABCB4. Quando não há nenhuma etiologia conhecida, denomina-se "primária" e, quando se associa à hepatite autoimune, é conhecida como "colangite esclerosante autoimune". Mais frequente no sexo masculino, tem evolução insidiosa para cirrose biliar. Os pacientes podem apresentar prurido, icterícia, dor abdominal, déficit de crescimento e deficiência de vitaminas lipossolúveis (ADEK). No entanto, a evolução pode ser assintomática até que haja complicações, como hipertensão portal e colangiocarcinoma.[9]

Deficiência de alfa-1 antitripsina

A alfa-1 antitripsina é uma proteína de fase aguda, produzida principalmente no fígado, cuja principal função é a inibição da elastase neutrofílica, prevenindo lesão pulmonar. A mutação mais grave do gene SERPINA 1 (PiZZ), responsável pela codificação da alfa-1 antitripsina, produz uma proteína defeituosa, que será, em grande parte degradada nos hepatócitos. Uma parcela, no entanto, forma polímeros que podem depositar-se, resultando em estresse proteotóxico e lesão celular.[10] A deficiência de alfa-1 antitripsina pode se manifestar como colestase neonatal e evoluir com resolução da icterícia nos primeiros meses de vida, ou com manutenção da colestase e evolução para cirrose precoce.[11] Pode ainda se apresentar como alteração de enzimas hepáticas ou ser diagnosticada na presença de doença hepática crônica, compensada ou descompensada. A associação com doença hepática gordurosa pode piorar a evolução da doença, sendo recomendável a manutenção de peso adequado. Há ainda um risco aumentado para carcinoma hepatocelular. A perda da função de antielastase provoca doença pulmonar clinicamente indistinguível da doença pulmonar obstrutiva crônica.[12]

Doença de Wilson

Doença autossômica recessiva, causada por mutações no gene ATP7B, responsável por codificar um transportador essencial à excreção de cobre na via biliar.[13] A falha na excreção de cobre gera seu acúmulo nos hepatócitos, causando dano celular, com liberação de cobre livre na corrente sanguínea. O cobre, então, deposita-se em outros órgãos, como cérebro, rins e córnea. A doença hepática pode apresentar-se de formas clínicas variáveis, desde pela alteração das enzimas hepáticas ou pela presença de esteatose, até insuficiência hepática aguda, passando por doença hepática crônica e cirrose (compensada ou descompensada). A insuficiência hepática aguda é mais frequente no sexo feminino, podendo estar associada à anemia hemolítica – Coombs negativo.[14] O depósito de cobre nos gânglios da base e no tronco cerebral é responsável pelos sintomas neuropsiquiátricos da doença de Wilson. Os sintomas neurológicos mais comuns são disartria, tremores, hiperreflexia, movimentos involuntários e alteração da mímica facial.[15] Os pacientes podem ainda apresentar sintomas psiquiátricos como mudança de comportamento, labilidade emocional, ansiedade, depressão, exibicionismo sexual e autoagressividade.[16]

Diagnóstico laboratorial

Os tipos de lesão hepática são geralmente divididos em dois padrões: colestático; ou hepatocelular, com padrão às vezes sobreposto. Assim, em geral, é necessária uma investigação algorítmica que inclui a realização de exames laboratoriais e de imagem especializados e de biópsia hepática percutânea, considerada essencial para definir a gravidade das alterações morfológicas e fornecer material para análises histológicas e bioquímicas que possam confirmar o diagnóstico.[2,4,17,18]

A investigação laboratorial de 1ª linha para uma possível doença hepática deve incluir bilirrubinas, albumina, ALT, AST, FA e gama-GT, tempo de protrombina (INR), juntamente com um hemograma completo.[19]

As aminotransferases são indicadores sensíveis de lesões hepatocelulares e não avaliam a função do fígado. A ALT está presente no fígado, mas pode ser encontrada em concentrações muito baixas em outros tecidos. A AST é encontrada em vários tecidos, incluindo fígado, músculo cardíaco e esquelético, rim, cérebro, pâncreas, pulmão, leucócitos e eritrócito. Por esse motivo, a ALT é considerada a enzima mais específica de lesão de hepatócito.[20] Até 9% das pessoas assintomáticas podem ter enzimas hepáticas elevadas, incluindo aminotransferases ALT e AST, gama-GT e/ou FA. A atividade da aminotransferase pode ser elevada por uma variedade de razões, incluindo causas hepáticas e não hepáticas. Entre as não hepáticas, podem-se citar a doença celíaca, a distrofia muscular, a miosite, o infarto agudo do miocárdio, as medicações (furosemida, eritromicina) e hemodiálise. A creatina fosfoquinase (CPK) pode auxiliar para descartar doença muscular oculta.[21] Entre as causas hepáticas, os grandes grupos englobam as patologias infeciosas, geneticometabólicas, imunológicas, as doenças vasculares e as induzidas por drogas hepatotóxicas.[20] No Quadro 19.4,[22] são citadas as principais causas de hepatopatia crônica na criança e os principais exames a serem solicitados nas suas investigações. Como as etiologias variam muito entre as faixas etárias, os exames de investigação devem ser solicitados de acordo com a idade do paciente.

Quadro 19.4 – Principais causas de hepatopatia crônica na criança e exames diagnósticos a serem solicitados.

Doença	Exames diagnósticos
Hepatite crônica B	HBsAg Ag, anti-HBc IgG total, HBV-DNA
Hepatite crônica C	Anti-HCV, HCV-RNA
Hepatite autoimune	Hipergamagoulinemia (às custas de IgG), antimúsculo liso, antinúcleo, anti-LKM-1*
Doença de Wilson	Ceruloplasmina, cobre sérico, cobre urinário (24 horas), teste do Cuprimine, exame ocular com lâmpada de fenda
Deficiência de alfa-1 antitripsina	Alfa-1 (eletroforese de proteínas), dosagem de alfa-1 antitripsina sérica, fenotipagem ou genotipagem para alfa-1 antitripsina
Esteatose hepática não alcoólica	Lipidograma, glicemia jejum, ultrassonografia de abdome
Colangite esclerosante primária	Ultrassonografia de abdome, colangiorressonância
DILI**	Melhora com a descontinuidade da droga
Hemocromatose hereditária	Ferritina, ferro sérico, capacidade total de ligação de ferro, saturação de transferrina, pesquisa gene HFE
Cirrose de qualquer causa	Contagem de plaquetas < 150.000, sinais de hipertensão portal

* anti-LKM-1: anticorpo antifração microssomal de fígado e rim.
** DILI: doença hepática induzida por droga.
Fonte: Dhole SD, Kher AS, Ghildiyal RG et al., 2015.

Na lesão hepática obstrutiva, os níveis das enzimas canaliculares, como FA e gama-GT, geralmente estão elevados, assim como a concentração da BD. A FA origina-se predominantemente do osso e do fígado, mas também estão presentes no intestino delgado, rins e placenta. Uma elevação isolada da FA sem elevação da gama-GT pode ser causada por doença óssea ou por período de crescimento ósseo rápido (crianças e adolescentes), gravidez (placenta), hiperfosfatemia transitória da infância e diabetes.[21] A gama-GT está presente nos hepatócitos, epitélio biliar, rins, pâncreas, baço, coração, cérebro e vesículas seminais. Essa enzima é o marcador mais sensível para doença do trato biliar, mas não é muito específica. Em recém-nascidos normais, a gama-GT pode estar elevada até seis a sete vezes o limite superior da normalidade dos adultos e diminui para o valor de referência por volta dos 6 meses de idade. A elevação da FA e da gama-GT pode sugerir obstrução biliar ou lesão do epitélio biliar, decorrentes, por exemplo, da colelitíase, hepatotoxicidade por drogas e colangite esclerosante primária (CEP). O álcool e algumas drogas, como a fenitoína e o fenobarbital, também podem causar elevação da gama-GT. Algumas doenças colestáticas podem apresentar gama-GT normal ou baixa; entre elas, a colestase intra-hepática familiar progressiva (PFIC) tipos 1 e 3, deficiência TJP2, síndrome ARC (artrogripose, defeito renal, colestase), deficiência da translocase, síndrome da ictiose-colangite esclerosante neonatal, colangite esclerosante neonatal e deficiência da síntese de ácidos biliares.[23]

A presença de hipoalbuminemia e a deficiência de fatores de coagulação correlacionam-se bem com a redução da síntese hepática e são os melhores preditores de sobrevida em hepatopatas crônicos. Aumento do tempo de protrombina, apesar da administração de vitamina K, sugere síntese hepática prejudicada e doença hepatocelular descompensada. Níveis baixos de fatores V, VII e XIII ou plasminogênio são indicativos de mau prognóstico.[20,24]

Para pacientes com gama-GT, FA ou BD elevados, a ultrassonografia (USG) é o método de imagem ideal para a investigação inicial da doença colestática crônica. O tamanho do baço pode fornecer evidência indireta da presença ou ausência de hipertensão portal, embora não esteja diretamente associado a medidas de hipertensão portal e não seja um indicador preciso da presença ou ausência de varizes. A USG também pode contribuir para o diagnóstico de dilatação do ducto biliar, cálculos biliares, cistos de colédoco, doença de Caroli, esteatose e massa hepática.[20,24] A USG com doppler pode complementar as avaliações e auxiliar na determinação da perfusão e da direção do fluxo sanguíneo no sistema porta e na artéria hepática. Esse método também permite a identificação de malformações do sistema porta. A transformação cavernosa da veia porta é uma característica diagnóstica da trombose da veia porta.[24] Métodos não invasivos, como a elastografia hepática por ultrassom, podem ser usados para a detecção de fibrose, sendo um exame promissor na população pediátrica, entretanto apresenta *cut-off* variável, com variabilidade interobservador e interequipamento.

A tomografia computadorizada tem a desvantagem de utilizar radiação ionizante, entretanto necessita de baixo tempo de aquisição, oferece uma visão geral do órgão, sendo bom método investigar para lesões focais hepáticas. A ressonância magnética (RM) tem a vantagem de não utilizar radiação ionizante, sendo usada na avaliação de lesões hepáticas difusas ou focais; é capaz de determinar a quantidade exata de esteatose hepática. A colangiopancreatografia por RM tem se mostrado efetiva como método não invasivo para visualizar doenças pancreáticobiliares em pacientes pediátricos, com boa acurácia. A quantificação de ferro por RM pode ser de grande utilidade na avaliação de patologias como a doença hepática gestacional aloimune, a betatalassemia ou em transfusões sanguíneas excessivas.[25]

A esofagogastroduodenoscopia (EGD) pode identificar tanto varizes gastroesofágicas como a gastropatia hipertensiva, auxiliando no diagnóstico de hipertensão portal. A biópsia hepática ainda é o método padrão-ouro para diagnóstico de cirrose, podendo também contribuir para as investigações etiológicas (Quadro 19.5).[24]

Quadro 19.5 – Achados anatomopatológicos mais característicos de algumas hepatopatias crônicas.

Causa da hepatopatia	Achados anatomopatológicos
Deficiência de alfa-1 antitripsina	Corpúsculos de inclusão detectados por coloração com ácido periódico de Schiff (PAS) resistente à diastase e por imuno-histoquímica
Doença de Wilson	Alta concentração de depósito de cobre em hepatócito (coloração rodanina), esteatose hepática
Hepatite autoimune	Hepatite de interface, infiltrado linfoplasmocitário, inflamação lobular, formação de rosetas, fibrose, raramente granulomas (Figuras 19.1 e 19.2)
Esteatose hepática não alcoólica (DHGNA)	• Tipo 1 (adulto): esteatose moderada na zona 3, inflamação lobular, balonização, fibrose perisinusoidal (20% dos pacientes) • Tipo 2 (pediátrica): esteatose moderada ou grave, inflamação e fibrose portal, ausência de balonização (50% dos pacientes) • Tipo misto: 30% dos pacientes
Colangite esclerosante primária	Anéis concêntricos de fibrose em casca de cebola ao redor dos ductos biliares; pode evoluir para fibrose concêntrica do lúmen do ducto biliar, leve infiltrado linfocitário
Hepatites crônicas B e C	Classificação de Metavir: • Atividade histológica (A0 = ausente, A1 = leve, A2 = moderada, A3 = severa) • Fibrose (F0 = ausente, F1 = fibrose portal sem septos, F2 = fibrose portal com poucos septos, F3 = numerosos septos sem cirrose, F4 = cirrose)

Fonte: Adaptado de Mavis AM, Alonso EM, 2015 e Hadzić N, Baumann U, McKiernan P et al., 2017.

Diagnóstico baseado nos casos clínicos

Caso clínico 1 – Relatou-se a história de uma criança encaminhada ao hepatologista por alterações de enzimas, cujo exame físico já evidencia sinais sugestivos de hepatopatia crônica (lobo hepático esquerdo aumentado, de consistência firme). Outros estigmas de doença crônica são o eritema palmar e a esplenomegalia, que, neste contexto, deve-se suspeitar que se relacionem à presença de fibrose hepática e de hipertensão portal. Os exames laboratoriais mostram padrão de injúria predominantemente hepatocelular. Dessa forma, a investigação etiológica deve contemplar injúrias de padrão hepatocelular que possam evoluir de forma assintomática para a cronicidade, entre as quais se destacam as hepatites virais crônicas, a hepatite autoimune, a deficiência de alfa-1 antitripsina e doença de Wilson. Nos pacientes com sobrepeso ou obesos, a doença hepática gordurosa seria um possível diagnóstico, descartadas outras causas de injúria hepática. O diagnóstico de hepatite autoimune tipo 1 foi possível pela presença de autoanticorpos antinúcleo (FAN) e antimúsculo liso, associado ao aumento de imunoglobulinas da classe IgG e à biópsia hepática sugestiva, além da exclusão das hepatites virais.[26]

Caso clínico 2 – Trata-se de um pré-escolar com hepatoesplenomegalia associado à hemorragia digestiva alta (EGD comprovou a presença de varizes esofagianas), caracterizando quadro de hipertensão portal. Ao exame físico, detectou-se fígado com consistência alterada e, na bioquímica, hipertransaminemia, com predomínio de aumento da ALT e gama-GT normal. Pode-se, então, afirmar que se trata de uma hipertensão portal intra-hepática pós-sinusoidal, pois apresenta evidência de lesão de hepatócitos. A função hepática (INR e albumina) está preservada, portanto trata-se de uma hepatopatia crônica compensada. Na pesquisa da etiologia, chamava atenção que a fração alfa da eletroforese de proteínas encontrava-se diminuída. Foram descartadas as principais causas de hepatopatia crônica para a faixa etária (hepatites virais, hepatite autoimune, doença de Wilson, hepatopatia induzida por drogas/DILI). Confirmado diagnóstico de deficiência de alfa-1 antitripsina pela dosagem baixa dessa proteína no sangue e pela fenotipagem PiZZ. A biópsia hepática colaborou para comprovar a etiologia, apesar de não ser necessária para fechar o diagnóstico, ela é útil para estagiar a doença e estabelecer prognóstico. Um erro chama atenção nos antecedentes patológicos da criança, que apresentou colestase neonatal: a alta foi dada sem se descartar deficiência de A1AT. É conhecido o fenômeno de "lua de mel" que estes lactentes podem apresentar, com melhora clínica inicial, manifestando quadro crônico na adolescência.

Terapia

Uma visão geral do tratamento das HC está demonstrada na Figura 19.3.

Dietética

As HC aumentam o risco de desnutrição, possivelmente secundária a baixa ingestão, má digestão e absorção, alterações no metabolismo de nutrientes e aumento das necessidades energéticas. O suporte nutricional é um aspecto fundamental do manejo desses pacientes, pois tem impacto na qualidade de vida, morbidade e mortalidade. As intervenções nutricionais de suporte, especialmente em crianças com cirrose e doenças crônicas colestáticas estão demonstradas na Tabela 19.1.[27]

Vários erros inatos do metabolismo que resultam em HC têm como centro do tratamento uma modificação dietética específica conforme etiologia e gravidade da condição e, em geral, deve ser mantida por toda a vida (Tabela 19.2). A terapia dietética pode incluir evitar o jejum para prevenir o catabolismo, limitar as quantidades do substrato ofensivo, utilizar fórmulas metabólicas e alimentos livres ou reduzidos de aminoácidos/gorduras/carboidratos e utilizar suplementos vitamínicos, aminoácidos adicionais/suplementares, enquanto se fornece nutrição adequada para o crescimento e o desenvolvimento do paciente.

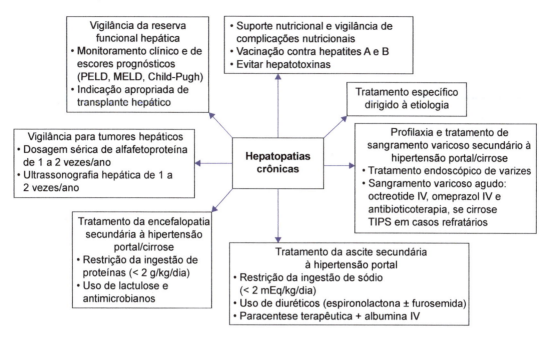

Figura 19.3. Princípios do tratamento das hepatopatias crônicas.
MELD: *model for end-stage liver disease*; PELD: *pediatric end-stage liver disease;* TIPS: desvio portossistêmico intra-hepático transjugular.

\multicolumn{2}{c}{Tabela 19.1 – Intervenções nutricionais em crianças com cirrose e hepatopatia crônica colestática.}
Nutriente	**Opções de tratamento**
Calorias/energia	~ 130% dos requerimentos para a idade
Carboidratos	~ 40% a 60% do valor energético total
Lipídeos	~ 30% a 50% do valor energético total (30% dos lipídeos sob a forma de TCM, 70% sob a forma de TCL)
Proteína	~ 130% a 150% dos requerimentos para a idade
Vitamina A*	• < 10 kg: 5.000 UI/dia • > 10 kg: 10.000 UI/dia**
Vitamina D*	Colecalciferol: 2.000 a 5.000 UI/dia**
Vitamina E*	• TPGS: 15 a 25 UI/kg/dia • Tocoferol (acetato): 10 a 200 UI/kg/dia**
Vitamina K*	2,5 a 5 mg/dia**
Ferro	Conforme requerimentos para idade**
Cálcio	Conforme requerimentos para idade**
Sódio	1 a 2 mEq/kg/dia
Potássio	2 mEq/kg/dia**

TCL: triglicerídeos de cadeia longa; TCM: triglicerídeos de cadeia média; TPGS: succinato de D-alfa--tocoferil polietilenoglicol (hidromiscível e, portanto, absorvível mesmo na colestase).
*A suplementação com todas as vitaminas lipossolúveis juntas pode melhorar sua absorção.
**Ajustar conforme exames laboratoriais.
Fonte: Mouzaki M, Bronsky J, Gupte G et al., 2019.

Tabela 19.2 – Terapia específica para algumas hepatopatias crônicas.

Doença hepática	Intervenção
Infecção (viral ou bacteriana)	Agentes antibióticos ou antivirais
Galactosemia	Dieta sem galactose e lactose
Intolerância hereditária à frutose	Dieta sem sorbitol, frutose e sacarose
Glicogenose tipo III	Dieta restrita em carboidratos simples (sacarose, lactose, glicose, frutose) e suplementação de carboidratos complexos (amido de milho cru) além de dieta hiperproteica
Tirosinemia tipo 1	Dieta restrita em tirosina e fenilalanina e uso de nitisinona (NTBC)
Defeitos do ciclo da ureia	Dieta restrita em proteínas e suplementação com fórmulas de aminoácidos permitidos
Distúrbios da betaoxidação de ácidos graxos	Dieta restrita em lipídeos e suplementação de carboidratos complexos
Defeitos da síntese de ácidos biliares	Suplementação com ácido cólico ou ácido ursodesoxicólico
Hipotireoidismo	Reposição de hormônio tireoidiano
Fibrose cística	Reposição de enzimas pancreáticas
Hipopituitarismo	Reposição de hormônio tireoidiano, hormônio do crescimento e cortisol
Atresia biliar	Hepatoportoenterostomia (procedimento de Kasai)
Cisto de colédoco	Derivação biliar (coledocoenterostomia)
Colestase associada à nutrição parenteral (colestase associada à insuficiência intestinal)	Modificação da emulsão lipídica intravenosa, implementação da alimentação enteral
Doença hepática induzida por drogas	Suspensão da droga hepatotóxica
Hepatite autoimune	Imunossupressão • Prednisona: indução da remissão: 1 a 2 mg/kg/dia (máximo de 40 a 60 mg/dia) e manutenção: 5 a 10 mg/dia e/ou • Azatioprina: 1 a 1,5 mg/kg/dia (máximo de 150 mg/dia)
Colangite esclerosante autoimune (síndrome de sobreposição de hepatite autoimune com colangite esclerosante)	• Imunossupressão + • Ácido ursodesoxicólico: 15 mg/kg/dia dividido em 2 a 3 doses

Doença de Wilson	• Dieta pobre em cobre (1º ano de tratamento)
	• Quelantes de cobre:
	  - D-penicilamina: dose inicial: 150 a 300 mg/dia, aumento gradual 1 vez/semana até 20 mg/kg/dia, dividida em 2 ou 3 doses ou 1.000 mg (máximo de 1.500 mg) em adultos jovens dividida em 2 ou 4 doses; dose de manutenção: 10 a 20 mg/kg/dia até 750 a 1.000 mg/dia dividida em 2 doses **ou**
	  - Trientina: dose inicial: 20 mg/kg/dia ou 1.000 mg (máximos de 1.500 mg) em adultos jovens, dividida em 2 ou 3 doses; dose de manutenção: 900 a 1.500 mg/dia dividida em 2 ou 3 doses

(Continua)

Tabela 19.2 – Terapia específica para algumas hepatopatias crônicas. (*Continuação*)	
Doença hepática	**Intervenção**
	• Sais de zinco (Zn), acetato ou sulfato - Manutenção: > 16 anos e > 50 kg: 150 mg/dia de Zn elementar dividido em 3 doses; 6 a 16 anos e < 50 kg: 75 mg/dia de Zn elementar dividido em 3 doses; < 6 anos de idade: 50 mg/dia dividido em 2 doses
Doença hepática gordurosa não alcoólica (DHGNA)/esteato-hepatite não alcoólica (EHNA)	Dieta hipocalórica, balanceada, rica em probióticos, reduzida em frutose; meta de perda de peso: ~ 10%

Fonte: Adaptada de Mieli-Vergani G, Vergani D et al., 2004/2018; Zimbrean PC, Schilsky ML, 2014; Socha P, Janczyk W, Dhawan A et al., 2018; Draijer L, Benninga M, Koot B, 2019 e Mack CL, Adams D, Assis DN et al., 2020.

Terapia dirigida para as complicações das HC

Várias HC não têm terapia específica. A prática-padrão é garantir o suporte nutricional, imunizar contra agentes que causam lesões hepáticas (vacinação contra as hepatites A e B são mandatórias) e evitar a exposição a hepatotoxinas. Além disso, profilaxia e tratamento de complicações associadas.

Para pacientes com sinais de hipertensão portal, o tratamento visa a profilaxia de sangramento varicoso. A profilaxia primária engloba as abordagens para evitar o primeiro episódio de sangramento de varizes estabelecidas e profilaxia secundária tem como alvo as varizes que já sangraram. A EGD pode indicar a ligadura elástica (ou escleroterapia) de varizes esofágicas de risco ou a injeção de cianoacrilato em varizes gástricas. O uso de betabloqueadores tem se mostrado eficaz em reduzir a pressão portal e o risco de sangramento varicoso em adultos. Sua utilização em crianças ainda é controversa, podendo ser considerada para profilaxia em adolescentes (propranolol via oral; 0,6 a 0,8 mg/kg/dia dividido em duas a três doses). Na vigência de hemorragia digestiva alta, além da reposição volêmica e de hemocomponentes (soro fisiológico, concentrado de hemácias, plasma fresco congelado), utiliza-se o octreotide intravenoso (IV) visando a diminuição do fluxo sanguíneo esplâncnico e da pressão portal. O octreotide é administrado inicialmente como uma dose única IV em bólus de 1 a 2 µg/kg seguida de infusão contínua de 1 a 2 µg/kg/hora IV, imediatamente antes da endoscopia terapêutica. O octreotide não deve ser continuado por mais de 5 dias e seu desmame deve começar 24 horas após o controle do sangramento varicoso, reduzindo-se sua dose em 50% a cada 12 a 24 horas até a suspensão. As sessões de tratamento endoscópico devem ocorrer a cada 2 a 4 semanas até que as varizes sejam erradicadas. O uso de inibidores da bomba de prótons (omeprazol IV, 1 mg/kg/dia) pode diminuir o tamanho das úlceras pós-ligadura elástica e o risco de hemorragia. Em casos refratários, pode-se considerar a realização do desvio portossistêmico intra-hepático transjugular (TIPS).[1,28]

Para pacientes com ascite, indicam-se a restrição dietética de sódio (1 a 2 mEq/kg/dia) e o uso de diuréticos. Inicia-se preferencialmente a monoterapia com espironolactona (3 mg/kg/dia), com aumentos a cada 3 a 5 dias se necessário (máximo 6 mg/kg/dia). Em ascites mais graves, pode-se associar a furosemida (1 a 2 mg/kg/dia, máximo 6 mg/kg/dia) na proporção de 5:2 (mg espironolactona:mg furosemida), o que facilita a manutenção da normocalemia. Para pacientes com ascite tensa ou refratária, pode-se realizar paracentese de alívio intermitente (retirada de até 100 a 150 mL/kg de líquido ascítico) associada a infusões de albumina (0,5 a 1 g/kg IV em 1 hora). Antibióticos de largo espectro, não nefrotóxicos, devem ser utilizados na suspeita de peritonite bacteriana espontânea e na vigência de hemorragia digestiva alta. As cefosporinas de 3ª geração são o tratamento inicial de escolha, por 5 a 10 dias e, em caso de peritonite, recomenda-se seguir a profilaxia da recidiva com antibióticos secundários como a norfloxacina oral, ciprofloxacina ou trimetoprim/sulfametoxazol. A lactulose e neomicina/rifaximina podem ser usadas para pacientes com encefalopatia hepática.[1]

As crianças com cirrose devem ser monitoradas para o desenvolvimento de carcinoma hepatocelular mediante determinações séricas de α-fetoproteína e ultrassonografia abdominal para nódulos hepáticos, pelo menos anualmente.

O transplante de fígado pode ser indicado em pacientes com cirrose causada por doença progressiva, evidência de piora da função sintética hepática ou complicações de cirrose refratárias ao tratamento.[1,16] Os escores prognósticos (PELD – *pediatric end-stage liver disease*, MELD – *model for end-stage liver disease* e Child-Pugh) podem auxiliar no monitoramento da reserva funcional hepática e na indicação apropriada do transplante.[29]

Terapia específica para HC

Na atualidade, não há tratamento clínico comprovado para cirrose. Entretanto, a progressão das HC pode ser alterada com a identificação e o tratamento de etiologia tratável ou a eliminação de um agente tóxico e, ocasionalmente, tem-se observado a regressão da fibrose. Os tratamentos específicos preconizados para as principais HC tratáveis estão descritos na Tabela 19.2.[7,8,29-32]

Terapia baseada nos casos clínicos

Caso clínico 1 – A associação de prednisona (1 a 2 mg/kg/dia, máximo de 40 a 60 mg) com azatioprina (1 a 2 mg/kg/dia, máximo de 150 mg/dia) é considerada a 1ª linha de tratamento da hepatite autoimune. Após a resposta laboratorial (normalização das transaminases e IgG), o corticosteroide pode ser reduzido gradualmente até 5 a 10 mg/dia. Posterior suspensão da prednisona é possível, visando evitar efeitos colaterais do uso prolongado.[26]

Caso clínico 2 – Realizado tratamento de suporte visando as complicações da hipertensão portal. Continuada a profilaxia secundária das varizes, para erradicação destas com ligadura elástica. Não houve piora do hiperesplenismo. Prescrito inibidor de bomba de próton, pela gastropatia hipertensiva e proteção das varizes, e betabloqueador (propranolol), cuja dose foi titulada para manter a frequência cardíaca com redução de 25% em relação à basal. Criança atualmente bem, classificada como Child A.

Considerações finais

As hepatopatias crônicas são um grupo heterogêneo de doenças, muitas vezes de manifestação clínica oligossintomática. A adoção de um algoritmo investigatório pode ser útil na tomada de decisões, objetivando o encaminhamento correto de cada caso. A consulta pediátrica rotineira desempenha papel central no reconhecimento das alterações clínicas e laboratoriais, na conduta inicial e no encaminhamento dos pacientes para um serviço de referência, caso seja necessário.[18]

Referências bibliográficas

1. Ebel NH, Horslen SP. Complications and management of chronic liver disease. *In*: Kelly DA (ed.). Diseases of the liver and biliary system in children. 4th ed. Birmingham (UK): Wiley-Blackwell, 2017. p. 343-65.
2. Mews C, Sinatra F. Chronic liver disease in children. Pediatr Rev. 1993;14:436-43.
3. Zárate-Mondragón FE, Monge-Urrea F, Imbett-Yepez S. Diagnostic procedures for chronic liver disease: beyond the infant. Acta Pediatr Méx. 2021;42:212-7.
4. Mieli-Vergani G, Vergani D. Approach to a child with chronic liver disease. J Gastroenterol Hepatol. 2004;19:S377-8. doi: 10.1111/j.1440-1746.2004.03638.x.
5. Draijer L, Benninga M, Koot B. Pediatric NAFLD: an overview and recent developments in diagnostics and treatment. Expert Rev Gastroenterol Hepatol 2019;13:447-61. doi: 10.1080/17474124.2019.1595589.

6. Patton HM, Yates K, Unalp-Arida A et al. Association between metabolic syndrome and liver histology among children with nonalcoholic fatty liver disease. Am J Gastroenterol 2010;105:2093-102. doi: 10.1038/ajg.2010.152.
7. Vajro P. Persistent hypertransaminasemia in asymptomatic children: a stepwise approach. World J Gastroenterol. 2013;19:2740. doi: 10.3748/wjg.v19.i18.2740.
8. Jensen T, Abdelmalek MF, Sullivan S et al. Fructose and sugar: a major mediator of non-alcoholic fatty liver disease. J Hepatol. 2018;68:1063-75. doi: 10.1016/j.jhep.2018.01.019.
9. Mieli-Vergani G, Vergani D, Baumann U et al. Diagnosis and management of pediatric autoimmune liver disease: ESPGHAN Hepatology Committee position statement. J Pediatr Gastroenterol Nutr. 2018;66:345-60. doi: 10.1097/MPG.0000000000001801.
10. Greene CM, Marciniak SJ, Teckman J et al. α1-Antitrypsin deficiency. Nat Rev Dis Prim. 2016;2:16051. doi: 10.1038/nrdp.2016.51.
11. Sveger T. Liver disease in alpha-1-antitrypsin deficiency detected by screening of 200,000 infants. N Engl J Med. 1976;294:1316-21. doi: 10.1056/NEJM197606102942404.
12. Tanash HA, Nilsson PM, Nilsson JA et al. Clinical course and prognosis of never-smokers with severe alpha-1-antitrypsin deficiency (PiZZ). Thorax. 2008;63:1091-5. doi: 10.1136/thx.2008.095497.
13. Kenney SM, Cox DW. Sequence variation database for the Wilson disease copper transporter, ATP7B. Hum Mutat. 2007;28:1171-7. doi: 10.1002/humu.20586.
14. Ferenci P, Stremmel W, Członkowska A et al. Age and sex but not ATP7B genotype effectively influence the clinical phenotype of Wilson disease. Hepatology. 2019;69:1464-76. doi: 10.1002/hep.30280.
15. Czlonkowska A, Litwin T, Dusek P et al. Wilson disease. Nat Rev Dis Prim. 2018;4:21. doi: 10.1038/s41572-018-0018-3.
16. Zimbrean PC, Schilsky ML. Psychiatric aspects of Wilson disease: a review. Gen Hosp Psychiatry. 2014;36:53-62. doi: 10.1016/j.genhosppsych.2013.08.007.
17. Della-Corte C, Mosca A, Vania A et al. Pediatric liver diseases: current challenges and future perspectives. Expert Rev Gastroenterol Hepatol. 2016;10:255-65. doi: 10.1586/17474124.2016.1129274.
18. Fagundes EDT, Ferreira AR, Roquete MLV et al. A criança com hepatopatia crônica: abordagem diagnóstica inicial. Rev Med Minas Gerais. 2009;19:28-34.
19. Newsome PN, Cramb R, Davison SM et al. Guidelines on the management of abnormal liver blood tests. Gut. 2018;67:6-19. doi: 10.1136/gutjnl-2017-314924.
20. Mavis AM, Alonso EM. Liver disease in the adolescent. Clin Liver Dis. 2015;19:171-85. doi: 10.1016/j.cld.2014.09.010.
21. Ee LC. Liver disease in the older child. J Paediatr Child Health. 2020;56:1702-7. doi: 10.1111/jpc.14708.
22. Dhole SD, Kher AS, Ghildiyal RG et al. Chronic liver diseases in children: clinical profile and histology. J Clin Diagn Res. 2015;9:SC04-7. doi: 10.7860/JCDR/2015/13383.6250.
23. Hadzić N, Baumann U, McKiernan P et al. Long-term challenges and perspectives of pre-adolescent liver disease. Lancet Gastroenterol Hepatol. 2017;2:435-45. doi: 10.1016/S2468-1253(16)30160-1.
24. Pinto RB, Schneider ACR, Silveira TR. Cirrhosis in children and adolescents: an overview. World J Hepatol. 2015;7:392-405. doi: 10.4254/wjh.v7.i3.392.
25. Hull NC, Schooler GR, Lee EY. Hepatobiliary MR imaging in children. Magn Reson Imaging Clin N Am. 2019;27:263-78. doi: 10.1016/j.mric.2019.01.005.
26. Mack CL, Adams D, Assis DN et al. Diagnosis and management of autoimmune hepatitis in adults and children: 2019 practice guidance and guidelines from the American Association for the Study of Liver Diseases. Hepatology. 2020;72:671-722. doi: 10.1002/hep.31065.
27. Mouzaki M, Bronsky J, Gupte G et al. Nutrition support of children with chronic liver diseases: a joint position paper of the North American Society for Pediatric Gastroenterology, Hepatology and Nutrition and the European Society for Pediatric Gastroenterology, Hepatology and Nutrition. J Pediatr Gastroenterol Nutr. 2019;69:498-511. doi: 10.1097/MPG.0000000000002443.

28. Chapin CA, Bass LM. Cirrhosis and portal hypertension in the pediatric population. Clin Liver Dis. 2018;22:735-52. doi: 10.1016/j.cld.2018.06.007.
29. Hsu EK, Murray KF. Cirrhosis and chronic liver failure. In: Suchy FJ, Sokol RJ, Balistreri WF (ed.). Liver disease in children. 4th ed. Cambridge: Cambridge University Press, 2014. p. 51-67.
30. Socha P, Janczyk W, Dhawan A et al. Wilson's disease in children: a position paper by the Hepatology Committee of the European Society for Paediatric Gastroenterology, Hepatology and Nutrition. J Pediatr Gastroenterol Nutr. 2018;66:334-44. doi: 10.1097/MPG.0000000000001787.
31. Sokollik C, McLin VA, Vergani D et al. Juvenile autoimmune hepatitis: a comprehensive review. J Autoimmun. 2018;95:69-76. doi: 10.1016/j.jaut.2018.10.007.
32. Beretta-Piccoli BT, Vergani D, Mieli-Vergani G. Autoimmune sclerosing cholangitis: evidence and open questions. J Autoimmun. 2018;95:15-25. doi: 10.1016/j.jaut.2018.10.008.

Capítulo 20

Intolerância e Má Absorção à Lactose

Ceres Concilio Romaldini

Introdução

A lactose é o principal carboidrato presente no leite de todos os mamíferos e sua concentração varia de 7,2 g/100 mL no leite humano maduro a quantidades praticamente indetectáveis no leite de alguns mamíferos marinhos (leão marinho, foca e morsa). A concentração de lactose do leite de vaca, cabra e ovelha é de aproximadamente 5 g/100 mL.[1,2]

Para ser hidrolisada, a lactose requer a atividade da enzima betagalactosidase (também denominada "hidrolase lactaseflorizina" ou comumente conhecida como "lactase"), situada nas microvilosidades dos enterócitos, para quebrar a ligação entre os seus componentes monossacarídeos: glicose; e galactose (Figura 20.1).

Lactose $\xrightarrow{\text{Hidrolase lactaseflorizina}}$ Glicose e galactose

Figura 20.1. Hidrólise da lactose em glicose e galactose.
Fonte: Desenvolvida pela autoria do capítulo.

A glicose e a galactose, uma vez captadas para o interior dos enterócitos, passam para a circulação sanguínea. A glicose pode ser utilizada imediatamente para liberar energia ou ser armazenada sob forma de glicogênio, principalmente em fígado e músculos. Nas células hepáticas, a galactose sofre transformação enzimática e é armazenada sob a forma de glicogênio. Muitos componentes estruturais das células e dos tecidos (glicoproteínas e mucopolissacarídeos) contêm galactose.

A concentração de lactase é variável ao longo da mucosa intestinal e observa-se que sua atividade em duodeno é 40% menor do que aquela em jejuno.

A lactase já pode ser detectada na 8ª semana de gestação, entretanto o seu nível se mantém baixo até a 27ª e a 32ª semanas, quando se eleva rapidamente e atinge o seu pico máximo no recém-nascido a termo.

Em certas populações, a atividade da lactase começa a diminuir na infância, na faixa etária pré-escolar, porém essa redução enzimática ocorre de forma gradual, geneticamente programada e irreversível. Na maioria dos mamíferos, após o desmame, a atividade da enzima atinge concentrações não detectáveis. No homem, entretanto, observa-se que 30% da população mundial apresenta uma persistência da atividade da lactase depois do desmame até a vida adulta.[1-4]

A redução da atividade da lactase desencadeia a intolerância à lactose, a qual decorre da diminuição da absorção da lactose ingerida na parte proximal do delgado.

A lactose não absorvida e que se mantém na luz intestinal, quando alcança o colo, é fermentada pela ação das bactérias anaeróbias ali presentes. A fermentação resulta na formação de gases (hidrogênio, dióxido de carbono e metano) e ácidos graxos de cadeia curta (acético, propiônico e butírico).[5] Estes são absorvidos pela mucosa colônica e usados como fonte de energia. Os gases, após absorção intestinal, são eliminados no ar expirado pelos pulmões, e principalmente o hidrogênio é usado para diagnóstico da intolerância à lactose. A lactose que permanece no lúmen intestinal também gera aumento da carga osmótica no íleo e no cólon, desencadeia a secreção de fluidos e eletrólitos para o interior do intestino, aumenta o trânsito intestinal e provoca o aparecimento de fezes amolecidas e de diarreia.[6]

Deve-se ressaltar que a intolerância à lactose é uma reação que não depende da participação de um mecanismo imunológico em sua fisiopatologia, é uma reação adversa que difere da alergia à proteína do leite de vaca.

Para ocorrer a intolerância à lactose, é necessário que haja uma redução da enzima lactase. Entretanto, os sintomas (distensão abdominal, flatulência, dor abdominal e diarreia) podem ser influenciados pelos seguintes fatores: quantidade de lactose ingerida; características físicas do alimento que contém lactose (sólido ou líquido); ritmo do esvaziamento gástrico (alimentos com maior teor de gordura e açúcar diminuem a velocidade do esvaziamento gástrico); motilidade e tempo do trânsito intestinal; qualidade da microbiota colônica e quantidade de secreção resultante da carga osmótica no lúmen do colo e de sua capacidade de absorção.

Há indivíduos que não são absorvedores de quantidades moderadas de lactose, mas são tolerantes, isto é, não apresentam manifestações clínicas. Os indivíduos não absorvedores que apresentam algum sintoma são designados de intolerantes.[6]

A intolerância à lactose pode ser decorrente das seguintes causas: intolerância à lactose congênita; hipolactasia primária do tipo adulto; deficiência secundária de lactase; e hipolactasia do prematuro.

Intolerância à lactose congênita

A intolerância à lactose congênita ou má absorção congênita de lactose é uma condição muito rara, autossômica recessiva, extremamente grave e decorrente de uma deficiência congênita de lactase. Na falta de diagnóstico precoce, pode culminar em óbito. Existem poucos casos relatados na literatura e os primeiros foram descritos em crianças finlandesas, nas quais o estudo genético mostrou que a doença decorre de mutações no gene LCT que codifica a enzima lactase.[7,8]

Os sintomas surgem no período neonatal logo após a primeira ou a segunda mamada. O recém-nascido apresenta diarreia aquosa volumosa, distensão abdominal, vômitos, desidratação e perda de eletrólitos após a introdução de leite materno ou fórmula contendo lactose. A biópsia de jejuno revela uma mucosa de morfologia normal, presença de outras dissacaridases, mas ausência da enzima lactase. Com dieta restritiva de lactose, os sintomas desaparecem e os recém-nascidos apresentarão crescimento e desenvolvimento normal.

Hipolactasia primária do tipo adulto

"Hipolactasia" é a denominação para a diminuição da atividade da enzima lactase na mucosa do intestino delgado. A hipolactasia do tipo adulto ou deficiência ontogenética de lactase, ou também denominada "lactase não persistente", ocorre em aproximadamente 70% da população mundial e é a causa mais frequente de intolerância à lactose.[1]

A redução de lactase é geneticamente programada e ocorre em vários grupos raciais. Estudos populacionais mostram, por um lado, que os italianos da região Sul do país, asiáticos, árabes, judeus, gregos, nigerianos, negros americanos, ameríndios e esquimós apresentam de 60% a 100% de deficiência de lactase. Por outro lado, como citado anteriormente, alguns grupos raciais, como por exemplo, habitantes da Europa setentrional e de Nova Deli na Índia mantêm a atividade da lactase após o desmame e apresentam somente de 2% a 30% de redução da enzima. Admite-se que este fato é comum em descendentes de populações de regiões geográficas onde o leite de animais domesticados foi introduzido na alimentação do homem há aproximadamente 8 a 10 mil anos. Deste modo, a persistência da lactase, após o desmame, pode ter ocorrido por um processo de coevolução gene-cultural.[9] Isto é, são populações que, na sua origem, dependiam mais da pecuária do que da agricultura e eram grandes consumidoras de leite. Estudos moleculares correlacionam o polimorfismo do gene da expressão da lactase à persistência da atividade da enzima.[4,10]

Embora se denomine "hipolactasia do tipo adulto", o declínio da atividade da lactase geralmente se inicia durante a infância, ao redor dos 4 ou 5 anos de idade e pode ser progressivo com a idade; deve-se alertar que não é comum antes dos 2 ou 3 anos de idade.

Estudos de prevalência de má absorção de lactose demonstram índices menores de má absorção em indivíduos de cor branca em relação aos indivíduos de cor não branca.[4]

Pesquisa realizada em Ribeirão Preto, estado de São Paulo, mostrou que, entre 115 pacientes com idade de 5 a 60 anos (média 28,8 ± 14,8 anos), 68,8% apresentavam hipolactasia do tipo adulto, definida pela dosagem de atividade das dissacaridases (lactase/sacarase) em mucosa duodenal pelo método de Dahlqvist. Os autores detectaram hipolactasia em 91,3% dos indivíduos não brancos e em 53,2% dos indivíduos brancos.[11]

Em 225 alunos de escolas públicas de Porto Alegre, Rio Grande do Sul, de 8 a 18 anos de idade (média 12,2 ± 20 anos), a taxa de má absorção de lactose, diagnosticada pelo teste do hidrogênio expirado após ingestão de 250 mL de leite de vaca integral, foi maior entre as crianças não brancas (15,5%) em relação às crianças de cor branca (5,2%), confirmando a influência racial na hipolactasia do tipo adulto.[12]

Deve-se ressaltar que, na hipolactasia primária do adulto, a enzima lactase é normal, mas reduz sua expressão ao longo da vida, ao passo que, na intolerância à lactose congênita, a lactase está truncada ou ausente.[13]

Deficiência secundária de lactase

A deficiência secundária de lactase ou má absorção secundária de lactose ocorre na vigência de doenças que lesam a mucosa do intestino delgado com consequente perda de área absortiva. Entre as carboidrases, a lactase é a que primeiro se reduz por se concentrar mais no ápice das vilosidades e estar frouxamente ligada à borda estriada do enterócito.

A má absorção secundária de lactose é comum na diarreia persistente do lactente, após se estabelecer a agressão da mucosa por um agente infeccioso (viral ou bacteriano) que pode causar vários episódios de diarreia aguda ou infecção intestinal aguda prolongada (diarreia persistente). Entretanto, a má absorção secundária da lactose pode ocorrer em outras doenças que causam danos à mucosa intestinal como a doença celíaca, doença inflamatória intestinal (em especial doença de Crohn), enteropatia induzida por alergia alimentar, enterites induzidas por drogas e radiação e na desnutrição proteicoenergética. Embora a *Giardia lamblia* não seja invasiva, na infecção maciça os trofozoítos podem atapetar a mucosa intestinal e impedir a absorção de nutrientes.

A má absorção secundária de lactose é transitória e potencialmente reversível com o controle da doença desencadeante e a resolução da lesão de mucosa do intestino delgado.

Hipolactasia do prematuro

A hipolactasia do prematuro ou má absorção de lactose do prematuro, também denominada "deficiência neonatal de lactase", é observada em recém-nascidos prematuros com menos de 32 semanas de gestação, em razão da atividade reduzida de lactase.[1]

 Caso clínico

AP, sexo feminino, com 5 anos e 5 meses, natural de São Paulo, é encaminhada ao gastroenterologista por solicitação do endocrinologista para avaliar presença de doença digestiva que justificasse o déficit de crescimento. Perfil hormonal normal.

Nasceu de parto normal com 2,75 kg e 47 cm de comprimento. Aleitamento materno exclusivo até o 4º mês de vida, quando foi introduzida fórmula infantil e, a partir do 6º mês, alimentação suplementar, a qual se mostrou seletiva. Aos 3 anos, começou a apresentar enjoo pela manhã e recusa da mamadeira. Passou a aceitar somente o almoço e o jantar. Durante as tardes, petiscava bolachas e chocolates. Evacuações normais, fezes pastosas ou em cíbalos uma vez ao dia, eventualmente passava um dia sem evacuar. Passou a enjoar durante o dia e iniciou a ter vômitos de viagem mesmo em trajetos curtos. Vomitou poucas vezes após a refeição. Criança queixosa, dizia se sentir mal e não conseguia definir o mal-estar. Perguntado a mãe sobre dor abdominal, flatulência e meteorismo, esta confirmou, entretanto achava que era "normal".

História alimentar: a criança ainda usava mamadeira, aceitava pouca quantidade de leite achocolatado de manhã e à tarde. Petiscava o dia todo bolachas, balas e chocolates. Como os adultos necessitavam de dieta hipogordurosa, esta era também oferecida para a criança. Amidalites de repetição, pneumonia aos 4 anos e infecção por rotavírus aos 5 anos de idade.

Apresentava bom estado geral, magra, ativa. Peso: 14,1 kg; estatura: 1 m, ambos abaixo do percentil 3 das curvas de crescimento da Organização Mundial de Saúde (WHO, 2006). Abdome moderadamente distendido, timpânico, com borborigmo difuso, indolor à palpação.

Exames complementares: anticorpo antiendomíseo classe IgA não reagente; anticorpos antigliadina classes IgA e IgG negativos. Estes anticorpos foram repetidos após 1 ano, resultando negativos. Dosagem de imunoglobulinas A, G, M e E normais. Prova do suor e esteatócrito normais. Endoscopia digestiva alta, ultrassom de abdome e radiografia de esôfago, estômago e duodeno sem alterações. Radiografia contrastada gastroenterocólica: tempo de trânsito normal, alças do delgado dilatadas, contraste floculoso em alguns pontos e hiperplasia nodular linfoide; biópsia de delgado: vilosidades normais, lâmina própria com discreto infiltrado linfoplasmocitário; colonoscopia: aspecto nodular característico de hiperplasia nodular linfoide e na biópsia de mucosa colônica presença de hiperplasia nodular linfoide. Prova de absorção de lactose por curva glicêmica: não absorvedora.

Realizado o diagnóstico de hipolactasia primária do tipo adulto aos 5 anos e 8 meses. Retirado da dieta o leite de vaca e derivados. O leite de vaca foi substituído por fórmula infantil de soja, que a paciente aceitou razoavelmente. Foram orientadas a introdução de gordura na alimentação da criança e a retirada de sucos artificiais, bolachas, chocolates e outros produtos industrializados usados como petisco. Após 1 mês, observou-se uma melhora acentuada do enjoo e do mal-estar. Ao exame físico, observa-se discreta distensão abdominal. A conduta alimentar foi mantida por mais 2 meses com adesão razoável. Observaram-se quadro clínico controlado e ausência de enjoo. Persistia o enjoo de viagem que foi diagnosticado como cinetose, e a paciente foi medicada pelo neuro-otorrinolaringologista. Houve melhora do apetite e ganho discreto gradativo de peso e altura. Após 3 meses de uso de fórmula de soja, foi introduzido leite com baixo teor de lactose associado à ingestão de comprimido de lactase (Lactaid®). A dose de lactase só foi perfeitamente ajustada após 2 meses de uso. Por insistência da paciente, foi liberada uma porção de tablete de chocolate com a lactase sem provocar sintomas. Em certa ocasião, comeu muito bolo sem tomar a enzima e apresentou enjoo e dor abdominal. Ao exame físico, constataram-se distensão abdominal, meteorismo e dor moderada à palpação.

Atualmente com 11 anos de idade, obedece à dieta e sabe usar adequadamente a enzima quando se alimenta de alguma preparação com leite de vaca.

Diagnóstico

A suspeita clínica de intolerância à lactose, principalmente da hipolactasia primária do tipo adulto, geralmente se baseia nos sinais e sintomas relatados pela criança ou pelo adolescente e relacionados com a ingestão de leite. Os sintomas da intolerância à lactose são muito variáveis e dependem de muitos fatores já citados. Os sintomas mais frequentes são: dor e distensão abdominal; borborigmos; aumento excessivo da produção de flatos; amolecimento das fezes; diarreia aquosa; náuseas; e vômitos. A dor abdominal geralmente é mais frequente nas crianças maiores e nos adolescentes, localiza-se nas regiões periumbelical ou nos quadrantes inferiores do abdome e pode ou não ser acompanhada de diarreia.

Os principais testes que orientam a pesquisa de intolerância à lactose são: a prova de tolerância da lactose por meio de curva glicêmica; a prova do hidrogênio no ar expirado; ou o teste molecular.

A prova de tolerância da lactose por meio de curva glicêmica consiste na alteração da glicemia após a ingestão e absorção do açúcar. A lactose é administrada por via oral (VO), após jejum de 6 ou 8 horas, na dose padronizada de 2 g/kg de peso corpóreo (máximo de 50 g) em solução aquosa a 10%. São dosadas as glicemias de jejum, 30 e 60 minutos após a ingestão da lactose. Na avaliação dos resultados, calcula-se a diferença entre o valor da glicemia de cada um dos períodos com o de jejum e considera-se sempre o maior valor. Há três tipos de resposta:
1. **Não absorvedor:** quando o aumento da glicemia não ultrapassar 19 mg/dL.
2. **Pobre absorvedor:** quando o aumento variar entre 20 e 30 mg/dL.
3. **Bom absorvedor:** quando o aumento ultrapassar 34 mg/dL.

Deve-se observar se o paciente apresenta sinais e sintomas durante a prova e nas 24 horas seguintes. O paciente intolerante pode apresentar distensão abdominal, cólicas, flatulência, borborigmo ou diarreia. Essa prova é bastante útil, apresenta boa sensibilidade e especificidade, entretanto alguns fatores podem interferir no resultado como o tempo de esvaziamento gástrico (se lento, o resultado do teste pode ser falso-negativo).[14]

A prova do hidrogênio no ar expirado é um teste que apresenta boa acurácia. Atualmente, essa prova é o recurso diagnóstico de 1ª escolha por ser um teste não invasivo. Baseia-se no hidrogênio produzido pela fermentação da lactose no cólon. Cerca de 16% a 20% deste hidrogênio difunde-se pela mucosa colônica, passa pela corrente sanguínea e é eliminado pelos pulmões. Como o hidrogênio expirado guarda relação com a quantidade de lactose não absorvida, a sua medida no ar expirado, por aparelho específico, traduz o grau de má absorção do carboidrato. Para sua realização, os pacientes ingerem dose padronizada de lactose (2 g/kg até um máximo de 25 g) e segue-se a coleta do ar expirado. O valor basal (jejum) de hidrogênio deve ser menor do que 10 ppm (partes por milhão) e aumentos após a ingestão de lactose maiores de 20 ppm durante um período de 2 a 3 horas são significativos de má absorção. Os sintomas de má absorção de lactose devem ser sempre monitorados durante a prova. Nas crianças intolerantes à lactose, podem ocorrer sintomas clínicos (diarreia, flatulência) durante ou após a realização da prova. Alguns fatores podem interferir na eliminação de hidrogênio no ar expirado, dando resultados falso-negativos ou falso-positivos. Entre esses fatores, estão o uso recente de antimicrobianos que alterarão a microbiota intestinal, a alteração da motilidade intestinal e o supercrescimento bacteriano.[15]

Outros métodos para a pesquisa de má absorção de lactose são a medida da atividade da enzima lactase em fragmento de intestino delgado obtido por biópsia intestinal e o exame genético.[14,16] A dosagem direta da enzima lactase em fragmento de mucosa intestinal é utilizado principalmente em pesquisa. Com a validação do polimorfismo LCT-13910C > T, o exame genético, por se diferenciar dos outros pela facilidade de coleta, pois não é preciso que o paciente faça jejum e nem é necessário a ingestão de lactose, passou a ser realizado como rotina laboratorial em vários centros.[17] O teste molecular para a pesquisa de hipolactasia primária tem alta sensibilidade e especificidade, sendo realizado em amostra de sangue periférico por reação em cadeia da polimerase (PCR). A absorção de lactose também pode ser detectada por testes indiretos como a medida do pH fecal, que deve estar ácido (abaixo de 6) e a presença de substâncias redutoras nas fezes, acima de 0,5%; entretanto, são testes que apresentam baixa acurácia.[14]

Diagnóstico baseado no caso clínico

O quadro clínico de intolerância à lactose iniciou-se aos 3 anos de idade, quando começou a apresentar enjoo pela manhã e recusa da mamadeira. Entretanto, aceitava pouca quantidade de leite achocolatado de manhã e à tarde e petiscava bolachas, balas e chocolates o dia todo. Acompanhava o quadro dor abdominal, flatulência e meteorismo. Ao exame físico, abdome moderadamente distendido, timpânico, com borborigmo difuso, indolor à palpação. A prova de absorção de lactose por curva glicêmica resultou em não absorvedor. Deve-se perguntar se durante as 24 horas desse exame o paciente apresentou algum sintoma como dor abdominal, diarreia, gases, distensão abdominal ou vômitos. Não é obrigatória a realização de exame para confirmar o diagnóstico, que pode ser clínico, isto é, neste caso, o teste terapêutico retirando-se a lactose (leite e derivados) e o desaparecimento dos sintomas confirmam o diagnóstico.

Terapia

O tratamento da intolerância à lactose deve ser instituído exclusivamente naqueles pacientes que apresentam as manifestações clínicas de intolerância ao dissacarídeo.

Na hipolactasia primária do tipo adulto, recomenda-se excluir o leite e os produtos lácteos da dieta até a obtenção da remissão total dos sintomas.

Deste modo, os alimentos proibidos são: leite de vaca; queijos e demais derivados de leite; além de preparações à base de leite (panquecas, molhos, bolachas, biscoitos, pudins, cremes, sorvetes etc.).

Entre os alimentos permitidos, estão: as carnes em geral; leguminosas; arroz e cereais; todas as verduras e legumes; leite de arroz; leite de soja; pães e bolachas que não contenham leite em sua composição.

Deve-se substituir o leite e os produtos lácteos por outras fontes de nutrientes para suprir as necessidades de calorias, proteínas, cálcio e vitamina D. É muito importante um planejamento dietético adequado para que as crianças possam atingir um crescimento e desenvolvimento satisfatórios. Como a dieta é isenta de leite e derivados, deve-se suplementar cálcio por meio de preparações comerciais com a finalidade de se atingirem as quantidades necessárias para idade preconizadas pela *dietary reference intakes* (DRI).[18]

Os alimentos que apresentam maior concentração de cálcio são: os vegetais de cor verde escura; feijão; grão de bico; semente de gergelim; sardinha; castanha-do-brasil; amêndoa; e sucos de soja ou laranja enriquecidos de cálcio. Alguns vegetais contêm teores elevados de ácido oxálico, como o espinafre e a couve-manteiga, os quais podem influenciar na biodisponibilidade do cálcio. O ácido oxálico pode formar complexos insolúveis cálcio-oxalato e causam, deste modo, menor disponibilidade de cálcio para ser absorvido. Entre os vegetais que contêm pouco oxalato, estão a acelga, o brócolis e o repolho. O ácido fítico, presente, por exemplo, no feijão e em sementes, também pode interferir na absorção do cálcio. Entretanto, no processamento dos alimentos, os fitatos podem ser degradados e perdem o poder de inibir a absorção intestinal de cálcio. A extensão na qual o ácido oxálico e fítico podem afetar a biodisponibilidade do cálcio é muito variável.[19]

Com a suspensão de lactose, é muito importante que o paciente, ou o seu responsável, seja orientado a ler com cuidado os rótulos dos alimentos industrializados para identificar a presença ou não de lactose no produto.

Após a exclusão de lactose por 1 a 2 meses, sua reintrodução deve ser gradual de acordo com o limiar sintomático de cada paciente. Deve-se adicionar um alimento com lactose por vez e diminuir a quantidade ou eliminá-lo se ocorrerem sintomas. Ressalta-se que a dose de lactose capaz de desencadear sintomas varia muito de um paciente para outro e, deste modo, é importante personalizar a orientação da dieta.

A maioria das crianças e adolescentes com algum grau de deficiência de lactase pode tolerar a quantidade de lactose (cerca de 12 g) contida em um copo de leite (220 mL) uma ou duas vezes ao dia sem apresentar sintomas. É preferível o leite ser consumido com outros alimentos ou em pequenas quantidades distribuídas durante o dia. É muito importante definir o limiar de tolerância à lactose de cada paciente. O leite e os sorvetes apresentam concentrações elevadas de lactose e os queijos geralmente contêm menor quantidade e são bem aceitos pelos portadores de intolerância à lactose.[20]

Os produtos lácteos fermentados (iogurtes e coalhadas) são mais bem tolerados. Esses produtos contêm microrganismos vivos capazes de hidrolisar a lactose em virtude da presença de betagalactosidase nessas bactérias. A ingestão de iogurtes e coalhadas gera menos sintomas de intolerância à lactose quando comparada com a de leite de vaca integral e, deste modo, constitui uma fonte alternativa de calorias e cálcio.[21] De modo geral, os pacientes com intolerância à lactose também aceitam bem os queijos por estes apresentarem baixo teor de lactose.

A indústria brasileira de alimentos fabrica leites em forma líquida ou em pó nos quais a lactose foi previamente hidrolisada em diferentes graus. Os leites isentos de lactose são preparados em forma de pó e constituem as fórmulas infantis. Destaca-se que as fórmulas isentas de lactose contêm proteínas do leite de vaca e, portanto, estão contraindicadas no tratamento da alergia à proteína do leite de vaca. Os preparados com baixo teor de lactose (10% de lactose) são industrializados em forma líquida, leite UHT (*ultrahigh temperature*). Ambas as formas (pó ou líquida) são nutricionalmente adequadas e apresentam boa tolerância.

Encontram-se também no mercado produtos sem lactose como o leite de arroz, porém seu conteúdo nutricional não é equivalente ao do leite de vaca. As fórmulas infantis à base de proteína isolada de soja também representam uma opção por serem adequadas às necessidades do lactente.

Definido o limiar de tolerância à lactose de cada paciente, este é orientado a usar preparações comerciais da enzima lactase nas situações em que ingerirá quantidade de lactose superior ao seu limiar.

A lactase exógena é obtida de leveduras produtoras de betagalactosidases e está disponível nas formas em pó solúvel, cápsulas ou tabletes administrados quando se ingere leite ou produtos lácteos sólidos. Essa enzima, adicionada aos alimentos que contenham lactose, pode reduzir as manifestações clínicas e a quantidade de hidrogênio expirado, durante a prova do hidrogênio no ar expirado, naqueles indivíduos intolerantes à lactose. Entretanto, podem eventualmente não ser capaz de hidrolisar toda a lactose da dieta em razão do tipo de levedura e da dose da enzima utilizados.[22,23] São exemplos de produtos comerciais de lactase: Lactase Enzime®; Lactaid®; LactAce®; e o DigeLac® na apresentação em pó (sachê).

Para o paciente aprender a usar a reposição enzimática, orienta-se a introdução gradual de produtos lácteos. Por exemplo, iniciar com 50 mL de leite e uma cápsula de enzima por 2 dias, e observa-se a reação do paciente. Se não houver sintomas, aumenta-se para 100, 150 e 200 mL de leite e mantém-se uma cápsula. O paciente apresentando sintomas, deve-se aumentar para duas cápsulas de enzima. Recomenda-se o leite de início e, após, queijos. O paciente fica, assim, treinado para adequar a quantidade de enzima necessária para outros diferentes produtos que contenham leite.

Principalmente em crianças e adolescentes intolerantes à lactose, a redução do consumo de leite e de produtos lácteos por tempo prolongado pode ocasionar uma ingestão inadequada de cálcio. Esses pacientes estarão mais predispostos a desenvolverem uma mineralização óssea inadequada e consequente osteoporose e fraturas. Como mencionado anteriormente, é importante avaliar se a ingestão de cálcio é adequada e, caso esteja insuficiente, recomenda-se suplementar o cálcio sob a forma de carbonato de cálcio ou gluconato de cálcio nas doses diárias recomendadas. Os suplementos de cálcio em quantidades maiores do que 300 mg/dia podem reduzir a absorção de ferro; deste modo, devem ser tomados durante uma refeição que contenha alimentos com baixa concentração de ferro, por exemplo, o café da manhã.[19]

As concentrações de vitamina D nesses pacientes com restrição de produtos lácteos e, especialmente, nos portadores de má absorção, como os com doença de Crohn, também devem ser monitoradas.

A principal função da vitamina D é manter a mineralização óssea e a integridade do esqueleto, estimulando a absorção de cálcio e fósforo pelo intestino. A vitamina D e o hormônio da paratireoide mantêm normal a concentração circulante de cálcio e auxiliam na mobilização do cálcio e de fósforo do osso para o meio extracelular, isto é, atuam como importantes reguladores da homeostase do cálcio e do metabolismo ósseo.[24] A vitamina D também está relacionada com a fisiopatogênese de diversas doenças, por exemplo, em crianças, a deficiência da vitamina provoca raquitismo e retardo de crescimento e, em adultos, desenvolvimento da osteoporose.[25] Estudos recentes mostram que a deficiência de vitamina D é um importante fator de risco para diferentes doenças crônicas, incluindo doenças autoimunes, diabetes, doenças cardiovasculares e alguns tipos de câncer (colorretal, mama e próstata).[26,27]

Pode-se obter a vitamina D a partir de diferentes fontes: exposição solar; alimentação (p. ex., do óleo de fígado de bacalhau e de certos peixes gordurosos); ou suplementos (vitamina D_3 – colecalciferol – ou vitamina D_2 – ergocalciferol). Entretanto, o homem depende principalmente da exposição solar, isto é, da síntese cutânea catalisada pelos raios UVB solares.

Terapia baseada no caso clínico

A partir da hipótese diagnóstica de hipolactasia primária do tipo adulto aos 5 anos e 8 meses, foram retirados da dieta o leite de vaca e derivados, e os sintomas desapareceram. Posteriormente, o paciente foi orientado para leite e derivados de leite sem lactose e, quando ingerir leite e derivados de leite com lactose, fazer uso prévio da lactase.

Considerações finais

Vale ressaltar que a intolerância à lactose é uma reação diferente da alergia à proteína do leite de vaca, que se caracteriza pela redução de forma gradual, geneticamente programada, e irreversível da atividade da lactase, própria dos mamíferos. O tratamento consiste na retirada da lactose da dieta e uso da lactase quando se consumir alimentos com lactose. Importante enfatizar o cuidado de se avaliar a ingestão de cálcio e, se esta for insuficiente, suplementar sob a forma carbonato de cálcio ou gluconato de cálcio nas doses diárias recomendadas.

Referências bibliográficas

1. Lomer MCE, Parkes GC, Sanderson JD. Review article: lactose intolerance in clinical practice – Myths and realities. Aliment Pharmacol Ther. 2008;27:93-103.
2. Pilson ME, Kelly AL. Composition of milk from Zalophus californianus, the California sea lion. Science. 1962;135:104-5.
3. Troelsen JT. Adult-type hypolactasia and regulation of lactase expression. Biochim Biophys Acta. 2005;1723:19-32.
4. Heyman MB. Lactose intolerance in infants, children and adolescents. Pediatrics. 2006;118:1279-86.
5. Stephens AM, Haddad AC, Phillips SJ. Passage of carbohydrates into the colon. Gastroenterology. 1983;85:589-95.
6. Levitt M, Wilt T, Shaukat A. Clinical implications of lactose malabsorption versus lactose intolerance. J Clin Gastroenterol. 2013;47:471-80.
7. Savilahti E, Launiala K, Kuitunen P. Congenital lactase deficiency: a clinical study on 16 patients. Arch Dis Child. 1983;58:246-52.
8. Kuokkanen M, Kuokkanen J, Enattah NS et al. Mutations in the translated region of the lactase gene (LCT) underlie congenital lactase deficiency. Am J Hum Genet. 2006;78:339-44.
9. Hollox E. Genetics of lactase persistence-fresh lessons in the history of milk drink. Eur J Hum Genet. 2005;13:267-9.
10. Ingran CJ, Mulcare CA, Itan Y et al. Lactose digestion and the evolutionary genetics of lactase persistence. Hum Genet. 2009;124:579-91.
11. Escoboza PML, Fernandes MIM, Peres LC et al. Adult-type hypolactasia: clinical, morphologic and functional characteristics in Brazilian patients at a university hospital. J Pediatr Gastroenterol Nutr. 2004;39:361-5.
12. Pretto FM, Silveira TR, Menegaz V et al. Má absorção de lactose em crianças e adolescentes: diagnóstico através do teste do hidrogênio expirado com leite de vaca como substrato. J Pediatr (Rio de Janeiro). 2002;78:213-8.

13. Robayo-Torres CC, Nichols BL. Molecular differentiation of congenital lactase deficiency from adult-type hypolactasia. Nutr Rev. 2007;65:95-8.
14. Romaldini CC, Barbieri D. Exames laboratoriais complementares na investigação da diarreia. In: Barbieri D, Kotze LMS, Rodrigues M et al (ed.). Atualização em doenças diarreicas da criança e do adolescente. Rio de Janeiro: Atheneu, 2010. p. 669-89.
15. Gasbarrini A, Corazza GR, Gasbarrini G et al. Methodology and indications of H2-breath testing in gastrointestinal diseases: the Rome Consensus Conference. Aliment Pharmacol Ther. 2009;29 (Suppl 1):1-49.
16. Di Stefano M, Terulla V, Tana P et al. Genetic test for lactase non-persistence and hydrogen breath test: is genotype better than phenotype to diagnose lactose malabsorption? Dig Liver Dis. 2009;41:474-9.
17. Mattar R, Mazo DFC. Intolerância à lactose: mudança de paradigmas com a biologia molecular. Rev Assoc Med Bras. 2010;56:230-6.
18. Ross AC, Manson JE, Abrams SA et al. The 2011 dietary reference intakes for calcium and vitamin D: what dietetics practitioners need to know? J Am Diet Assoc. 2011;111:524-7.
19. Angelis RC. Fome oculta, impacto para a população do Brasil. Rio de Janeiro: Atheneu, 1999.
20. Uggioni PL, Fagundes RLM. Tratamento dietético da intolerância à lactose infantil: teor de lactose em alimentos. Hig Alim. 2006;21:24-9.
21. Galvão LC, Fernandes MIM, Thomas ACP et al. Conteúdo de lactose e atividade de beta-galactosidase em iogurtes, queijos e coalhadas produzidos no Brasil. Rev Paul Pediatria. 1999;13:77-81.
22. Montalto M, Curigliano V, Santoro L et al. Management and treatment of lactose malabsorption. World J Gastroenterol. 2006;12:187-91.
23. Lin MY, Dipalma JA, Martini MC et al. Comparative effects of exogenous lactase (beta-galactosidase) preparations on in vivo lactose digestion. Dig Dis Sci. 1993;38:2022-7.
24. Reichel H, Koeffler HP, Norman AW. The role of vitamin D endocrine system in health and disease. N Engl J Med. 1989;320:980-91.
25. Holick MF. Vitamin D deficiency. N Engl J Med. 2007;357:266-81.
26. Holick MF. Vitamin D: importance in the prevention of cancers, type 1 diabetes, heart disease and osteoporosis. Am J Clin Nutr. 2004;79:362-71. Erratum in: Am J Clin Nutr. 2004;79:890.
27. Elamin MB, Abu Elnour NO, Elamin KB et al. Vitamin D and cardiovascular outcomes: a systematic review and meta-analysis. J Clin Endocrinol Metab. 2011;96:1931-42.

Capítulo 21

Má Absorção/Intolerância à Frutose e Frutosemia

Maria Inez Machado Fernandes
Regina Sawamura

Introdução

A frutose (levulose) é um composto sólido, incolor, cristalino e solúvel em água. É um açúcar (do grego *carkara*, que significa "grão de areia"), um monossacarídeo de seis moléculas de carbono, naturalmente presente em uma grande variedade de alimentos, como frutas (maçã, pêssego, melão, ameixa, cereja, pera e laranja), vegetais e mel. Este monossacarídeo está presente também como dissacarídeo, a sacarose, em complexo com a glicose. Também como *fructans* ou inulina, presente em alimentos como chicória, batata doce e alcachofra. Pode ser encontrada como rafinose (trissacarídeo) e estaquinose (tetrassacarídeo) em leguminosas como feijão, lentilha, ervilha, não sendo digerida ou absorvida pelo intestino, sendo fermentados por bactérias intestinais.

Com o desenvolvimento de tecnologias, consegue-se isolar a glicose e a frutose e transformar a D-glicose em D-frutose, possibilitando a produção industrial de xaropes derivados do amido, ricos em frutose. Também pode ser produzida a partir do sorbitol, que está presente em maçãs, peras, cerejas, ameixas e em produtos como gomas de mascar, balas, doces e alimentos e sucos dietéticos. Vem sendo cada vez mais utilizada como adoçante em alimentos processados. Essa preferência se deve ao seu baixo custo, disponibilidade e capacidade intensa de adoçar, representando uma alternativa menos dispendiosa ao açúcar; sendo adicionada com frequência crescente a refrigerantes, sucos de frutas e doces.[1,2]

O aumento proporcional desse monossacarídeo na composição dos carboidratos da dieta industrializada em vários países, associado às observações de distúrbios metabólicos secundários, como má absorção de íons ocasionando comprometimento ósseo, alterações secundárias do metabolismo de lipídeos (obesidade, hipertensão, diabetes, hiperinsulinismo e doença gordurosa do fígado), aumento da prevalência de algumas neoplasias, tem norteado a necessidade de maiores estudos sobre a absorção da frutose, interferências na microbiota intestinal e a relação com o metabolismo de outros componentes da dieta.[3]

Outro aspecto importante de investigação é a relação ou a possível interferência nas manifestações clínicas dos distúrbios funcionais do trato gastrointestinal (em especial a síndrome do intestino irritável), considerando que a frutose é um importante componente da dieta dos FODMAP (oligo, di, monossacarídeos fermentáveis e polióis) utilizada para o controle desses sintomas.[4-6]

São duas as síndromes clínicas relacionadas à frutose:
1. intolerância à frutose ou má absorção de frutose;
2. intolerância hereditária à frutose ou frutosemia.

Intolerância/má absorção à frutose

A causa molecular e genética para explicar a má absorção de frutose ainda é desconhecida.[7] Os principais transportadores da frutose, GLUT-5 e GLUT-2, são membros da família de transporte da glicose (GLUT) e proporcionam a captação passiva da frutose. O GLUT-5, localizado na borda em escova dos enterócitos do intestino delgado, é um transportador independente de glicose, com baixa capacidade de absorção e saturável; o GLUT-2 é um cotransportador de frutose dependente de glicose de alta capacidade. Além da frutose, o GLUT-2 também transporta glicose e galactose, estando localizado na membrana basolateral. Em situações específicas, como em altas concentrações de glicose no lúmen intestinal, o GLUT-2 poderia ser expresso na membrana apical. Estudos demonstram que o principal transportador da frutose é o GLUT-5 sendo ainda desconhecido se os outros transportadores GLUT-2 e SGLT4 possam ter papel importante nesse transporte, assim como outros menos estudados, GLUT-7, GLUT-8 e GLUT-12, possam participar desse transporte.[8,9] Após a absorção pelo enterócito, é transportada pelo GLUT-2, na membrana basolateral, para o sistema porta e metabolizada no hepatócito e, em menor importância, em células do intestino e rins.

A frutose é absorvida de forma mais eficiente quando a glicose se encontra presente em concentrações equimolares. A reabsorção ativa de glicose pelo intestino delgado resulta do sistema de transporte SGLT-1/cotransportador de sódio-glicose. Quando a glicose ingerida é transportada pelo SGLT1, o GLUT-2 é ativado e inserido na membrana apical, assim a ingestão concomitante de glicose aumenta a absorção de frutose. Um segundo mecanismo tem sido proposto, a frutose e outros solutos são absorvidos pelo sistema de transporte paracelular, com base na abertura das junções firmes induzida pela absorção da glicose. Quando a concentração de frutose excede a de glicose pode, ocorrer má absorção da frutose. Por sua vez, o sorbitol parece ter um efeito negativo na absorção de frutose. Este álcool de açúcar (poliol) pode ser transformado em frutose, bloqueando o GLUT-5 e causando ao agravamento do distúrbio de captação de frutose.

Quadro clínico

À semelhança de outros carboidratos, a má absorção de frutose é caracterizada por manifestações clínicas do tipo cólicas ou dor abdominal, flatulência e diarreia; sendo o resultado da fermentação bacteriana deste açúcar não absorvido no cólon, produzindo hidrogênio, dióxido de carbono, metano e ácidos graxos de cadeia curta, podendo resultar em diarreia osmótica. Esses sintomas decorrem de uma sobrecarga ou de defeito no sistema de transporte no intestino delgado (principalmente no GLUT-5). A retirada de alimentos ricos em frutose como pera, maçãs, uvas, mel melhora as queixas. Observa-se um efeito benéfico da glicose na absorção de frutose em alimentos com concentrações equimolares, por exemplo, bananas e laranjas.[10]

A má absorção de frutose pode ser secundária à lesão de mucosa intestinal, induzida por várias doenças, como a doença celíaca. A taxa de crianças que apresenta má absorção de frutose é significativamente maior no grupo etário mais jovem (< 9 anos). A queda rápida na incidência dessa má absorção nas crianças de maior idade pode refletir o desenvolvimento da maturação normal nos mecanismos da absorção da frutose.[11]

Diagnóstico

Um teste útil para o diagnóstico de má absorção de frutose é o do hidrogênio expirado, no qual o H_2 produzido é medido de modo não invasivo na amostra do ar expirado após a ingestão de dose padronizada de 0,5 g/kg de frutose até o máximo de 25 g dissolvidos em água (sensibilidade e especificidade de 80% e 90%). O diagnóstico é confirmado pelo aumento de ≥ 20 ppm no nível de H_2 ou ≥ 10 ppm no CH4 acima da linha de base, associado com desconforto abdominal após o consumo da dose teste. Um teste respiratório negativo não exclui uma resposta positiva à restrição de frutose, deste modo, o teste do hidrogênio expirado não prediz uma resposta à dieta.[12]

Tratamento

O tratamento da má absorção de frutose baseia-se na redução da ingestão de frutose abaixo de 10 g/dia, ou na ingestão de alimentos com menos de 3 g de frutose por refeição; ou 0,5 g de frutose livre por 100 g de alimento e menos de 0,5 g de *fructans* por 100 g de alimento e na eliminação de álcoois de açúcar e de bebidas alcoólicas.[5]

Além disso, é fundamental conscientizar os pacientes sobre a importância de uma ingestão balanceada de frutose e glicose, pelos motivos supradescritos. Além disso, a ingestão de xilose isomerase como suplemento dietético, aumentando a conversão de frutose em glicose, parece melhorar os sintomas de má absorção de frutose. Usando essas estratégias dietéticas, é possível obter remissão dos sintomas em 60% a 90% dos casos.[12] Em resumo: evitar alimentos ricos em frutose, evitar alimentos que contenham mais frutose do que glicose, evitar alimentos contendo sorbitol, evitar sobremesas e lanches doces confeccionados com xarope de milho rico em frutose. Adicionar dextrose (açúcar) para auxiliar a absorção de frutose[13] (Quadro 21.1).

Quadro 21.1 – Lista de alimentos ricos em frutose e alternativas com baixo teor de frutose para pacientes com intolerância/má absorção de frutose.

Alimentos ricos em frutose (evitar)	*Alternativa de alimentos com baixo teor de frutose (permitidos)*
• Todas as frutas não permitidas, especialmente sucos, frutas secas (como ameixas, passas ou tâmaras) e frutas enlatadas em suco ou calda • Alcachofra, alho-poró, batata doce, brócolis, cenoura, cogumelo, couve-flor, feijão verde, pimentão verde/vermelho, quiabo, pasta de tomate, produtos de tomate (tomate enlatado, *ketchup*) • Feijão, ervilha, milho • Frutose, mel, xarope de milho rico em frutose, sorbitol, geleias, sobremesas de gelatina, balas, todas sobremesas adoçadas com frutose • Condimentos como molho de churrasco, *ketchup*, molho agridoce, calda de panqueca, molho de ameixa, *chutney* entre outros	• Abóbora, abobrinha, acelga, alface, aipo, aspargos, batatas brancas, brotos de bambu, cebolinha, couve, espinafre, nabo, pepino, rabanete • Alimentos permitidos que são mais propensos a dar gases: couve-de-bruxelas, repolho, alface, tofu • Abacate, abacaxi fresco, banana, figo fresco, kiwi, limão, melão, morangos, nectarina, pêssego, tangerina • Todos os cereais • Todas as carnes, peixes e ovos • Todos os laticínios • Todas as gorduras

Fonte: Adaptado de Fedewa A, Rao SSC, 2014; Escobar Jr MA, Lustig D, Pflugeisen BM et al., 2014 e Canani BR, Pezzella V, Amoroso A et al., 2016.

Caso clínico 1

Menina, branca, 4 anos de idade, apresenta quadros diarreicos e dor abdominal intermitentes há 3 anos. Os episódios são caracterizados por fezes líquidas, quatro a cinco vezes ao dia, cheiro azedo e com flatulência. Refere cólicas nos episódios e ocasionalmente distensão abdominal e assadura perineal. Relaciona o aparecimento com ingestão de sucos, refrigerantes e algumas frutas. Mantendo apetite, alimenta-se bem, crescimento normal, ganha peso mesmo nos episódios de diarreia. Foi orientada, pelo pediatra, a exclusão do leite de vaca e de derivados, sendo prescrita fórmula de proteína isolada de soja e realizado tratamento para giardíase por duas vezes, sem modificação do quadro.

Caso clínico 1 (continuação)

Antecedentes pessoais: primeiro filho, nega consanguinidade parental, gestação e parto sem intercorrências. Peso de nascimento: 3,58 kg; comprimento: 49 cm. Leite materno exclusivo até 6º mês de vida. Introdução de fórmula infantil de 2º semestre e dieta complementar com boa aceitação. Vacinação em dia. Desenvolvimento neuropsicomotor adequado, frequenta creche desde 1 ano de idade. Exame físico geral e especial sem anormalidades, peso e estatura no percentil 50 para idade.

Possíveis hipóteses diagnósticas: diarreia funcional, deficiência primária de sacarase-isomaltase, parasitose intestinal (giardiase), má absorção/intolerância a frutose.

Exames laboratoriais: teste de tolerância à sacarose (sangue periférico) – normal; xilosemia e esteatócrito – normais; hemograma, dosagem de imunoglobulinas – normais; antitransglutaminase IgA negativo.

Diagnóstico: a criança apresentava quadros diarreicos intermitentes com características de má absorção de carboidratos sem comprometimento nutricional e sem recusa alimentar, com crescimento e desenvolvimento normais. Estava em uso de fórmula infantil de 2º semestre e dieta complementar plena, com boa aceitação. Já havia realizado dieta de exclusão de proteína do leite de vaca e tratamentos para giardíase sem melhora do quadro. Pelas características das evacuações lembrando má digestão/má absorção de carboidratos, pensou-se em intolerância à sacarose (deficiência primária de sacarase-isomaltase), realizado teste de tolerância à sacarose em sangue periférico que revelou boa absorção. Afastada essa hipótese, o diagnóstico mais provável foi de distúrbio gastrointestinal funcional (FIGD): diarreia funcional. Com a recomendação dietética para essa situação (horário de refeições, aumento de concentração de gorduras e retirada de alimentos com carboidratos fermentáveis), houve melhora do quadro no início, porém havia períodos de retorno das queixas. Com a recorrência das manifestações clínicas, a mãe começou a relacionar com períodos de férias, final de semana, festas na escola, quando a criança ingeria maior quantidade de sucos, refrigerantes, doces, balas e bolos industrializados, assim como também quando comia salada de frutas com mel. Nesses episódios, o quadro diarreico era acompanhado de náuseas, flatulência e cólicas abdominais. Com 6 anos de idade, foi realizado o teste de tolerância à frutose (H2 respiratório), confirmando a má absorção de frutose.

Tratamento: orientada uma dieta com baixo teor de frutose com boa resposta clínica, melhora da diarreia, flatulência e distensão abdominal.

Intolerância hereditária à frutose ou frutosemia hereditária

A má absorção da frutose não deve ser confundida com intolerância hereditária à frutose (IHF) ou frutosemia hereditária, que é uma doença metabólica rara, com incidência estimada de 1:18.000 a 1:31.000, herança autossômica recessiva, causada pela deficiência da aldolase B. A IHF frequentemente se manifesta em lactentes quando a frutose ou alimentos contendo sacarose são introduzidos após o desmame.[14]

Após ingerida, a frutose é fosforilada para frutose 1-fosfato (F1-P), que é, então, catabolizada pela aldolase B. Em pacientes com IHF, a F1-P se acumula no fígado, rim e intestino. A principal consequência é a depleção de fosfato decorrente da fosforilação da frutose. A falta de fosfato interrompe todo o processo celular que requer fosforilação, adenosina trifosfato, incluindo a gliconeogenese e a glicogenólise.

Dependendo da quantidade ingerida de frutose, sacarose ou sorbitol, os pacientes podem apresentar crise metabólica aguda, caracterizada por letargia, náusea, vômito, dor abdominal, diarreia, desmaio, alteração de enzimas hepáticas e distúrbios metabólicos (hipoglicemia, acidemia láctica, hipofosfatemia, hiperuricemia, hipermagnesemia, hiperalaninemia).[15] No período neonatal, quando esses pacientes são expostos à fórmula contendo frutose, podem desenvolver quadros de colestase neonatal ou insuficiência hepática aguda. A gravidade dos sintomas pode variar de acordo com a idade de exposição e a quantidade de frutose ingerida. A exposição crônica pode causar *failure to thrive*, hepatomegalia, icterícia, insuficiência hepática e renal crônica e eventualmente o óbito. Quando os sintomas são recorrentes, o diagnóstico é realizado na infância; entretanto, quando a frutose é restringida após o período infantil, a IHF pode permanecer sem diagnóstico até a idade adulta. Os pacientes podem desenvolver aversão aos alimentos que contêm frutose, como um mecanismo de defesa inconsciente, mesmo antes do diagnóstico.[14]

Diagnóstico

A avaliação da intolerância hereditária à frutose geralmente começa com a pesquisa de substâncias redutoras na urina. São três os açúcares redutores, a galactose, a frutose e a glicose. A cromatografia da urina pode identificar a frutose como o açúcar redutor. Os pacientes podem apresentar hipofosfatemia, hiperuricemia, hipermagnesemia, hipoglicemia e acidose metabólica após sobrecarga de frutose. Antigamente, a IHF era diagnosticada pelo teste de tolerância à frutose ou por meio do ensaio da atividade enzimática da aldolase B em espécimes de biópsia hepática ou do intestino delgado. Os testes de tolerância podem desencadear sintomas agudos de hipoglicemia, náusea e vômito e, por isso, não devem ser realizados. Atualmente, a alta sensibilidade e a natureza não invasiva da pesquisa da mutação do gene da aldolase B a tornam a melhor opção diagnóstica. As abordagens do teste molecular incluem sequenciamento de gene único, painéis multigênicos, pesquisa do exoma ou genoma. Uma vez diagnosticada a IHF, deve-se encaminhar a família para aconselhamento genético.[14]

Tratamento e manejo

O manejo da IHF é a abstinência absoluta de alimentos que contenham frutose, sacarose, sucralose e sorbitol por toda a vida (Quadro 21.2). Alguns açúcares e adoçantes são tolerados e são citados no Quadro 21.3. O acompanhamento com um nutricionista pode ser útil, pois a lista de alimentos que contêm esses componentes é extensa. Os pacientes podem estar predispostos à deficiência nutricional, pois suas dietas exigem menor consumo de frutas e vegetais, sendo necessária a suplementação de multivitamínico sem açúcar. Recomenda-se que o paciente faça acompanhamento do crescimento, da função renal e hepática, especialmente quando houver transgressão à dieta. A família deve estar ciente de que a sacarose e o sorbitol são componentes comuns em xaropes e comprimidos e, por isso, devem ser aconselhados a ler cuidadosamente a bula desses medicamentos.[14]

Quadro 21.2 – Diretrizes dietéticas para intolerância hereditária à frutose (IHF).		
Categoria	*Alimentos permitidos*	*Alimentos proibidos*
Laticínios	Qualquer leite, queijo, ovos	Produtos lácteos acrescidos de açúcar (iogurte adoçado, iogurte de frutas, *milkshake*, achocolatado lácteo)
Carne	Carne, vitela, cordeiro, porco	Presunto, *bacon*, salsicha, carnes processadas; qualquer outra carne em que o açúcar é usado no processamento
Peixe	Todos	Nenhum
Aves	Frango, peru	Nenhuma
Cereais	Cereais cozidos ou prontos para comer	Cereais adoçados/açucarados
Frutas	Nenhuma	Todas as frutas, sucos de frutas, incluindo abóboras e licores e extratos de frutas
Vegetais	Aspargos, repolho, couve-flor, aipo, feijão verde, pimentão verde, alface, nozes, cebola, batata, espinafre, feijão de cera	Todos outros vegetais, incluindo batata doce

(Continua)

Quadro 21.2 – Diretrizes dietéticas para intolerância hereditária à frutose (IHF). (*Continuação*)

Categoria	Alimentos permitidos	Alimentos proibidos
Pães	Pães preparados sem frutose, sacarose, açúcar ou sorbitol; bolachas e salgadinhos	Quaisquer pães ou bolachas preparados com frutose/sacarose/açúcar/sorbitol
Fontes de gordura	Manteiga, margarina, óleo, maionese/mostarda preparados sem açúcar	Maionese, mostarda e molhos para salada preparados com açúcar
Sobremesas e adoçantes	Gelatina dietética, gelado dietético, pudins dietéticos, iogurte natural, glicose, dextrose, dextrina, maltose e adoçantes de zero caloria	Todas as sobremesas que contenham açúcar (bolo, torta, biscoitos, balas, gelatina, sorvete, mel, suco de frutas), açúcar, sacarose, sorbitol, frutose
Miscelânea	Sucos de vegetais, café, chá, sal, pimenta, caldos/sopas de vegetais permitidos; alguns substitutos do açúcar, algumas bebidas dietéticas, massa, arroz, canela, alho, sementes de papoula, manteiga de amendoim (quando pura e sem adição de açúcares)	*Ketchup* e quaisquer outros molhos/condimentos que contenham açúcar, geleias, conservas, bebidas carbonatadas/refrigerantes, manteiga de amendoim se preparada com adição de açúcares, goma de mascar com sorbitol

Fonte: Gaughan S, Ayres L, Baker PR et al., 2015.

Quadro 21.3 – Lista de alguns açúcares e adoçantes tolerados e não tolerados pelos pacientes com intolerância hereditária à frutose ou frutosemia.

Tolerados	Não tolerados
• Aspartame • Dextrose • Glicose • Lactose • Dextrinomaltose • Splenda (depende da purificação) • Sucralose (depende da purificação)	• Xarope de milho • Demerara • Mel • Xarope de bordo • Rapadura • Sorbitol • Stevia

Fonte: Traduzido e adaptado de Boston University (https://www.bu.edu/aldolase/HFI/treatment/sugar_table.htm).

O manejo da descompensação aguda visa os cuidados de suporte, incluindo administração de glicose intravenosa (dextrose), tratamento da acidose metabólica e da insuficiência hepática quando presentes.

Nos casos em que a adesão à dieta não é absoluta, pode-se esperar morbidade em razão de problemas como disfunção hepática e cirrose, disfunção renal e restrição de crescimento. Se a criança ingerir grandes quantidades de frutose, pode desenvolver letargia aguda, convulsões e/ou coma progressivo, consequente à crise metabólica. Nesses episódios, a hipoglicemia pode provocar disfunção do sistema nervoso central e diminuição da capacidade intelectual, e a coagulopatia e a acidose podem desencadear disfunção de múltiplos órgãos. Os pacientes geralmente são de risco para sepse fulminante com *Escherichia coli*.[16]

Os pacientes que aderem a uma dieta à base de frutose têm um excelente prognóstico, embora a hepatomegalia com esteatose possa permanecer como uma complicação persistente, a despeito da adesão à dieta de restrição a frutose. Um risco potencial em longo prazo é o desenvolvimento de adenoma hepático.[15]

Caso clínico 2

JPN, masculino, branco, 4 anos de idade. Evoluiu bem no 1º ano de vida, mas sempre apresentando muitas cólicas. Com 1 ano de idade, durante episódio de infecção de garganta, recebeu ampicilina e apresentou reação séria, ficando "molinho", pálido, com febre alta, sendo, então, descoberto hepatomegalia e aumento de transaminases. A mãe referia que foi realizada a hipótese de hepatite medicamentosa; porém, como não havia melhora do quadro, foi encaminhado a este serviço para investigação diagnóstica. Negava desmaios, crises convulsivas, desidratação, hipoglicemias, vômitos, sudorese e diarreia. Adequado desenvolvimento neuropsicomotor. Referia intolerância a alimentos doces e não aceitava frutas. Antecedentes pessoais: prematuridade de 36 semanas, parto cesárea, sem intercorrências. Pais hígidos, negavam consanguinidade parental. Ao exame físico: peso – 16 kg (percentil 50); estatura – 98 cm (entre percentil 25 e 50). Fígado palpável a 5 cm do RCD (hepatimetria 13 cm) parenquimatoso; baço não palpável, restante sem alterações. **Observação:** após 4 meses da primeira consulta, o paciente evoluiu com crises convulsivas, sendo, então, prescritos anticonvulsivantes e amido cru via oral.

Exames laboratoriais: TGO – 52 U/L (VN até 38); TGP – 57 U/L (VN até 41); fosfatase alcalina – 650 U/L (VN até 645); gama-GT – 34 U/L (VN 11 a 50); INR – 1 (VN até 1,3); PT – 6,9; albumina – 4,16; alfa-1 – 0,22 e gama – 0,85 (normais); BT – 0,38 mg/dL; BD – 0,1 mg/dL; Hb – 12,9; GB – 7.800; plaquetas – 413.000; ureia – 38 mg/dL; creatinina – 0,33 mg/dL.

Sorologias virais: HBsAg e Anti-HCV negativos.

Cobre sérico, cobre urinário, ceruloplasmina: normais.

Dosagem sérica de alfa 1-antitripsina: 150 mg/dL (VN 100 a 190).

Glicemia: 74 mg/dL (VN 70 a 100); ácido úrico – 3,9 mg/dL (VN 2,5 a 6); lactato – 2,2 mmol/L (VN 0,5 a 2); amônia – 69,6 (VN até 80 μg%); colesterol – 148 mg/dL; HDL – 65 mg/dL; VLDL – 15 mg/dL; LDL – 68 mg/dL; triglicerídeos – 45 mg/dL (lipidograma normal).

Gasometria: pH – 7,33; Bic – 18,9; BE: -5,8.

Urina: ácidos orgânicos – normais; perfil de acetilcarnitina sérica – normal; cromatografia de aminoácidos: normal.

Lipase ácida lisossomal: 163 (VR 55 a 850 pmol/hr/spt).

USG de abdome: hepatomegalia discreta, esteatose hepática grau II.

Biópsia hepática: arquitetura geral preservada, fibrose periportal moderada, com alguns septos fibrosos completos e sem nódulos. Ausência de infiltrado inflamatório significativo nos espaços portais. Sem ductopenia. No parênquima, observou-se esteatose macro e microgoticular em cerca de 45% das células. Moderada degeneração baloniforme. A coloração com ácido periódico de Schiff (PAS) – com e sem digestão – não revelou achados significativos. Diagnóstico: esteatose moderada, fibrose moderada e degeneração baloniforme.

Pesquisa genética: reação da cadeia de polimerase (PCR) por sequenciamento tipo Sanger do gene ALDO B – detectado variante c.DNA/proteína: c.360_363 del1CAAA, p (Asnl120LysfsTer32) em homozigose.

Diagnóstico: paciente pré-escolar com hepatomegalia, alterações discretas das transaminases que não se repetiram no serviço e apresentando esteatose hepática moderada na biópsia hepática. Descartadas as principais causas de hepatopatia crônica, como hepatites virais, deficiência de A1AT, doença de Wilson e hepatite autoimune. Nas hepatopatias de causa metabólica, descartados os defeitos de betaoxidação de ácidos graxos e deficiência da lipase ácida lisossomal. De início, como diagnóstico mais provável, foi pensado em glicogenose tipo VI, sendo orientado evitar jejum prolongado e uso de doses baixas de amido cru. Durante o seguimento, chamava a atenção a queixa de aversão a doces e frutas que a criança apresentava; por esse motivo, foi solicitada a pesquisa do gene ALDO B, que comprovou o diagnóstico de intolerância hereditária a frutose (frutosemia).

Tratamento: reforçada a dieta estrita sem frutose e sacarose. Foi possível suspensão dos medicamentos anticonvulsivantes e a criança nunca mais apresentou crises convulsivas. Após 3 anos de seguimento, a ressonância magnética de abdome mostrou discreto aumento das dimensões hepáticas, mas sem sinais de esteatose significativa. Mantém seguimento ambulatorial, atualmente com 14 anos, exames laboratoriais e ultrassonografia de abdome normais.

Referências bibliográficas

1. Barreiros RC, Bossolan G, Trindade CEP. Frutose em humanos: efeitos metabólicos, utilização clínica e erros inatos associados. Rev Nutr Campinas. 2005;18(3):377-89.
2. Gomara RE, Halata MS, Newman LJ et al. Fructose intolerance in children presenting with abdominal pain. J Pediatr Gastroenterol Nutr. 2008 Sep;47(3):303-8. doi: 10.1097/MPG.0b013e318166cbe4.
3. Ferrari RP, Choe JY, Patel CR. Intestinal absorption of fructose. Annu Rev Nutr. 2018 Aug 21;38:41-67. doi: 10.1146/annurev-nutr-082117-051707.7.
4. Gybson PR. History of the low FODMAP diet. J Gastroenterol Hepatol. 2017 Mar;32(Suppl 1): 5-7. doi: 10.1111/jgh.13685.
5. Fedewa A, Rao SSC. Dietary fructose intolerance, fructan intolerance and FODMAPs. Curr Gastroenterol Rep. 2014 Jan;16(1):370. doi: 10.1007/s11894-013-0370-0.
6. Martínez-Azcona O, Moreno-Álvarez A, Seoane-Pillado T et al. Fructose malabsorption in asymptomatic children and in patients with functional chronic abdominal pain: a prospective comparative study. Eur J Pediatr. 2019 Sep;178(9):1395-403. doi: 10.1007/s00431-019-03418-4.
7. Peretti N, Mas E. Congenital disorders of intestinal digestion and absorption (sugars, proteins, lipids, ions). Best Pract Res Clin Gastroenterol. 2022 Feb-Mar;56-57:101785. doi: 10.1016/j.bpg.2022.101785.
8. Ebert K, Witt H. Fructose malabsorption. Mol Cell Pediatr. 2016 Dec;3(1):10-5. doi: 10.1186/s40348-016-0035-9.
9. Koepsell H. Glucose transporters in the small intestine in health and disease. Pflugers Arch. 2020 Sep;472(9):1207-48. doi: 10.1007/s00424-020-02439-5.
10. Canani BR, Pezzella V, Amoroso A et al. Diagnosing and Treating Intolerance to Carbohydrates in Children. Nutrients. 2016 Mar 10;8(3):157. doi: 10.3390/nu8030157.
11. Jones HF, Burt E, Dowling K et al. Effect of age on fructose malabsorption in children presenting with gastrointestinal symptoms. J Pediatr Gastroenterol Nutr. 2011 May;52(5):581-4. doi: 10.1097/MPG.0b013e3181fd1315.
12. Bernardout M, Grosley AL, Eishaer A et al. Fructose malabsorption: causes, diagnosis and treatment. Br J Nutr. 2022 Feb 28;127(4):481-9. doi: 10.1017/S0007114521001215.
13. Escobar Jr MA, Lustig D, Pflugeisen BM et al. Fructose intolerance/malabsorption and recurrent abdominal pain in children. J Pediatr Gastroenterol Nutr. 2014 Apr;58(4):498-501. doi: 10.1097/MPG.0000000000000232.
14. Kim MS, Moon JS, Kim MJ et al. Hereditary fructose intolerance diagnosed in adulthood. Gut Liver. 2021 Jan 15;15(1):142-5. doi: 10.5009/gnl20189. PMID: 33028743.
15. Gaughan S, Ayres L, Baker PR et al. Hereditary fructose intolerance. In: GeneReviews [Online]. Seattle (WA): University of Washington, 2015 [last updated: 2021 Feb 18].
16. Hegde VS, Sharman T. Hereditary fructose intolerance. In: StatPearls [Online]. Treasure Island (FL): MStatMarPeMariaarls Publishing, 2022. PMID: 32644528.

Capítulo 22

Refluxo Gastroesofágico e Doença do Refluxo Gastroesofágico em Lactentes

Marisa Laranjeira
Mauro Sérgio Toporovski
Ana Cristina Fontenele Soares

Introdução

O refluxo gastroesofágico (RGE) corresponde à passagem do conteúdo gástrico ao esôfago, associada ou não a regurgitação e/ou vômito. É uma condição fisiológica comum em recém-nascidos e lactentes nos primeiros meses de vida; em geral, resolve-se espontaneamente e não resulta em complicações. A doença do refluxo gastroesofágico (DRGE) ocasiona sintomas de desconforto e pode causar inúmeras complicações. Estudos sugerem que o RGE tem um pico de incidência em lactentes entre 3 e 6 meses de idade, de 60% a 70%, com diminuição até 5%, em bebês com 1 ano de idade.[1,2]

Múltiplos são os mecanismos de defesa para proteção contra a ocorrência de RGE: barreira antirrefluxo; *clearance* esofágico; e resistência da mucosa. Embora falhas nesses mecanismos possam colaborar para o desenvolvimento do RGE, o número aumentado dos relaxamentos transitórios do esfíncter esofágico inferior corresponde à principal alteração fisiopatológica.[3]

A **regurgitação (RGE fisiológico)** é definida como expulsão involuntária e sem esforço do conteúdo gástrico através da boca. Não é acompanhada por náuseas, esforço abdominal ou reflexo emético.[4] Em geral, é um processo fisiológico normal, que ocorre no lactente saudável. Segundo o Critério de Roma IV, em um lactente sem nenhum outro problema de saúde e idade entre 3 semanas e 12 meses, devem estar presentes duas das seguintes características: 1) duas ou mais regurgitações por dia durante 3 ou mais semanas; ou 2) ausência de náuseas, hematêmese, aspiração, apneia, déficit de crescimento (*failure to thrive*), dificuldades na alimentação ou na deglutição e postura anormal.[5]

A **doença do refluxo gastroesofágico (DRGE)** é caracterizada quando o RGE causa manifestações clínicas de gravidade variável, associadas ou não a complicações digestivas, como a esofagite. Nessas situações, os períodos de dor e desconforto são mais longos, sendo comum ocorrer vômitos, interrupção das mamadas ou recusa alimentar.[6] A DRGE também pode determinar manifestações atípicas como tosse crônica, broncoespasmo, rouquidão, síndrome de Sandifer e ALTE (*apparent life-threatening event*).[3,7]

Outro aspecto desafiador da DRGE é a ocorrência de sintomas semelhantes aos da alergia ao leite de vaca, tornando o diagnóstico diferencial, muitas vezes, difícil. Regurgitação, vômitos, choro, irritabilidade, anorexia, baixo ganho ponderal e distúrbios do sono podem ocorrer nas duas condições. Nenhuma delas pode ser diagnosticada de forma precisa por exames complementares.[8,9]

Caso clínico 1

Paciente do sexo feminino, 4 meses, apresenta quadro de regurgitações frequentes, sem relação com as mamadas, e vômitos esporádicos, há 3 meses. Nascida de parto cesárea, por opção dos pais, com 40 semanas, de uma primeira gestação, sem intercorrências. Apgar de 1º minuto 9, e de 5º minuto 10. Peso ao nascimento de 3,2 kg e altura de 49 cm. Aleitamento materno exclusivo, a cada 3 horas, por 30 minutos, em cada seio. A mãe percebia que a bebê mamava vorazmente por 10 minutos, mas achava que se permanecesse mais tempo no peito, sua filha ganharia mais peso. A posição da criança, às mamadas, era quase horizontal. Quando terminava de dar as duas mamas, deixava a bebê arrotar, o que acontecia em 5 a 10 minutos e, então, deitava a criança no berço em decúbito horizontal, sem elevação. Algumas vezes, a paciente, logo após as mamadas, apresentava certo desconforto, o que resultava em choro. Quanto ao hábito intestinal, as fezes eram semilíquidas, explosivas e, algumas vezes, com muco, sem sangue. O ganho de peso era de 25 gramas por dia. Foi ao pediatra, que justificou a hipótese diagnóstica de RGE e solicitou uma cintilografia esofágica. Como o resultado veio negativo para refluxo, diante da presença de vômitos, regurgitações, choro e muco nas fezes, foi solicitada a exclusão, na dieta materna de leite de vaca e derivados. Como a bebê não melhorou, a mãe procurou outro pediatra, que fracionou a amamentação, elevou o decúbito e iniciou domperidona e omeprazol. Após 15 dias, apresentou discreta melhora das regurgitações. Ganho ponderoestatural continuava adequado. Diante da insatisfação dos pais, um terceiro pediatra avaliou a criança. Suspendeu as medicações e a dieta de exclusão materna. Orientou mamadas por, no máximo 10 minutos, em cada seio, deixando a criança numa posição diagonal, no braço da mãe. Ao término da mamada, solicitou aguardar 30 minutos para colocá-la no berço elevado, a 45 graus. Com isso, a criança apresentou uma melhora sensível. Essa conduta foi mantida e, aos 6 meses de idade, com a introdução da papinha de frutas e de legumes, carne ou frango, as regurgitações praticamente desapareceram.

 ## Caso clínico 2

Paciente do sexo masculino, 3 meses, nascido de parto normal, 39 semanas, primeira gestação, Apgar de 9 no 1º minuto e 10 no 5º minuto. Peso ao nascimento de 3,55 kg e altura de 50 cm. Recebeu alta no 2º dia de vida em aleitamento materno exclusivo. Com 1 mês de vida, iniciou quadro de regurgitações, principalmente após as mamadas, em pequena quantidade, sem choro e/ou irritabilidade. Na consulta de rotina com o pediatra, como a criança estava com ganho de peso de 35 g/dia, o pediatra orientou manter aleitamento materno exclusivo, no máximo 10 minutos em cada seio, deixando a criança numa posição diagonal, no braço da mãe. Após, aguardar 30 minutos para criança arrotar, deitá-la em posição horizontal com a barriga para cima. Explicou que as regurgitações eram normais e autolimitadas e que não era necessária a realização de exame e/ou medicação. Com 2 meses de vida, o paciente apresentou piora das regurgitações, algumas vezes com vômitos em jato, associada à irritabilidade, choro frequente principalmente à noite, sono noturno agitado. Algumas vezes, a mãe percebia que a criança jogava a cabeça para trás após as mamadas. Ganho de peso 15 g/dia. Como a criança estava apresentando irritabilidade e dificuldade para mamar, o pediatra fez hipótese diagnóstica de DRGE e iniciou domperidona e sucralfato. Solicitou radiografia contrastada do esôfago, estômago e duodeno, que veio com refluxo gastroesofágico. Sem alterações anatômicas. A criança evoluiu com recusa da mamada por choro e irritabilidade, sem ganho ponderal satisfatório. O pediatra solicitou endoscopia digestiva alta (EDA) com biópsia. Macro e microscopia normais. Como a criança não estava apresentando melhora clínica, o pediatra suspendeu as medicações e orientou a mãe a fazer exclusão materna de leite de vaca e derivados. Após 2 semanas, a criança apresentou melhora parcial dos sintomas, mantendo irritabilidade e sono agitado. A mãe consultou outro pediatra que solicitou pHmetria esofágica. O exame veio sugestivo de DRGE (índice de refluxo de 15%, normal até 10%). Iniciado tratamento com inibidor de bomba de prótons (IBP) por 8 semanas. Orientada a forma correta de dar a medicação (apresentação, dose e forma de administração). A criança evoluiu com melhora total dos sintomas após 4 semanas do início da medicação. Após 8 semanas, foi suspensa a medicação e liberados o leite de vaca e derivados da dieta materna, sem retorno dos sintomas. Com 6 meses, o paciente se mantinha assintomático e com bom ganho de peso.

Diagnóstico

Com relação ao diagnóstico, o pediatra deve estar atento para diferenciar a regurgitação do lactente (RGE fisiológico ou *happy spitter*) da DRGE e, assim evitar a indicação, muitas vezes, desnecessária de exames complementares.

Na DRGE, nem sempre é possível fazer o respectivo diagnóstico clínico, pois os sintomas como choro, irritabilidade, recusa alimentar e baixo ganho de peso são muito inespecíficos e, na grande maioria das vezes, não são suficientes para fazer o diagnóstico e nem predizer a resposta ao tratamento clínico.[6]

Para o diagnóstico de DRGE do lactente, o pediatra deve começar com uma avaliação clínica adequada associada a exames complementares que comprovem o diagnóstico dessa condição clínica. Não sendo recomendado o tratamento empírico com IBP nestes pacientes.[6]

Com os métodos diagnósticos, visamos documentar a presença de RGE ou de suas complicações, estabelecer uma relação entre o RGE e os sintomas, avaliar a eficácia do tratamento, além de excluir outras condições. Atualmente, nenhum método diagnóstico é considerado padrão-ouro para o diagnóstico de DRGE.[6]

O conhecimento das indicações e limitações desses exames é essencial para evitar submeter os pacientes a testes caros e invasivos. A seguir, discutiremos os principais exames disponíveis, ressaltando as indicações e limitações de cada um.

Radiografia contrastada de esôfago, estômago e duodeno (RxEED)

O raio RxEED é exame de baixo custo e de fácil execução, porém não é adequado para o diagnóstico de DRGE.[10] Avalia apenas o RGE pós-prandial imediato, não sendo possível correlacionar os episódios de refluxo com os sintomas do paciente. Sua principal indicação é fazer a avaliação anatômica do trato digestório alto. O raio RxEED não deve ser usado para diagnosticar DRGE ou avaliar a gravidade da DRGE, mas deve ser indicado sempre que houver suspeita de anormalidade anatômica.[6]

Cintilografia gastroesofágica

A cintilografia gastroesofágica avalia apenas o RGE pós-prandial imediato, não sendo possível a associação com os sintomas apresentados pelo paciente. Pode ser utilizado para avaliar o esvaziamento gástrico e para detectar a aspiração pulmonar. A cintilografia não deve ser utilizada para diagnóstico de DRGE em lactentes.[6]

Ultrassonografia esofagogástrica

A ultrassonografia esofagogástrica não é recomendada para avaliação clínica de rotina da DRGE no lactente. Ela tem papel importante no diagnóstico diferencial com a estenose hipertrófica de piloro.[6]

pHmetria esofágica

A pHmetria quantifica os episódios de RGE ácido e possibilita a associação dos episódios de refluxo com os sintomas apresentados pelo paciente. A sua principal limitação é não detectar episódios de refluxo não ácidos ou fracamente ácidos.[10,11]

A pHmetria deve ser realizada apenas na avaliação de sintomas atípicos ou extradigestivos da DRGE; n correlação dos sintomas apresentados com os episódios de RGE ácido; na avaliação da resposta ao tratamento clínico ou de DRGE de difícil controle; além de avaliação pré e pós-operatória do paciente com DRGE.[6]

Impedâncio-pHmetria esofágica intraluminal (IpH)

A IpH quantifica os episódios de RGE independentemente do pH, possibilitando, assim, a associação dos episódios de refluxo com os sintomas apresentados pelo paciente.[12]

A IpH deve ser indicada para relacionar sintomas com refluxo ácido e não ácido; para esclarecer o papel do refluxo ácido e do não ácido e no diagnóstico de DRGE, especialmente em lactentes com dieta exclusiva ou predominantemente láctea, nos quais o RGE pós-prandial pode não ser detectado pela pHmetria esofágica.[13]

Endoscopia digestiva alta com biópsia

A EDA permite a avaliação macroscópica da mucosa esofágica e a coleta de material para estudo histopatológico.[13]

Esofagite endoscópica só é considerada quando há lesões na macroscopia (erosões ou úlceras). As biópsias endoscópicas são fundamentais para diagnóstico diferencial principalmente com esofagite eosinofílica. A ausência de esofagite à endoscopia não exclui a DRGE, pois alguns pacientes apresentam a DRGE não erosiva. A endoscopia não deve ser usada para diagnóstico de refluxo, mas deve ser utilizada, com biópsias, para auxiliar no diagnóstico das complicações da DRGE (esofagite), diferenciar de outras esofagites, especialmente da esofagite eosinofílica e para orientar o aumento do tratamento ácido.[14]

Diagnóstico baseado nos casos clínicos

Caso clínico 1 – Mostrou um lactente com regurgitação clássica (RGE fisiológico), em que a presença de regurgitações e de vômitos não comprometeu o ganho ponderal. Um comportamento comum entre as mães é o de acreditar que as eructações após as mamadas já indicam que a criança pode ser colocada no berço, o que é incorreto, devendo aguardar entre 20 e 30 minutos. As mamadas prolongadas possivelmente contribuíram para aerofagia e, por consequência, distensão gasosa e desconforto pós-prandial, fato este que foi erroneamente diagnosticado como DRGE, ocasionando a indicação desnecessária de exames complementares e de tratamento medicamentoso. Além disso, é possível um lactente apresentar mais de um distúrbio funcional gastrointestinal e, nesta situação, embora o choro não fosse de caráter inconsolável, deve ser lembrada a associação de regurgitação com a cólica do lactente.[5]

Caso clínico 2 – Mostrou um lactente que, no início do quadro, apresentava manifestações clínicas de regurgitação do lactente semelhantes às do caso clínico 1, porém com evolução totalmente diferente. O lactente evoluiu com irritabilidade, choro principalmente à noite e sono agitado, com dificuldade no ganho de peso e sem melhora com uso de citoprotetor. Na sequência, o pediatra corretamente orientou dieta de exclusão do leite de vaca da dieta materna, com melhora parcial dos sintomas após 2 semanas. Como o lactente não apresentou resolução dos sintomas, as diretrizes mais recentes recomendam a comprovação da DRGE antes de se iniciar o tratamento empírico. Seguindo essas orientações, foi realizada uma EDA que não mostrou alteração, seguido de pHmetria esofágica que comprovou o diagnóstico.

Terapia

A terapia relacionada ao RGE deve abordar as medidas posturais e dietéticas na regurgitação, acrescidas da terapia medicamentosa na DRGE (Figura 22.1).

As medidas posturais devem ser empreendidas no sentido de manter o lactente em posição vertical em períodos de 20 minutos, ou mais, pós-mamadas, facilitando o esvaziamento gástrico e a eructação. Embora a posição prona tenha demonstrado melhores resultados em relação à diminuição dos episódios de RGE, o decúbito dorsal é o preconizado em virtude do risco de morte súbita nos primeiros meses de vida.[14] Com relação aos cuidados ambientais, deve-se evitar exposição ao fumo, pois este propicia maior número de relaxamentos do esfíncter esofágico inferior.[15]

Quando em aleitamento natural, deve-se evitar sucção não nutritiva, ou seja, tempos muito prolongados das mamadas, o que reflete em aumento da distensão gasosa gástrica e piora dos eventos de refluxo. Quando o lactente está com fórmula, deve ser evitada a hiperalimentação, respeitando-se a capacidade gástrica, pode-se fracionar a dieta em volumes menores e com maior frequência. Em casos de ausência de respostas às medidas supracitadas, para os lactentes em regime de fórmula, devem-se prescrever as denominadas fórmulas

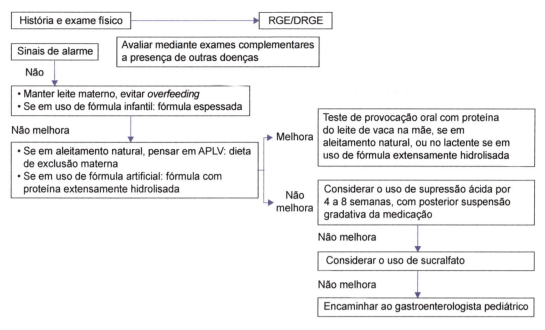

Figura 22.1. Algoritmo para acompanhamento de lactentes com refluxo gastroesofágico e suspeita de doença do refluxo gastroesofágico.
APLV: alergia à proteína do leite de vaca.
Fonte: Adaptada de Rosen R, Vandenplas Y, Singendonk M et al., 2018 e Salvatore S, Agosti M, Baldassarre ME, 2021.

AR (antirregurgitações). Estas podem ser de amido digerível ou não digerível (alfarroba). Os resultados em relação ao uso dessas fórmulas apontam para uma redução no número e no volume das regurgitações, com efeito frágil para o índice de refluxos ácidos. Os estudos apontam para resultados similares em relação ao tipo de amido empregado.[16]

Em lactentes com suspeita de DRGE, que estão em aleitamento natural, se não houver resposta às medidas posturais e dietéticas iniciais, opta-se pela exclusão do leite de vaca da dieta da nutriz por 2 a 4 semanas. Naqueles em uso de fórmulas AR sem sucesso, faz-se a substituição por fórmula extensamente hidrolisada por 2 a 4 semanas. Reserva-se o uso de fórmulas à base de aminoácidos para situações mais graves com importante repercussão nutricional ou em falhas de resposta às fórmulas extensamente hidrolisadas.[17]

Tratamento medicamentoso

Os guias de recomendação para o manuseio e o tratamento do RGE em lactentes contraindicam, nos últimos anos, o uso de procinéticos de rotina. Estes demonstram ação frágil no que concerne ao número e ao tempo de depuração dos refluxos gastroesofágicos. Os riscos de ocorrência de efeitos colaterais sobrepujam os efeitos benéficos na maioria dos casos, como liberação do sistema extrapiramidal e alteração do espaço QT.[6,14,18] O uso de domperidona fica reservado para situações particulares, em que se objetiva acelerar o esvaziamento gástrico por algum período de tempo, com efeito positivo para o RGE em questão.[18]

Os IBP (Tabela 22.1) são altamente efetivos em inibir a secreção gástrica ácida induzida pela alimentação, reduzindo os efeitos inflamatórios determinados pela exposição ácida à mucosa esofágica. Devem ser prescritos por 4 a 8 semanas após investigação mais detalhada para lactentes que comprovem a ocorrência de refluxos ácidos (pHmetria esofágica ou IpH esofágica de 24 horas) ou presença de esofagite confirmada por exame endoscópico. Deve-se estar atento para a ocorrência de efeitos adversos pelo uso de IBP, como cólicas abdominais, diarreia e irritabilidade, possibilidades de sobrescrescimento bacteriano do intestino delgado, aumento de incidência de pneumonia e sensibilização às proteínas heterólogas da dieta alimentar.[19] O uso para lactentes do omeprazol deve ser na forma MUPS (microesferas revestidas resistentes ao ácido), com os quais a liberação do IBP se faz no duodeno garantindo-se níveis adequados plasmáticos. A dose recomendada deve ser matinal, em jejum, respeitando-se o prazo de 30 minutos para a alimentação seguinte. Em 2011, a Food and Drug Administration (FDA) aprovou esomeprazol oral para bebês de 1 mês a 1 ano.[20,21] Lactentes, em geral, metabolizam de forma mais rápida os IBP, exigindo doses maiores para se obter bom nível de bloqueio ácido. Quando observados escapes noturnos de eventos de refluxo, pode estar indicado o uso de dose fracionada.[14]

Tabela 22.1 – Inibidores de bomba de prótons para lactentes.

Medicamento	Dose	Apresentação
Omeprazol	0,7 a 3,5 mg/kg, 1 vez/dia	Comprimidos revestidos solúveis (MUPS) de 10, 20 e 40 mg
Esomeprazol	• 3 a 5 kg: 2,5 mg, 1 vez/dia • > 5 a 7,5 kg: 5 mg, 1 vez/dia • > 7,5 kg: 10 mg, 1 vez/dia	Comprimidos revestidos solúveis de 20 e 40 mg

Fonte: Adaptada de Wilmington DE, 2012; Illueca M, Alemayehu B, Shoetan N et al., 2014 e Rosen R, Vandenplas Y, Singendonk M et al., 2018.

Os citroprotetores (Tabela 22.2), também denominados "agentes de superfície", agem por criar uma barreira na mucosa esofágica que impede o dano proporcionado pela acidez gástrica e confere uma proteção da mucosa esofágica à exposição ácida. Existem poucas publicações e ensaios na literatura internacional com utilização de sucralfato em lactentes com RGE.[22] Essa prescrição pode ser efetivada por algumas semanas, observando-se nível de resposta, controle sintomatológico e ocorrência de efeitos colaterais. Com relação ao uso de alginatos em RGE persistente, os *guidelines* são contraditórios. Enquanto as diretrizes do British National Institute for Health and Care (NICE)[6] consideram o alginato uma opção de tratamento, os *guidelines* da European and North-American Societies for Pediatric Gastroenterology, Hepatology and Nutrition (ESPGHAN, NASPGHAN) não recomendam o uso desse medicamento.[14] Em um estudo prospectivo observacional por meio da realização de IpH em lactentes, entre 25 e 306 dias de vida, em uso de alginato em razão de sintomas persistentes de RGE que não respondiam a modificações comportamentais e dietéticas, os resultados demonstraram diminuição no número e extensão dos refluxos ácidos e não ácidos associados a sintomas.[23]

Os antiácidos com alumínio ou magnésio neutralizam a acidez gástrica, mas têm uso limitado em lactentes pela toxicidade de seus componentes.[14]

Tabela 22.2 – Posologia do sucralfato e alginato.

Medicamento	Dose	Apresentação
Sucralfato	• A partir de 3 meses • 500 (2,5 mL) mg/dose, 4 vezes/dia	2 g = 1 flaconete/10 mL
Alginato	50 mg (0,5 mL)/kg/dia, divididos em 4 vezes	Alginato de sódio 100 mg/mL + bicarbonato de potássio 20 mg/mL

Fonte: Adaptada de Arguelles-Martin F, Gonzalez-Fernandez F, Gentles MG, 1989; Rosen R, Vandenplas Y, Singendonk M et al., 2018 e Salvatore S, Ripepi A, Huysentruyt K et al., 2018.

Terapia baseada nos casos clínicos

Nos dois casos, os pacientes foram medicados com domperidona e inibidor de secreção ácida, medicamentos cujos riscos em lactentes são maiores do que os benefícios.[14]

Caso clínico 1 – Somente medidas posturais e dietéticas foram necessárias para o controle dos sintomas.

Caso clínico 2 – O paciente incialmente apresentava um quadro sugestivo de regurgitação do lactente que, no começo, apresentou melhora com medidas posturais e dietéticas; porém, após um período, evoluiu com irritabilidade e sono agitado. No primeiro momento, foi prescrita a medicação citoprotetora. O uso de citoprotetor ainda é controverso. Salientamos que essa medicação deve ser prescrita por curto período enquanto se complementa a investigação e, de preferência, após o teste de exclusão de leite de vaca. Para este paciente, o diagnóstico foi de DRGE e, após o início do IBP, em dose adequada e na forma correta, houve melhora da sintomatologia.

Considerações finais

O RGE é extremamente comum nos primeiros meses de vida e, a maioria das vezes, fisiológico. Ele não afeta o crescimento e geralmente se resolve até 1 ano de idade com medidas posturais e dietéticas. Por sua vez, a DRGE é muito menos frequente. A farmacoterapia deve ser considerada no tratamento da DRGE mais grave para pacientes que não respondem às medidas conservadoras.

Referências bibliográficas

1. Leung AK, Hon KL. Gastroesophageal reflux in children: an updated review. Drugs Context. 2019;8:212591.
2. Nelson SP, Chen EH, Syniar GM et al.; Pediatric Practice Research Group. Prevalence of symptoms of gastroesophageal reflux during infancy: a pediatric practice-based survey. Arch Pediatr Adolesc Med. 1997;151:569-72.
3. Mousa H, Hassan M. Gastroesophageal reflux Disease. Pediatr Clin North Am. 2017 Jun;64(3):487-505.
4. Brasil. Associação Brasileira de Cuidados Paliativos. Consenso brasileiro de náuseas e vômitos. Rev Bras Cuid Paliativos. 2011;3(3-2):1-15.
5. Benninga MA, Nurko S, Faure C et al. Childhood functional gastrointestinal disorders: neonate/toddler. Gastroenterology. 2016;150:1443-55.
6. Davies I, Burman-Roy S, Murphy MS. Gastro-oesophageal reflux disease in children: NICE guidance. BMJ (Clinical Research Edition). 2015;350:g7703.
7. Piumelli R, Davanzo R, Nassi N et al. Apparent life-threatening events (ALTE): Italian guidelines. Ital J Pediatr. 2017;43: 111.
8. Salvatore S, Agosti M, Baldassarre ME. Cow's milk allergy or gastroesophageal reflux disease: can we solve the dilemma in infants? Nutrients. 2021 Feb;13(2):297.
9. Vandenplas Y et al. Gastrointestinal manifestations of cow's milk protein allergy and gastrointestinal motility. Acta Paediatr. 2012;101(11):1105-9.
10. Salvatore S, Vandenplas Y. Gastroesophageal reflux. In: Wyllie R, Hyams JS, Kay M (ed.). Pediatric gastrointestinal and liver disease. 5th ed. Philadelphia: Elsevier, 2016.
11. Colletti RB, Christie DL, Orenstein SR. Statementof the North American Society for Pediatric Gastroenterology and Nutrition (NASPGN): indications for pediatric esophageal pHmonitoring. J Pediatr Gastroenterol Nutr. 1995;21:253-62.
12. Wenzl TG, Benninga MA, Loots CM et al.; ESPGHAN EURO-PIG Working Group. Indications, methodology and interpretation of combined esophageal impedance-pH monitoring in children: ESPGHAN EURO-PIG standard protocol. J Pediatr Gastroenterol Nutr. 2012;55:230-4.
13. Orenstein SR, Izadnia F, Khan S. Gastroesophagealreflux disease in children. Gastroenterol Clin North Am. 1999;28:947-69.

14. Rosen R, Vandenplas Y, Singendonk M et al. Pediatric gastroesophageal reflux clinical practice guidelines: joint recommendations of NASPGHAN and the ESPGHAN. J Pediatr Gastroenterol Nutr. 2018;66:516-54.
15. Pol R, Smits M, Benninga MA et al. Non-pharmacological therapies for GERD in infants and children. J Pediatr Gastroenterol Nutr. 2011;53:S6-8.
16. Salvatore S, Savino F, Singendonk M et al. Thickened infant formula: what to know. Nutrition. 2018 May;49:51-6.
17. Singendonk MMJ, Tabbers MM, Benninga MA et al. Pediatric gastroesophageal reflux disease: systematic review on prognosis and prognostic factors. J Pediatr Gastroenterol Nutr. 2018;66(2):239-43.
18. Vieira MC, Miyague NI, Steen K et al. Effects of domperidone on the QT interval in neonates. Acta Paediatr. 2012;101(5):494.
19. Orel R, Benninga M, Broekaert IJ et al. Drugs in focus: proton pump innhibitors. J Pediatr Gastroenetrol Nutr. 2021;72:645-53.
20. Illueca M, Alemayehu B, Shoetan N et al. Proton pump inhibitor prescribing patterns in newborns and infants. J Pediatr Pharmacol Ther. 2014 Oct-Dec;19(4):283-7.
21. AstraZeneca LP. NEXIUM I.V. (esomeprazole sodium) for injection [prescribing information]. Wilmington (DE), 2012. Disponível em: https://www.accessdata.fda.gov/drugsatfda_docs/label/2012/021689s026lbl.pdf.
22. Arguelles-Martin F, Gonzalez-Fernadez F, Gentles MG. Sucralfate versus cimetidine in the treatment of reflux esophagitis in children. Am J Med. 1989;86(6A):73-6.
23. Salvatore S, Ripepi A, Huysentruyt K et al. The effect of alginate in gastroesophageal reflux in infants. Paediatr Drugs. 2018;20(6):575-83.

Capítulo 23

Sobrecrescimento Bacteriano no Intestino Delgado

Soraia Tahan
Mauro Batista de Morais
Ana Cristina Fontenele Soares

Introdução

A composição da microbiota intestinal varia de acordo com a porção estudada. A concentração bacteriana é cerca de 10^3 a 10^4/mL no estômago a aproximadamente 10^{11} mL no cólon. Fatores como concentração de oxigênio e pH intestinal também influenciam. O pH intestinal é ácido na parte proximal e alcalino na distal, enquanto a concentração de oxigênio é mais elevada na parte proximal e baixa na distal. Assim, no intestino delgado há predomínio de bactérias aeróbias, enquanto no intestino grosso há predomínio de anaeróbios.[1] A homeostase da microbiota intestinal depende de vários mecanismos, abordados no Quadro 23.1.[2]

Quadro 23.1 – Mecanismos que controlam a estabilidade da microbiota intestinal.

- Acidez gástrica inibe o crescimento de bactérias ingeridas e diminui o número de bactérias no intestino delgado
- Motilidade intestinal adequada que propulsiona a passagem de conteúdos intestinais e bactérias através do trato gastrointestinal
- Integridade anatômica do trato digestivo, incluindo válvula ileocecal, favorece o clareamento no intestino delgado e previne o refluxo de material colônico para o lúmen do intestino delgado
- Imunidade intestinal adequada que inibe a colonização bacteriana
- Secreção pancreática e biliar que inibe o crescimento bacteriano por ativar a proteólise e lipólise

Fonte: Sieczkowska A, Landowski P, Kamińska B et al., 2016.

O rompimento desses mecanismos que controlam a estabilidade da microbiota intestinal favorece a proliferação bacteriana no intestino delgado.[1]

Sobrecrescimento bacteriano no intestino delgado (SBID) é caracterizado pelo aumento anormal da quantidade de bactérias na luz do intestino delgado e/ou pela presença de microbiota atípica nessa porção do trato gastrintestinal. Além do número absoluto de organismos, o tipo de flora microbiana presente desempenha um papel importante nas manifestações clínicas de SBID.[3]

Uma ampla variedade de situações clínicas pode predispor ao sobrecrescimento bacteriano no intestino delgado. Essas situações incluem supressão ácida gástrica (uso prolongado de antiácidos e inibidores de bomba de prótons), doenças que afetam a motilidade gastrointestinal, alterações anatômicas e ressecções do trato gastrointestinal, especialmente aquelas associadas à perda da válvula ileocecal.[1]

A integridade de válvula ileocecal é fundamental para evitar sobrecrescimento bacteriano no intestino delgado. A perda ou disfunção da válvula ileocecal favorece a passagem de bactérias colônicas para o intestino delgado.[4] Estudo controlado demonstrou que adultos com SBID e sem comorbidades apresentam disfunção da válvula ileocecal identificada mediante cápsula *wireless* de motilidade.[5]

Pacientes com síndrome do intestino curto e perda da válvula ileocecal apresentam SBID. Os sintomas geralmente se manifestam com diarreia fétida, distensão abdominal, déficit de crescimento e acidose D-lática. Nesses pacientes, o sobrecrescimento bacteriano no intestino delgado favorece a ocorrência de doença hepática associada à nutrição parenteral.[6]

O Quadro 23.2[7,8] descreve os fatores de risco que favorecem o sobrecrescimento bacteriano no intestino delgado.

Quadro 23.2 – Fatores de risco que favorecem o sobrecrescimento bacteriano no intestino delgado.

Alterações anatômicas/estruturais	Distúrbios da motilidade intestinal
• Divertículo no intestino delgado • Estenoses no intestino delgado (radiação, medicação, doença de Crohn) • Alças cegas • Ressecção da válvula ileocecal • Fístulas entre intestino proximal e distal • Síndrome do intestino curto	• Gastroparesia • Dismotilidade do intestino delgado • Pseudo-obstrução intestinal crônica
Distúrbios gastrointestinais funcionais	**Disfunção de órgãos**
• Síndrome do intestino irritável	• Hepatopatia crônica • Pancreatite • Insuficiência renal
Miscelânea	**Medicações**
• Imunodeficiências • Doença celíaca • Doença de Crohn • Doenças do tecido conectivo • Diabetes • Enteropatia ambiental	• Uso prolongado de inibidor de bomba de prótons • Uso recorrente de antibióticos

Fonte: Dukowicz AC, Lacy BE, Levine GM, 2007.

O excesso de bactérias no intestino acarreta fermentação de carboidratos com produção de água e gás, desconjugação de ácidos biliares com consequente má absorção de gordura e vitaminas lipossolúveis, além de as bactérias consumirem macro e micronutrientes do hospedeiro. Ocasiona atrofia vilositária que também favorece a má-absorção de carboidratos, bem como diminui a produção de ácidos graxos de cadeia curta com consequente inflamação intestinal e sistêmica em decorrência do aumento da permeabilidade intestinal.[1] A inflamação da mucosa intestinal acarreta efeitos deletérios na absorção e na motilidade intestinal, com piora da distensão abdominal e da desnutrição.[9] Essa biomassa bacteriana no intestino delgado causa uma ruptura na fisiologia normal do hospedeiro, acarretando sintomas e complicações intestinais e não intestinais.[1]

O Quadro 23.3 mostra as manifestações clínicas e complicações associadas ao sobrecrescimento bacteriano no intestino delgado.

Quadro 23.3 – Manifestações clínicas e complicações associadas ao sobrecrescimento bacteriano no intestino delgado.	
Manifestações clínicas	**Complicações**
Dor abdominal	Má absorção de carboidratos
Distensão abdominal	Perda de peso e desaceleração do crescimento (desnutrição)
Diarreia	Anemia megaloblástica e macrocítica (deficiência de vitamina B12)
Flatulência	Deficiência de vitaminas lipossolúveis (A, D, E e K)
Esteatorreia	Hipoproteinemia
	Risco de infecções generalizadas em crianças com síndrome do intestino curto

Fonte: Sieczkowska A, Landowski P, Kamińska B et al., 2016.

O sobrecrescimento bacteriano no intestino delgado ocorre em ampla variedade de situações clínicas, na maioria dos casos associado a anormalidades anatômicas, distúrbio de motilidade e distúrbios funcionais, mas pode ocorrer também em crianças sem comorbidades que vivem em condições ambientais insalubres.[2]

Caso clínico 1

Menino de 10 anos de idade encaminhado de um serviço universitário de gastroenterologia pediátrica de um estado brasileiro para outro, a fim de contribuição diagnóstica. Apresenta quadro de distensão abdominal, vômitos e desnutrição desde 6 meses de vida e hábito intestinal que intercala períodos de constipação com outros de diarreia com fezes amareladas e fétidas. Nascido a termo, com peso adequado para idade, sem intercorrências neonatais e eliminação de mecônio nas primeiras 24 horas de vida. Histórico de múltiplas internações por quadros de suboclusão intestinal. Os quadros de suboclusão intestinal são caracterizados por aumento do número de vômitos e piora significativa da distensão abdominal. Exames radiológicos como radiografias simples de abdome e tomografias de abdome realizadas durante as internações não detectam sinal de obstrução mecânica. Nas internações, recebe hidratação endovenosa, medicamentos procinéticos e antieméticos, dieta enteral e antibióticos com melhora gradativa do quadro, mas sem resolução completa da distensão abdominal.

Exames de imagem realizados durante as internações incluem radiografias de abdome com distensão importante de alças de intestino delgado e presença de nível hidroaéreo. As tomografias computadorizadas de abdome mostram distensão acentuada de alças de intestino delgado, porém sem sinais de obstrução intestinal mecânica. Outros exames: triagem sorológica negativa para doença celíaca; T4 livre e TSH normais; manometria anorretal com presença de reflexo inibitório reto-anal e biópsia retal profunda com presença de células ganglionares a 2, 4 e 6 cm do bordo anal; calretinina positivo. Pesquisa de gordura nas fezes pelo método do SUDAM III: positivo.

Ao exame físico, apresenta-se com magreza acentuada, distensão abdominal importante, timpanismo à percussão abdominal e sem massas palpáveis.

Feita a hipótese diagnóstica de pseudo-obstrução intestinal pediátrica. Realizado o teste do hidrogênio no ar expirado com lactulose com detecção de sobrecrescimento bacteriano no intestino delgado. Chamam a atenção níveis superelevados de hidrogênio desde o valor do jejum (mesmo com reforço da higienização bucal). Valores de H2 em ppm foram: tempo 0 (basal, em jejum) – 129. Após ingestão do substrato lactulose: 15 minutos – 517; 30 minutos – 604; 45 minutos – 418; 60 minutos – 604; 90 minutos – 524; 120 minutos – 469; 150 minutos – 249; 180 minutos – 270; 210 minutos – 427. Iniciado tratamento com antibiótico cíclico mensal e suporte nutricional especializado.

Caso clínico 2

Menino com 8 anos morador em uma favela na região metropolitana de São Paulo (município de Osasco) assentiu em participar de um projeto de pesquisa realizado no local onde mora. Anteriormente, foi solicitado consentimento esclarecido aos seus pais e o projeto fora aprovado em Comitê de Ética. A área da moradia no passado era usada para descarte de lixo. No questionário, constatou-se que o menino morava em um barraco com luz elétrica e água que não eram provenientes diretamente da rede pública. Não havia conexão com rede de esgoto. O interrogatório revelou que nascera a termo com peso e comprimento normais. Não tinha nenhuma doença grave. Apresentava crises esporádicas de sibilância, mas raramente necessitava realizar inalação ou ir ao pronto atendimento. No que se refere ao aparelho digestivo, não apresentava nenhum sintoma como náuseas, vômitos, distensão ou dor abdominal. Refere que evacuava, diariamente, fezes cilíndricas sem rachaduras sem esforço ou dor. No passado, apresentou alguns episódios de diarreia aguda. Foi realizado exame físico incluindo a mensuração do peso e da estatura. Como parte do protocolo de pesquisa, realizou teste respiratório de hidrogênio e metano no ar expirado com lactulose. Forneceu, ainda, uma amostra de fezes para exame parasitológico e análise de parâmetros da microbiota intestinal. O peso foi de 18 kg e a estatura, de 110 cm. O teste do hidrogênio no ar expirado após administração de 10 g de lactulose revelou pico precoce de hidrogênio (aumento em relação ao jejum superior a 20 ppm a partir de 30 minutos) e produção de metano que se manteve estável na amostra coletada em jejum e durante todo o teste, em concentração aproximada de 40 ppm. O exame parasitológico de fezes foi negativo.

Diagnóstico

Testes diretos e indiretos têm sido utilizados ao longo dos anos para o estabelecimento do diagnóstico de SBID e, até o momento, todos apresentam limitações inerentes aos métodos. Embora a cultura do aspirado do conteúdo do intestino delgado seja apontada como teste-padrão para o diagnóstico de SBID, a sua utilização na prática clínica é limitada pela necessidade de exame endoscópico com técnica específica e pelo alto custo.[9]

O teste do hidrogênio no ar expirado é o método mais comumente utilizado na investigação do sobrecrescimento bacteriano por ser não invasivo e facilmente reprodutível.[9] Podem ser utilizados para a pesquisa de SBID os substratos glicose e lactulose, sendo a lactulose a mais utilizada. Recomendação recente considera, para o diagnóstico de sobrecrescimento bacteriano no intestino delgado, o aumento do hidrogênio > 20 ppm do valor basal até 90 minutos do teste.[10]

O teste respiratório com isótopos estáveis de carbono é pouco utilizado na prática clínica para pesquisa dessa condição [11] e as técnicas moleculares para sua caracterização ainda são pouco descritas na literatura.[9]

Diagnóstico baseado nos casos clínicos

Os casos apresentados mostram situações clínicas muito distintas que cursam com sobrecrescimento bacteriano no intestino.

Caso clínico 1 – Trata-se de paciente com pseudo-obstrução intestinal pediátrica, uma doença crônica grave que favorece o sobrecrescimento bacteriano no intestino delgado em virtude da importante alteração de motilidade intestinal e da estase de conteúdo luminal.

Caso clínico 2 – Trata-se de criança sem sintomas gastrointestinais, porém apresentava-se desnutrida. Neste caso, o sobrecrescimento bacteriano no intestino delgado é secundário a condições socioambientais insalubres.

Em ambos os casos clínicos, o diagnóstico de sobrecrescimento bacteriano no intestino foi estabelecido mediante utilização do teste do hidrogênio no ar expirado com o substrato lactulose.

Terapia

O tratamento do sobrecrescimento bacteriano no intestino delgado, em geral, é empírico, comumente são recomendados antibióticos de amplo espectro com duração de 7 a 14 dias, com taxas variáveis de sucesso,[9] a depender da condição clínica do paciente.

Em algumas situações clínicas especiais como síndrome do intestino curto e pseudo-obstrução intestinal, é recomendada a utilização de antibióticos cíclicos, de 7 a 14 dias, 1 vez por mês, considerando-se que esses pacientes apresentam SBID recorrente secundário à doença de base.[12]

Os principais antibióticos utilizados no tratamento do SBID estão listados na Tabela 23.1. A rifaximina atualmente é considerada excelente opção terapêutica por não ser absorvida;[1,9] porém, no Brasil, só está liberada para pacientes acima de 18 anos, além de ser de alto custo.

Tabela 23.1 – Antibióticos comumente utilizados no tratamento do sobrecrescimento bacteriano no intestino delgado (SBID).

Antibiótico	Dose (7 a 14 dias)	Dose (7 a 10 dias)
Amoxicilina-clavulanato	125 a 500 mg, 3 vezes/dia	15 mg/kg, 2 vezes/dia
Ciprofloxacino	250 a 500 mg, 2 vezes/dia	10 a 20 mg/kg, 2 vezes/dia
Metronidazol	250 mg, 2 ou 3 vezes/dia	10 mg/kg, 2 vezes/dia
Neomicina	500 mg, 2 vezes/dia	2,5 mg/kg, 4 vezes/dia
Rifaximina	550 mg, 2 ou 3 vezes/dia	10 a 15 mg/kg, 2 vezes/dia
Sulfametoxazol-trimetoprim	160 a 800 mg, 2 vezes/dia	2 a 10 mg/kg, 2 vezes/dia

Fonte: Mello CS, Morais MB, 2020.

Terapia baseada nos casos clínicos

Caso clínico 1 – O paciente apresenta diagnóstico de pseudo-obstrução intestinal pediátrica (*paediatric intestinal pseudo* – PIPO), uma desordem rara de distúrbio de motilidade que afeta a estrutura e/ou a função dos componentes neuromusculares do intestino delgado, mas pode envolver outros segmentos do trato gastrointestinal. A doença é definida pela recorrência de sintomas que simulam obstrução intestinal na ausência de obstrução mecânica, sendo caracterizada pela cronicidade.[13] É considerada uma doença crônica grave, que pode acarretar falência intestinal, apresenta elevada morbidade e mortalidade e a única cura conhecida é o transplante intestinal.[14] O sobrecrescimento bacteriano no intestino delgado é comum nos pacientes com pseudo-obstrução intestinal pediátrica, geralmente secundário ao quadro de dismotilidade com estase intestinal.

O diagnóstico da pseudo-obstrução intestinal pediátrica se baseia em critérios clínicos e exames subsidiários.[15] O sobrecrescimento bacteriano no intestino delgado é frequente nestes pacientes e o respectivo diagnóstico pode ser clinicamente presumido. Entretanto, o teste do hidrogênio no ar expirado é não invasivo, que, quando disponível, pode confirmar ou afastar o diagnóstico de SBID. No paciente do caso clínico 1, foi utilizado o teste de hidrogênio no ar expirado com lactulose que evidenciou SBID caracterizado com níveis muito elevados de hidrogênio nos primeiros 90 minutos de exame.[10] Podemos inferir que esses níveis elevados estão associados ao aumento significativo do número de bactérias no intestino delgado.

O tratamento do SBID nesses pacientes é empírico e consiste na utilização cíclica de diferentes tipos de antibióticos, por 1 a 2 semanas em cada mês.[6,9] Neste paciente, foi iniciado uso cíclico de antibióticos de amplo espectro de 7 a 14 dias a cada mês, conforme preconizado para o tratamento de sobrecrescimento bacteriano no intestino delgado nos pacientes com pseudo-obstrução intestinal pediátrica.[8]

Caso clínico 2 – Este menino sem sintomas gastrointestinais apresenta desnutrição energético-proteica crônica (*stunting*) e sobrecrescimento bacteriano no intestino delgado. O teste respiratório mostrou produção de metano proveniente pela microbiota intestinal.

A associação entre moradia em condições ambientais inadequadas, sobrecrescimento bacteriano e *stunting* direciona para o diagnóstico de enteropatia ambiental.[3] Desde 2013, a enteropatia ambiental também é denominada "disfunção entérica ambiental".[16] Trata-se de um problema de saúde pública que acomete membros de famílias de baixo nível socioeconômico que vivem expostas a alto grau de contaminação por falta de saneamento básico e de acesso à água tratada. Pode se associar com diarreia crônica e má absorção intestinal. Entretanto, os estudos epidemiológicos revelam predomínio de quadros assintomáticos.[1,16]

A enteropatia ambiental (disfunção entérica ambiental) atualmente é definida como uma doença subclínica adquirida, reversível, associada com atrofia parcial das vilosidades intestinais, aumento da profundidade das criptas, infiltrado de linfócitos T na lâmina própria e no epitélio do intestino delgado consequente à exposição repetida do intestino a patógenos exógenos. Ocorrem, também, aumento da permeabilidade intestinal e influxo de elementos através do epitélio intestinal que podem gerar inflamação.[16] Foi reconhecida na década de 1960 em países tropicais. Posteriormente, observou-se que ocorria em grupos vulneráveis que viviam em locais com clima temperado. Definiu-se a possibilidade de reversibilidade com a mudanças das condições ambientais independentemente das características genéticas dos grupos populacionais.[1,16] No passado, era difícil a vinculação das anormalidades da morfologia e função intestinal com a enteropatia ambiental, uma vez que, frequentemente, ocorria a coexistência com outros problemas comuns nos seres humanos que vivem em condições desfavoráveis, como dieta com insuficiência de energia e determinados nutrientes, parasitoses intestinais e antecedente de surtos repetidos de diarreia aguda e persistente. Apesar de suspeitado, nunca ficou claro o efeito negativo da má absorção intestinal da enteropatia ambiental no comprometimento do crescimento linear. Mais recentemente, vem sendo valorizada a ocorrência de inflamação enteral e sistêmica desencadeada por aumento da permeabilidade intestinal. Acredita-se que a translocação bacteriana e o desequilíbrio na microbiota do tubo digestivo tenham participação neste processo de restrição do crescimento que parece ocorrer principalmente nos primeiros anos de vida.[16]

Estudos realizados no Brasil mostraram que crianças que vivem em locais favoráveis à ocorrência de enteropatia ambiental apresentam menores valores de peso e estatura em relação a controles que vivem em boas condições ambientais.[1,17] É interessante mencionar os valores de peso e de estatura de pacientes atendidos em ambulatório de gastroenterologia pediátrica do Sistema Único de Saúde (SUS), por diferentes doenças, que realizaram o teste respiratório com hidrogênio no ar expirado após administração de lactulose. Os pacientes com sobrecrescimento bacteriano apresentaram menores valores dos escores Z de estatura-idade.[18]

No mencionado projeto de pesquisa do qual participou a criança do caso clínico 2, observou-se maior frequência de sobrecrescimento bacteriano no intestino delgado nos moradores da favela em relação aos do grupo-controle que viviam em boas condições de moradia e que foram recrutados em uma escola particular do mesmo município. Evidenciou-se, também, que as crianças que apresentavam sobrecrescimento bacteriano no intestino delgado apresentavam maior produção colônica de hidrogênio conforme observado nas amostras coletadas na fase final do teste. Esse dado sugere diferença na composição da microbiota de crianças da favela associada com sobrecrescimento bacteriano do intestino delgado.[18] Neste sentido, com o emprego do método de reação da cadeia da polimerase (*Polimerase chain reaction* – PCR) em tempo real, observaram-se maiores quantidade de eubactérias totais, bactérias do filo Firmicutes e do gênero Salmonella nas crianças com sobrecrescimento bacteriano no intestino delgado. Vale mencionar que, em relação às crianças que viviam em boas condições de higiene (grupo-controle de referência), a microbiota fecal das crianças da favela apresentou maior quantidade de eubactérias totais; dos filos Firmicutes e Bacteriodetes; dos gêneros *Lactobacillus* spp. e das espécies de *Escherichia coli* e *Methanobrevibacter smithii*. Já no grupo-controle de referência, *Clostridium dificcile*, *Salmomellae S. aureus* foram mais frequentes.[19]

Em adultos, a presença de metano no ar expirado é associada com aumento no tempo de trânsito no tubo digestivo.[20] No Brasil, foi evidenciada a associação entre impactação fecal retentiva por constipação intestinal funcional e concentração de metano no ar expirado.[21] Nosso projeto de pesquisa mostrou maior frequência de produção de metano no ar expirado nas crianças moradoras na favela que apresentaram, também, correlação com maior quantidade fecal de *Methanobrevibacter smithii*. Esse dado pode decorrer do fato de que a área ocupada pela favela fora usada previamente para destinação de lixo e a contaminação ambiental pode ter influenciado na composição da microbiota intestinal.[22]

Em nosso projeto, a elevada prevalência de sobrecrescimento bacteriano nas crianças moradoras na favela motivou profunda discussão sobre a validade de se realizar tratamento do sobrecrescimento bacteriano do intestino delgado com antimicrobianos. Após muitas ponderações, foi decidido realizar tratamento com sulfametaxazol-trimetropina e metronidazol durante 2 semanas. Observou-se desaparecimento do sobrecrescimento bacteriano do intestino delgado em 95% das 20 crianças no teste do hidrogênio no ar expirado com lactulose realizado após o tratamento.[23] Deve ser mencionado, também, que, como devolutiva para a comunidade, foram discutidos os resultados com as autoridades do Poder Executivo do município que decidiram implementar um programa de suplementação alimentar e planejamento de ações para melhorar as condições de saneamento básico.

Considerações finais

O sobrecrescimento bacteriano no intestino delgado é uma entidade clínica que ocorre em ampla variedade de situações clínicas, desde condições ambientais insalubres e distúrbios gastrointestinais funcionais, até quadros graves que incluem distúrbios de motilidade intestinal e alterações anatômicas. Pode causar sintomas gastrointestinais como distensão abdominal, flatulência e diarreia, bem como acarretar complicações com má absorção de nutrientes e prejuízo nutricional. O teste do hidrogênio no ar expirado, por não ser invasivo e de fácil execução, é considerado um método diagnóstico adequado à prática clínica. O tratamento envolve uso de antibióticos de amplo espectro, que devem ser utilizados de forma cíclica em situações clínicas que favorecem a recorrência de sobrecrescimento bacteriano no intestino delgado.

Referências bibliográficas

1. Avelar RD, Ryan PM, Toro MEM et al. Small intestinal bacterial overgrowth in Children: a state of the art review. Front Pediatr. 2019;4(7):363.
2. Sieczkowska A, Landowski P, Kamińska B et al. Small bowel bacterial overgrowth in children. J Pediatr Gastroenterol Nutr. 2016;62(2):196-207.
3. Morais MB, Fagundes Neto U. Enteropatia ambiental. Estud Av. 2003;17:137-49.
4. Bohm M, Siwiec RM, Wo JM. Diagnosis and management of small intestinal bacterial overgrowth. Nutr Clin Pract. 2013;28:289-99.
5. Roland BC, Mullin GE, Passi M et al. A prospective evaluation of ileocecal valve dysfunction and intestinal motility derangements in small intestinal bacterial overgrowth. Dig Dis Sci. 2017;62(12):3525-35.
6. Youssef NN, Mezoff AG, Carter BA et al. Medical update and potential advances in the treatment of pediatric intestine failure. Curr Gastroenterol Rep. 2012;14:243-52.
7. Dukowicz AC, Lacy BE, Levine GM. Small intestinal bacterial overgrowth: a comprehensive review. Gastroenterol Hepatol (NY). 2007;3(2):112-22.
8. Di Nardo G, Di Lorenzo C, Lauro A et al. Chronic intestinal pseudo-obstruction in children and adults: diagnosis and therapeutic options. Neurogastroenterol Motil. 2017;29:e12945.
9. Mello CS, Morais MB. Sobrecrescimento bacteriano no intestino delgado. *In*: Tahan S, Oliveira RP (ed.). Hidrogênio no ar expirado: diagnóstico em gastroenterologia. São Paulo: B307, 2020. p. 65-78.

10. Broekaert IL, Borrelli O, Dolinsek J et al. An ESPGHAN Position paper on the use of breath testing in paediatric gastroenterology. Journal of Pediatric Gastroenterology and Nutrition. 2022;74(1):123-37.
11. Ghoshal UC, Ghoshal U. Small intestinal bacterial overgrowth and other intestinal disorders. Gastroenterol Clin North Am. 2017;46(1):103-20.
12. Malik BA, Xie YY, Wine E et al. Diagnosis and pharmacological management of small intestinal bacterial overgrowth in children with intestinal failure. Can J Gastroenterol. 2011;25(1):41-5.
13. Chanpong A, Borrelli O, Thapar N. Hirschsprung disease and paediatric intestinal pseudo-obstruction. Best Pract Res Clin Gastroenterol. 2022;56-57:101765.
14. Nham S, Nguyen ATM, Holland AJA. Paediatric intestinal pseudo-obstruction: a scoping review. Eur J Pediatr. 2022;28.
15. Thapar N, Saliakellis E, Benninga MA et al. Paediatric intestinal pseudo-obstruction: evidence and consensus-based recommendations from an ESPGHAN-led Expert Group. J Pediatr Gastroenterol Nutr. 2018;66(6):991-1019.
16. Morais MB, Silva GAPD. Environmental enteric dysfunction and growth. J Pediatr (Rio de Janeiro). 2019;95(Suppl 1):85-94.
17. Mello CS, Rodrigues MSC, Melli LCFL et al. Fecal microbiota analysis of children with small intestinal bacterial overgrowth among residents of an urban slum in Brazil. J Pediatr (Rio de Janeiro). 2018;94(5):483-90.
18. Santos ANR, Soares ACF, Oliveira RP et al. The impact of small intestinal bacterial overgrowth on the growth of children and adolescents. Rev Paul Pediater. 2020;38:e2018164.
19. Mello CS, Rodrigues MSC, Araújo Filho HB et al. Gut microbiota differences in children from distinct socioeconomic levels living in the same urban area in Brazil. J Pediatr Gastroenterol Nutr. 2016;63(5):460-5.
20. Rezaie A, Buresi M, Lembo A et al. Hydrogen and methane-based breath testing in gastrointestinal disorders: the North American Consensus. Am J Gastroenterol. 2017;112:775-84.
21. Soares ACF, Tahan S, Fagundes Neto U et al. Metano no ar expirado de crianças com constipação crônica funcional. Arq Gastroenterol. 2002;39:66-72.
22. Araújo Filho HB, Rodrigues MSC, Mello CS et al. Children living near a sanitary landfill have increased breath methane and Methanobrevibacter smithii in their intestinal microbiota. Archaea. 2014:576249.
23. Tahan S, Melli LCFL, Mello CS et al. Effectiveness of trimethoprim-sulfamethoxazole and metronidazole in the treatment of small intestinal bacterial overgrowth in children living in a slum. J Pediatr Gastroenterol Nutr. 2013;57:318-8.

Índice remissivo

Obs.: números em *itálico* indicam figuras; números em **negrito** indicam quadros e tabelas.

Acomodação gástrica, 73
Alergia à proteína do leite de vaca, 1
   apresentações clínicas, **5**
   casos clínicos, **2, 3**
   diagnóstico, 3
   diagnóstico baseado nos casos clínicos, 6
   fluxograma para o diagnóstico e tratamento, 4
   prevalência no lactente, 1
   terapia, 6
Alfa-1 antitripsina, deficiência de, 14
Alginato, posologia do, **202**
Aminotransferases, 169
Antiácidos, 142
Antibiótico, diarreia associada ao uso de, 61
Anticorpo antitransglutaminase tecidual 2 da classe IgA, 79
Atresia biliar, formas da, 13
Atrofia, total da vilosidade
   biópsia da segunda porção do duodeno evidenciando, *77*
   com hipertrofia críptica, *77*

B
Bico de pássaro, *49*
Biópsia
   da segunda porção do duodeno, *77*
   retal profunda, 32

C
Cálcio, concentração de, alimentos que apresentam, **184**
Calprotectina fecal, 94
Choro
   excessivo, 21
   no lactente, causas que devem ser diferenciadas da cólica do lactente, **24**
Cirrose, intervenções nutricionais em crianças com, **173**
Cirurgia de Kasai, 15
Citomegalovírus, 13
Citroprotetores, 202
Clostridium difficile, 62
   diarreia associada ao, 62
Colangite esclerosante, 168
   autoimune, 168
Colestase
   crônica, vitaminas em pacientes com, **17**
   neonatal, 11
      caso clínico, **11, 12**
      diagnóstico, 13
      diagnóstico baseado nos casos clínicos, 15
      terapia, 15
Cólica
   do lactente, 21
      casos clínicos, 23-24
      consequências da, 22
      critério de Roma IV para o diagnóstico de, **22**
      diagnóstico, 24
      diagnóstico baseado nos casos clínicos, 25
      fisiopatologia da, 22
      sinais de alarme na avaliação da, **24**
      terapia, 25
      terapia baseada nos casos clínicos, 26
   do latente por APLV, apresentação clínica e diagnósticos diferenciais, **5**
Colite
   eosinofílica, apresentação clínica e diagnósticos diferenciais, **5**
   pseudomembranosa, sinais e sintomas da, **62**
   ulcerativa, 97
      caso clínico **99-100**
      diagnóstico, 100
      diagnótico baseado nos casos clínicos, 101
      leve a moderada, algoritmo do tratamento da, *102*
      terapia, 101
      terapia baseada nos casos clínicos, 103
      tratamento medicamentoso, 102
Colo ressecado, segmento da pela cirúrgica da peça, *111*

Constipação
  intestinal funcional, 29
    casos clínicos, **30-31**
    diagnóstico, 31
    diagnóstico nos casos clínicos, 33
    e doença de Hirschsprung, diferenças entre, **35**
    exames complementres, 32
    laxativos para tratameto de manutenção da, **37**
    terapia, 35
  intestinal por APLV, apresentação clínica e diagnósticos diferenciais, **5**
Coronavírus, 41
Covid-19, 41
  como confirmar a suspeita de, 44
  em paciente com doença de Crohn, 43
  envolvimento pancreático na, 42
  manifestações hepáticas e, 42
  tratamento da DII durante o período da pandemia pela, orientações do **44**
Criança com cirrose hepatopatia crônica colestática interenções nutricionais em, **173**
Critério de Roma IV para o diagnóstico de cólica do lactente, **22**
Curva de crescimento, *90*
  de lactente do sexo feminino com diagnóstico de fibrose cística e insuficiência pancreática antes e após o início da reposição de enzimas pancreáticas, *140*

D

Deficiência
  de alfa-1 antitripsina, 169
  neonatal de lactase, 182
  secundária de lactose, 181
Desimpactação, 36
Diarreia
  aguda, 55, 59
  associada ao *Clostridium difficile*, tratamento medicamentoso da, **64**
  associada ao uso de antibióticos, 61
    casos clínicos, **63**
    com probióticos, profilaxia para, **65**
    diagnóstico, 63
    diagnóstico baseado nos casos clínicos, 64
    fatores de risco para, **62**
    terapia, 64
    terapia baseada nos casos clínicos, 65
  classificação segundo sua evolução, **58**
  persistente, 55, 57
Dieta dos FODMAP, 189
Dilatação pneumática da cárdia, 52
Disbiose, 23
  intestinal, 81
Disfagia esofágica, 48

Dispepsia funcional, 69
  caso clínico, **70-71**
  crianças com, sintomas e sinais de alarmes em, **72**
  critério de Roma IV para, **69-70**
  caso clínico, **70-71**
  diagnóstico, 71
  diagnóstico baseado nos casos clínicos, 72
  diagnóstico diferencial para, **72**
  terapia, 73
  terapia baseada nos casos clínicos, 73
Disrafismo espinhal oculto, 31
Distúrbios motores do esôfago, 47
  caso clínico, **47-48**
  diagnóstico, 48
  diagnóstico baseada nos casos clínicos, 51
  exame radiológico contrastado, 49
  terapia, 51
Doença(s)
  autoimunes, 168
  celíaca, 33, 75
    casos clínicos, **75-77, 78**
    diagnóstico, 79
    diagnóstico baseado nos casos clínicos, 80
    manifestações clínicas gastrointestinais, extraintestinais e grupos de risco para, 79
    terapia, 81
    terapia baaseada nos casos clínicos, 81
  colestáticas, 15
  de Crohn, 85
    linha do tempo do tratamento, *43*
  de Wilson, 169
  do refluxo gastroesofágico, 197
    em crianças, 197
  hepática crônica, 165
    em crianças
      etiologias mais frequentes, **166**
      pistas clínicas, laboratoriais e de imagem sugestivas de cronicidade de, **167**
  hepática gordurosa não alcoólica, 167
  inflamatória intestinal, 85, 97
    casos clínicos, **85-90**
    de início muito precoce, 107
      tratamento da, 115
    diagnóstico, 90
    diagnóstico baseado nos casos clínicos, 92
    monogênica
      fenótipos da, **114**
      investigação diagnóstica da, 113
      opções terapêuticas para pacientes com, **115**
      sinais de alarme para, 113
    planejamento da terapia de manutenção de remissão do pciente, 93
    subgrupos de acordo com a idade, **107**
    terapia, 92
    terapia baseada nos casos clínicos, 94

Dor
  abdominal, sintomas e sinais de alarme associados à, **148**
  abdominal crônica
    diagnóstico diferencial de causas orgânicas de, **123-124**
    queixa de, 119
  abdominal funcional, 119
    aspectos fundamentais da história e do exame físico para apoiar o diagnóstico de, **122**
    casos clínicos, **119-121**
    diagnóstico, 121
    diagnóstico baseado nos casos clínicos, 124
    terapia, 124
    terapia baseada nos casos clínicos, 126
  visceral, 73
Drenagem cirúrgica da coleção em região de colostomias e colocação de setons, região abdominal após, *110*
Dreno nas fístulas enterocutâneas, *111*

E

Endoscopia digestiva alta, 50
  com biópsia, 200
Enema opaco, 32
Enteropatia induzida por APLV, apresentação clínica e diagnósticos diferenciais, **5**
Equação de Schofield, 93
Escore de pontuação PUCAI (*pediatric ulcerative colitis activity index*), 97
Esofagite eosinofílica, 129
  achados macroscópicos sugestivos de, *132*
  apresentação clínica e diagnósticos diferenciais, **5**
  caso clínico, **130-131**
  diagnóstico, 131
  diagnóstico baseado nos casos clínicos, 133
  drogas usadas em, **134**
  terapia, 133
  terapia baseada nos casos clínicos, 134
Esteatose hepática em criança e no adolescente, possíveis causas de, **168**
Estenose, 50

F

FGIG (*Functional gastrointestinal diseases*)
  da infância e da adolescência, critérios diagnósticos para, **122**
Fibrose cística, 137
  caso clínico, **138-139**
  do pânceas, 137
  diagnóstico, 140
  terapia, 141
  terapia baseada nos casos clínicos, 143

Fístula
  em região perianal com saída de secreção seropurulenta, *88*
  perianal após procedimento de drenagem e curetagem profunda da lesão, *89*
Fórmula
  à base de aminoácidos, 7
  à base do arroz, 7
  de soja, 7
Fructans, 189
Frutose
  intolerância à, 189
  lista de alimentos ricos em, **191**
Frutosemia, 189
  hereditária, 192
Fussing, 21

G

Galactose, 179
Gastrite(s), 145
  manifestações clínicas coforme a faixa etária, **147**
  não associadas a *Helicobacter pylori*, causas de **145**
Gastroenterite aguda, 56
Gastroenteropatia eosinofílica, apresentação clínica e diagnósticos diferenciais, **5**
Glicose, 179
Glúten, 81
Gráfico de crescimento segundo a estatura para a idade do paciente, *109*

H

H. pylory
  antimicrobianos recomendados para o tratamento de erradicação da, **150**
  fluxograma do tratamento de erradicação da, **151**
Hepatite(s)
  aguda
    na infância, 153
    patógenos causadores de, **153**
  autoimune, 168
  colestática aguda, 157
  crônicas, princípios do trataneto das, *173*
  por CMV, 158
  por EBV, 159
  por herpesvírus, 158
  virais agudas, 153
    caso clínico, **154, 155**
    diagnóstico, 156
    diagnóstico baseado nos casos clínicos, 157
    terapia, 158
    terapia, baseada nos casos clínicos, 159
Hepatopatias crônicas
  achados anatomopatológicos mais característicos de algumas, **171**

complicações, terapia dirigida para as, 175
dignóstico diferencial, 163
intervenções nutricionais em crianças com, **173**
na criança, causas de, **170**
terapia específica para, **174-175,** 176
Hidrogênio expirado, 190
Hidrolase lactaseflorizina, 179
Hidrólise da lactose em glicose e galactose, *179*
Hipoalbuminemia, 42
Hipolactasia
    do prematuro, 182
    primária do tipo adulto, 181
Histopatologia hepática, *164*

I

Icterícia da atresia biliar, 13
Íleo terminal, colonoscopia de diagnóstico demonstrando, *88*
Impactação fecal, tratamento, 36
Impedâncio-pHmetria esofágica intraluminal, 199
Incontinência fecal, 34
Índice de atividade da colite ulcerativa pediátrica PUCAI, **98**
Infecção
    aguda pelo HCV, 159
    por *Clostridiodes difficile*, 70, 100
    por EBV, 159
Inibidores da bomba de prótons, 73, **134,** 149
    para lactentes, **202**
Insuficiência
    hepática aguda pelo VHA, 159
    pancreática, diagnóstico, 141
Intestino delgado, sobrecrescimento bacteriano, 205
Intolerância
    à frutose, 190
    à lactose
        congênita, 180
        suspeita clínica de, 183
        tratamento da, 184
    hereditária à frutose, 193
        acúcares e adoçantes tolerados e não tolerados pelos pacientes com, **194**
        diretrizes dietéticas, **193-194**
Inulina, 189
Irritabilidade no lactente, causas que devem ser diferenciadas da cólica do lactente, **24**

L

Lactase
    deficiência secundária de, 181
    exógena, 185
Lactente
    cólica do, 21
    inibidores de bomba de prótons para, **202**

Lactose
    intolerância à, 179
    intolerância congênita à, 180
    má absorção, 179
    não absorvida, 180
    prova de tolerância da, 183
    suspensão de, 184
Laxativos para tratamento de manutenção da constipação intestinal funcional, **37-38**
Leite de vaca, alergia à proteína do, 1
Lesões penetrantes em região perianal e genital, *112*
    ao longo do acompanhamento, *112*
Levulose, 189
Linfócito *T-helper* tipo 1, 75

M

Má absorção
    à frutose, 190
        diagnóstico, 190
        tratamento da, 191
    secundária de lactose, 181
Manometria
    anorretal, 32
    colônica, 33
    esofágica, 50
Medicação(ões)
    antissecretoras disponíveis no Brasil, **150**
    utilizadas no tratamento da insuficiência pancreática exócrina na fibrose cística, **142**
    utilizadas para o tratamento da impactação fecal, **36**
Microbiota, 61
Miotomia
    cirúrgica, 52
    endoscópica peroral, 52
Mononucleose infecciosa, 157

N

Nutrição enteral exclusiva, 92
    considerações práticas sobre a, 93

O

Óleo de hortelã-pimenta, 125

P

Pancrelipase, **142**
pHmetria esofágica, 199
Portoenteroanastomose, 15
Procinéticos, 73
Proctocolite eosinofílica, apresentação clínica e diagnósticos diferenciais, **5**
Proteína
    do leite de vaca, alergia à, 1
    fibrosis transmembrane regulator, 137
Prova do hidrogênio no ar expirado, 183

Prurido
    proposta de tratamento, *17*
    tratamento do, 16

R

Radiografia de abdome, 32
Raio XEED, 199
Reflexo inibitório retoanal, 32
Refluxo gastroesofágico, 197
    acompanhamento de lactentes com, *201*
    por ALV, apresentação clínica e diagnósticos diferenciais, **5**
Regurgitação, 197

S

SARS-CoV-2, 41
    positivo, quando recomeçar a terapia da DII em pacientes com, 45
Sobrecrescimento bacteriano no intestino delgado, 205
    antibióticos utilizados no tratamento do, **209**
    casos clínicos, **207-208**
    diagnóstico, 208
    diagnóstico baseado nos casos clínicos, 208
    manifestações clínicas e complicações associadas ao, **207**
    terapia, 209
    terapia baseada nos casos clínicos, 208
Sódio, **142**
Sucralfato, posologia do, **202**

T

Terapia relacionada ao refluxo gastroesofágico, 200

Teste(s)
    de desencadeamento, 1
    de triagem neonatal, 140
    de triagem para hipotireoidismo, 33
    do pezinho, 140
    molecular para a pesquisa de hipolactasia, 183
    prick, 6
Toque retal, 31
Toxina botulínica, 52
Treat to target, 103
Triagem genética para doença inflamatória intestinal monogênica, 113

U

Úlcera (s)
    aftosas da mucosa, 91
    gastroduodenais não associadas a *Helicobacter pylori*, causas de **145**
    pépticas, 145
    pépticas gastroduodenais, 145
        manifestações clínicas conforme a faixa etária, **147**
Ulceração serpentiforme, 91

V

Vitamina(s)
    D, concentrações de, 185
    lipossolúveis, 16

Z

Zinco, **142**